Flacher Bauch – starker Rücken

Allgemeine Hinweise

WO SPORT SPASS MACHT

GABI FASTNER
INGRID MANHART

Flacher BAUCH Starker RÜCKEN

MIT VIDEOS
zum Download

DTB DEUTSCHER TURNER-BUND

Meyer & Meyer Verlag

Flacher Bauch - starker Rücken

Bibliografische Information der Deutschen Nationalbibliothek
Die Deutsche Nationalbibliothek verzeichnet diese Publikation in der Deutschen Nationalbibliografie; detaillierte bibliografische Details sind im Internet über <https://www.dnb.de> abrufbar.

3. überarbeitete Auflage 2024
Auckland, Beirut, Budapest, Cairo, Cape Town, Dubai, Hägendorf,
Indianapolis, Maidenhead, Singapur, Sydney, Teheran, Wien

Member of the World Sport Publishers' Association (WSPA)

Gesamtherstellung: Print Consult GmbH, München

MIX
Papier | Fördert gute Waldnutzung
FSC® C084279

ISBN 978-3-8403-7925-3
E-Mail: verlag@m-m-sports.com
www.dersportverlag.de

INHALT

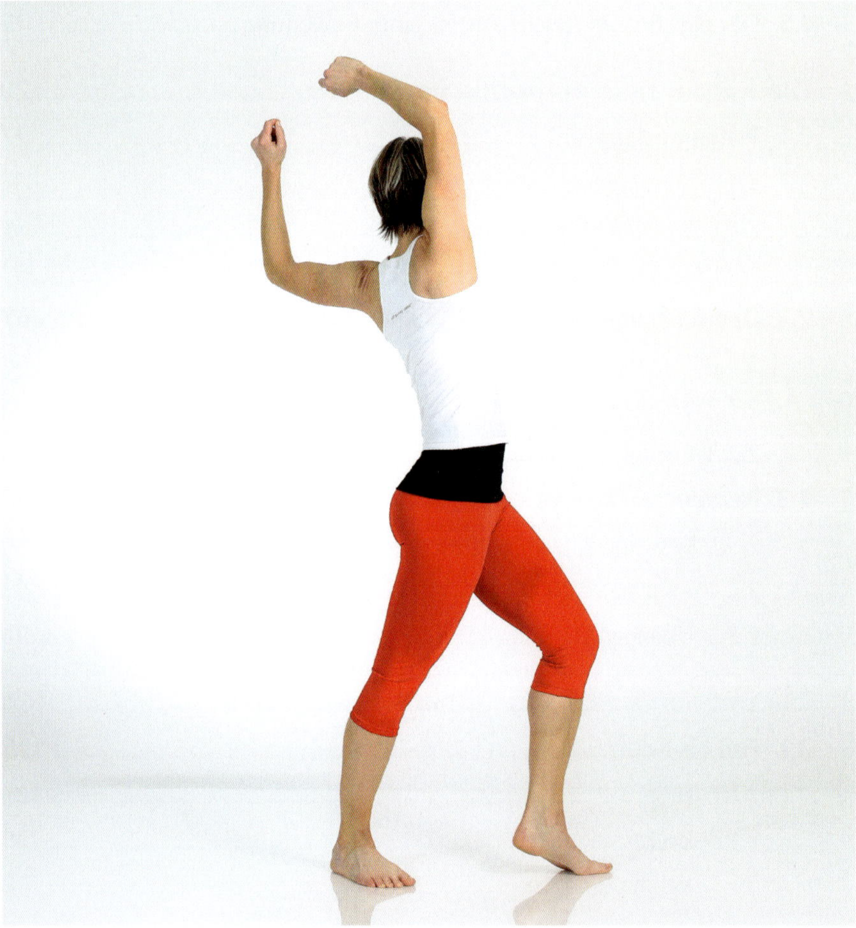

DANKSAGUNG

An dieser Stelle möchten wir uns herzlich bei TOGU für die Unterstützung bei der Umsetzung dieses Buches und für Ihre innovativen Produkte bedanken.

Vielen Dank auch an die Firma Winshape® und die zur Verfügung gestellte Kleidung.

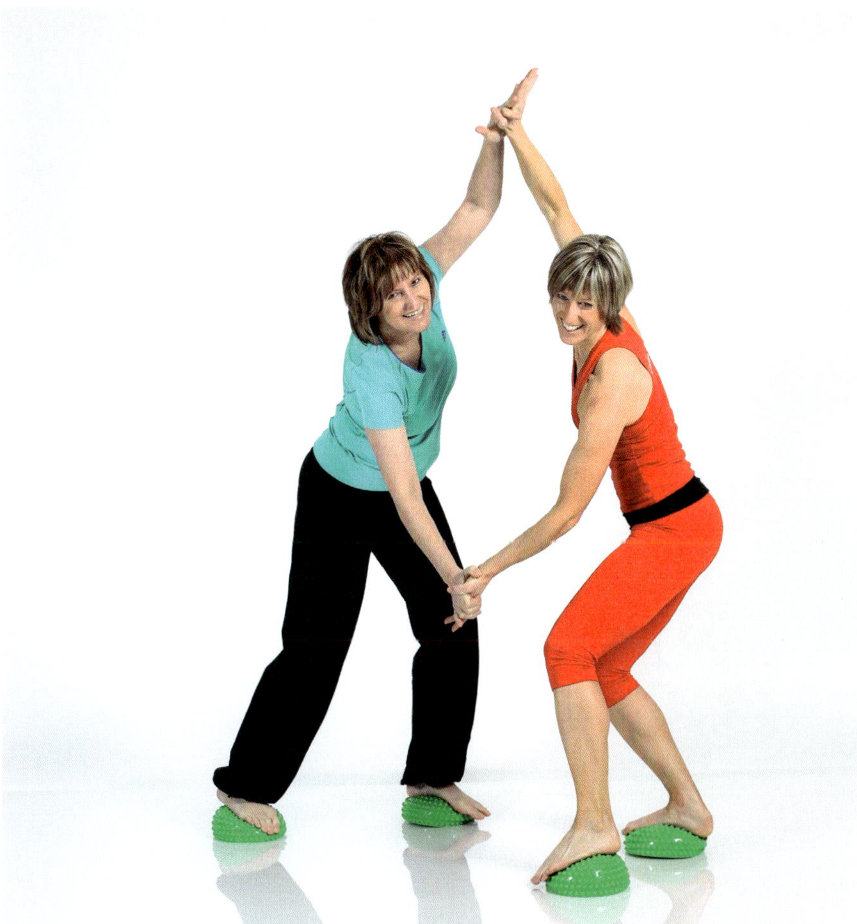

VORWORT

Wer träumt nicht von einem straffen Bauch, einer schlanken Taille und einer kräftigen Körpermitte?

Die Erkenntnis über die Bedeutung einer starken und stabilen Mitte für unser Wohlbefinden und unsere Gesundheit ist keineswegs neu. Schon seit langem wissen wir, dass natürliche und ökonomische Bewegungsabläufe nur über eine aktive Körpermitte funktionieren. Diese Weisheit findet sich bereits in Büchern wie *Hausgymnastik* aus dem Jahr 1887. Es ist erstaunlich zu sehen, wie sich die damalige Sichtweise und Körperarbeit auch heute noch in einigen Bewegungen und Übungsansätzen widerspiegeln.

Als Physiotherapeutin und Gymnastiklehrerin haben wir, motiviert von unserer langjährigen Erfahrung und unserer ganzheitlichen Perspektive auf das Thema Körpermitte, beschlossen, gemeinsam das Buchprojekt *Flacher Bauch – starker Rücken* zu realisieren.

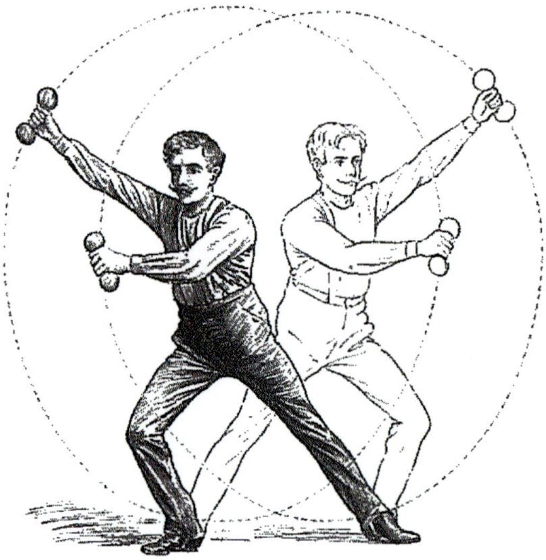

(Quelle: „Hausgymnastik für Gesunde und Kranke", Th. Chr. Fr. Enslin Verlag, 1887)

ZU DEN AUTORINNEN

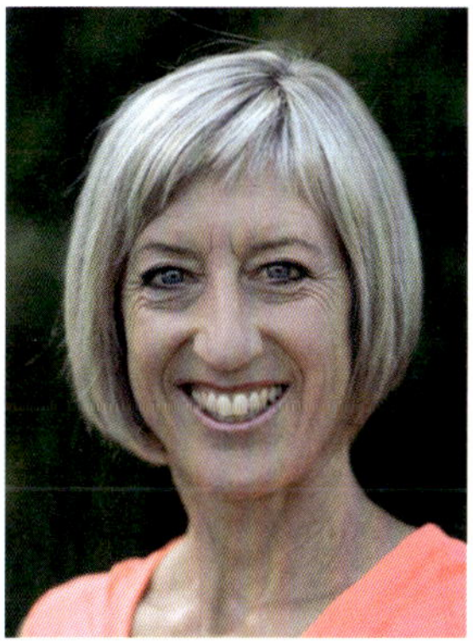

Seit über 30 Jahren arbeite ich (Gabi Fastner) als Gymnastiklehrerin. Oftmals beobachte ich, dass Menschen mit dem Wunsch, etwas für ihre Gesundheit zu tun, in meine Kurse kommen. Doch leider lässt sich nicht leugnen, dass viele von ihnen sehr schnell von oberflächlichen Trainingszielen abgelenkt werden. Mit „oberflächlichen Trainingszielen" meine ich Ziele, die sich ausschließlich auf das äußere Erscheinungsbild konzentrieren, wie beispielsweise einen flachen Bauch oder eine schlanke Taille. Diese Ziele sind zweifellos wichtig und können uns motivieren, aktiv zu werden. Allerdings wird häufig vernachlässigt, dass die Gesundheit und das Wohlbefinden des Körpers weit über das rein Äußerliche hinausgehen. Es geht nicht nur darum, gut auszusehen, sondern auch darum, sich stark, fit und vital zu fühlen.

Indem wir das Training der Körpermitte als eine ganzheitliche Praxis betrachten, können wir diese oberflächlichen Trainingsziele in einen breiteren Kontext stellen. Es geht nicht nur darum, eine bestimmte Figur zu erreichen, sondern auch darum, die Funktion und Leistungsfähigkeit des Körpers zu verbessern. Eine starke Körpermitte ist nicht nur ästhetisch ansprechend, sondern auch ein wesentlicher Bestandteil eines gesunden und aktiven Lebensstils.

Deshalb ist es naheliegend, Gesundheitstraining und Figurformung nicht mehr voneinander zu trennen, sondern zu vereinen! Tatsächlich lassen sich diese beiden Ziele wunderbar kombinieren, und genau das ist unser Ansatz.

Um den Körper stets mit neuen Trainingsreizen zu fordern, arbeite ich viel mit instabilen Untergründen und verschiedenen Kleingeräten, die den Körper aus der Mitte bringen und dadurch das Training kurzweilig und effektiv gestalten. Diese Hilfsmittel motivieren nicht nur die Teilnehmer, sondern auch mich als Trainerin, kontinuierlich weiterzumachen und mich auf das nächste Training zu freuen. Einige dieser Hilfsmittel verwenden wir in diesem Buch, um Übungen abzuändern, zu erschweren, oder auch zu erleichtern (siehe Kap. 4 „Stundenbilder")!

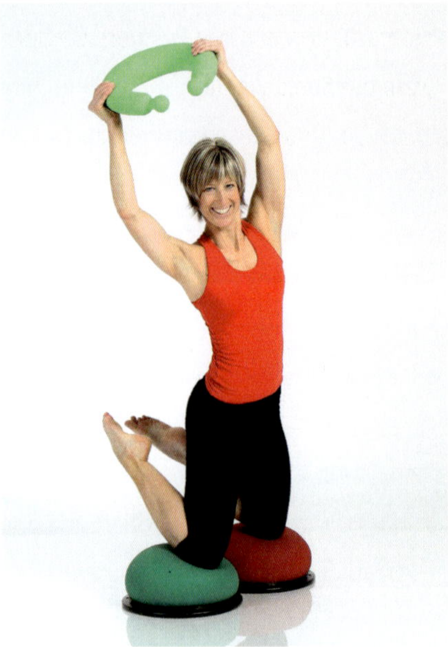

Entscheidend für den Trainingserfolg ist ein vielfältiges und interessantes Programm, wie hier zum Beispiel das Training mit dem Jumper® Double und dem Topanga®.

Das Training mit Fokus auf die Körpermitte sollte so gestaltet sein, dass es sowohl die Ziele einer attraktiven Figur als auch einer gesunden Haltung und eines starken Rückens verfolgt. Durch das Training der Körpermitte vereinen wir Gesundheitsförderung und Figurtraining, bleiben im Alltag sowie bei anderen sportlichen Aktivitäten reaktionsschnell, agil und sind dadurch weniger anfällig für Verletzungen.

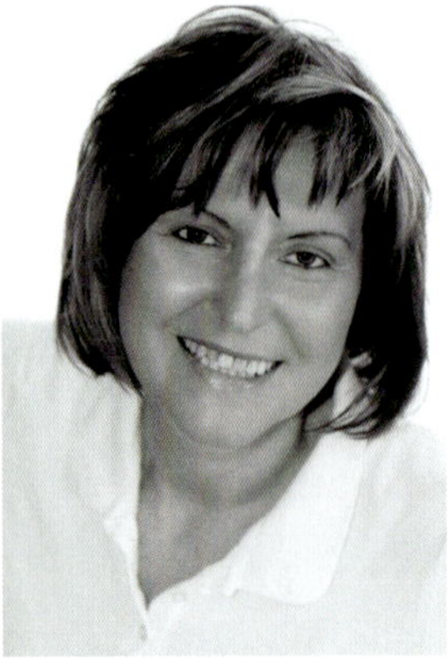

Ich (Ingrid Manhart) erlebe täglich seit über 35 Jahren in meiner Physiotherapiepraxis Patienten mit unterschiedlichsten Beschwerden bzw. Symptomen. Die meisten von ihnen klagen über typische körperliche Symptome, wie Muskelverspannungen und Rückenschmerzen. Die wenigsten von ihnen haben sich „verhoben" und dadurch einen akuten Hexenschuss oder Bandscheibenvorfall. Röntgen und MRT sind unauffällig, dennoch berichten sie vom Schmerz! Viele erzählen

von einem diffusen Schmerz im „Kreuz", sie nennen es: *„Ich breche in der Mitte ab."* Häufigster Auslöser ist die zu schwache Muskulatur rund um die Körpermitte! Zu wenig Bewegung und steigender Termindruck, sinkendes Selbstwertgefühl, Mobbing in Schule und am Arbeitsplatz lässt den Stresspegel ansteigen.
Oft ist der Auslöser der Schmerzen also gar nicht nur körperlich zu suchen, sondern hat seinen Ursprung im seelischen Bereich, „weil die Seele weint".

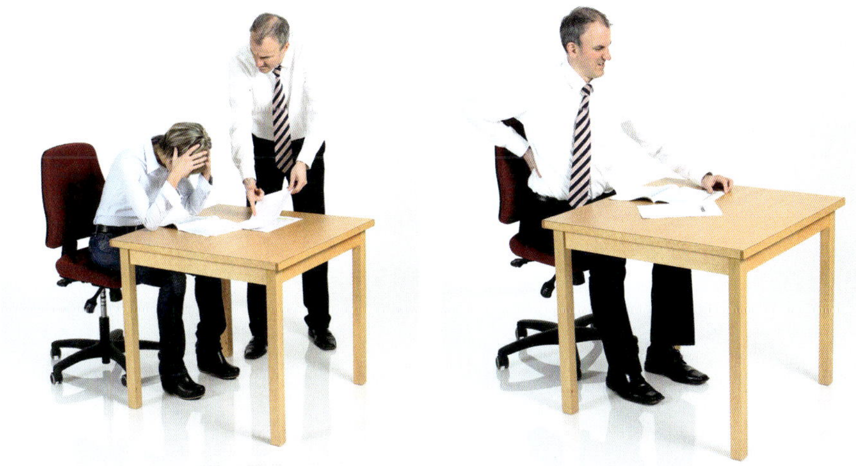

„Mich trägt mein Kreuz nicht mehr!" Überbelastung, Stress, schlechtes Zeitmanagement, „Druck von Vorgesetzten", ...das zeigt sich bei fast 70 % meiner Patienten.

Unsere stressbelastende Zeit und der damit verbundene Bewegungsmangel sind der Nährboden für die vermehrt aufkommenden Rückenprobleme!
Deshalb: „ Mensch, bewege dich! Und zwar regelmäßig! Nimm deinen Körper dabei bewusst wahr! Achte auf dreidimensionale Bewegungen! Achte auf deinen Puls! Achte bei Schmerz und Spannung auf Entspannungsphasen! Bleibe beweglich und geschmeidig!"

1 Einführung

In den letzten Jahren wurde uns immer mehr bewusst, dass das Training unserer Körpermitte eine sehr zentrale Rolle in unserem Bewegungsalltag spielt, und das unabhängig davon, mit welchen Beschwerden unsere Kunden zu uns in die Praxis kommen, oder welche Kurse wir unterrichten. Nicht nur in der Gymnastik, sondern auch im Alltag und bei fast allen Sportarten kommt es auf eine stabile und gut trainierte Körpermitte an.
Sehen Sie sich zum Beispiel einen Tennisspieler beim Schlag, einen Skifahrer beim Schwung, einen Reiter im Galopp, einen Turner am Reck, einen Schwimmer in der Kraulbewegung an, beobachten Sie genau und Sie werden sofort erkennen, jede nahezu perfekte Bewegung hat ihren Ursprung in der Körpermitte! Ein Läufer ohne Rumpf ist zum Beispiel kein Läufer! Er nimmt einen großen Teil seiner Kraft nach vorne aus seiner Mitte!
Profisportler oder Bewegungstalente bewegen sich unbewusst aus der Mitte, jeder andere kann es aber auch erlernen bzw. sich in der Bewegung verbessern.

Unser Körperschwerpunkt ist die Körpermitte! Wenn wir andere Menschen beobachten, uns deren Haltung und deren Bewegung ansehen, erkennen wir sofort, ob sich jemand aus der Mitte bewegt, oder nicht. Bewegen wir uns nicht aus der Mitte, sondern bewegen wir nur unsere Extremitäten, erscheint die Bewegung, von außen betrachtet, „hölzern". Also, gleichgültig, ob Ihre Teilnehmer jung, alt, unsportlich oder Profisportler sind, das Training der Körpermitte erhält sie gesund und attraktiv, verbessert ihre Leistung und das sieht man ihnen auch an.

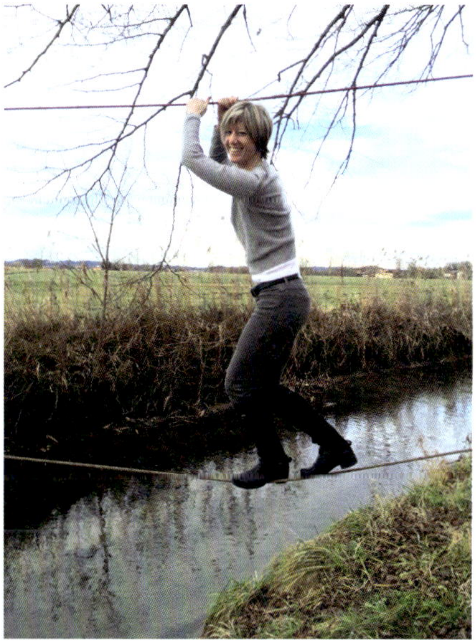

Herumtollende Kinder trainieren unbewusst ihre Körpermitte, indem sie ihren Körper und ihr Gewicht ständig gegen die Schwerkraft ausgleichen. Auch das Erlernen von unterschiedlichen Sportarten, wie Fahrradfahren, Schlittschuhlaufen, Skifahren, Seilspringen usw., ist ein sehr gutes Training für die Körpermitte! Die Abwechslung macht's, denn ohne Abwechslung gewöhnt sich der Körper schnell an jede eintönige Beanspruchung. Also müssen wir versuchen, durch intelligentes Üben immer wieder von Neuem unsere Körpermitte zu trainieren und herauszufordern. Sehen Sie dieses Training also nicht als neue Sportart oder Therapie, sondern als die perfekte Möglichkeit, Ihr aktives Leben zu bereichern.

1.1 Kraft aus der Mitte

Um sich „aus der Mitte" zu bewegen, bedarf es eines sehr komplexen, neuromuskulären Zusammenspiels aus Muskeln, Sehnen, Bändern, Gelenkkapseln, Knochen und Nerven. Das Training „aus der Mitte" ist wichtig, um gesund zu bleiben, die Figur zu formen und die intra- und intermuskuläre Koordination zu verbessern! Das Training dafür nennt sich auch *Core-Training* („Core" = Kern). Die Muskulatur in ihrer Stützfunktion steht hier im Mittelpunkt. Doch im Zusammenhang mit Schmerzen hat sich gezeigt, dass das Training der Muskulatur nur einen Teil des Erfolgs ausmacht. Ein ganz wichtiger Teil des Erfolgs ist die Beweglichkeitsverbesserung im Rotationsmuster (Kap. 2.1.2.1), die Elastizität unseres myofaszialen Gewebes (Kap. 2.3). Dadurch lassen sich Blockaden lösen und wir lernen wieder, uns „natürlich" zu bewegen.

1.2 Schutz- und Stützfunktion

Die Muskulatur und das Fasziengewebe der Körpermitte hält uns aufrecht und stützt unsere passiven Strukturen.

Gerade die tief liegenden Muskelschichten, der M. transversus und die Mm. multifidii, schützen unsere Gelenke. Sie spannen 50-125 Millisekunden vor jeder Bewegung an und schützen somit unsere Gelenke vor Schäden und Abnutzungserscheinungen. Doch nicht nur vor jeder Bewegung, sondern auch, wenn sich die Gelenke in Ruhestellung befinden, in der sogenannten *neutralen Zone* (neutrale Zone = mögliche Gelenkbeweglichkeit in der Ruhestellung), schützen die gelenknahen Muskeln den passiven Bewegungsapparat vor Abnutzung. Die Faszien, besonders die Faszien im Bereich des unteren Rückens, stützen uns wie ein Catsuit und geben unserer Figur auch ihre Form.

1.3 Figurformer

Als Schönheitsideal bei Frauen gelten die Maße 90/60/90, oder? Nicht unbedingt! Attraktives Aussehen ist in erster Linie abhängig von den Proportionen Becken/Taille/Schultern!

Das hat nicht unbedingt etwas damit zu tun, wie dick oder dünn jemand ist. Das beruhigt doch, oder?

Ist die Körpermitte gut in Form und bewegen wir uns aufrecht, stimmt meist das äußere Erscheinungsbild.

In diesem Zusammenhang sollte man wissen, dass der M. transversus abdominis und seine Aponeurosen (= Sehnen des Muskels) eine horizontale Muskelschlinge (Quergurtung) bilden. Diese wirken wie eine Bauchbinde. Durch den Muskeltonus entsteht eine taillenförmige Einschnürung der Bauchdecke! Die aktive Verspannung der Bauchwand über Muskeln und Aponeurosen, Bindegewebe, Faszien hat zusätzlich die Aufgabe, die Organe an der richtigen Stelle zu halten.

Das Ziel unseres Trainings sollte es also sein, die Mitte von verschiedensten Seiten zu betrachten und zu trainieren.

Dazu gehört:

- das seelische Gleichgewicht,
- die Körperhaltung,
- die gekräftigte Core-Muskulatur,
- das Körperfett,
- die Gesundheit der inneren Organe.

1.4 Organe

Einerseits entscheidet der Zustand unseres Dünn- und Dickdarms über unsere Bauchfom, denn durch Verdauungsprozesse kann es zu einem sogenannten *Blähbauch* kommen, andererseits hält die tiefe Muskulatur, der Musculus transversus abdominis und unsere Beckenbodenmuskulatur, die Organe an der richtigen Stelle. Im Laufe unseres Lebens senken sich ganz natürlich unsere Organe ab. Ohne das Training der wichtigen Muskulatur verursachen die Organe somit den typischen *Altersbauch.*

1.5 Der psychosomatische Anteil einer Bewegung

Meine persönliche Erfahrung, Ingrid Manhart:

„Plötzlich geht nichts mehr, mein Körper, der sonst so gut funktionierte, war auf einmal eine Bedrohung. Aus Traumasicht, eine hohe globale Aktivierung im Nervensystem.

Raus aus der Zwangsjacke! Wie kann ich mich entladen? Verlust meiner wichtigsten Ressource, meines Körpers, meines Gehirns?

Die Einnahme einer einzigen Schmerztablette warf mich buchstäblich und vollkommen aus der Bahn.

Folge, eine Panikattacke jagte die andere und so kippte mein Gehirnstoffwechsel völlig um. ‚Nix geht mehr!' Wie beim Roulette attackierende, unerträgliche Schmerzen im Nacken, im Schulterbereich. Stressbotenstoffe wurden in meinen M. trapezius ausgeschüttet und quälten mich Tag und Nacht. Dieser Muskel, auch genannt der

***Psychomuskel**, weil er der einzige Skelettmuskel ist, der von einem Gehirnnerv versorgt wird (darum heißt es auch: Emotionen sitzen im Nacken).*

Weitere Symptome wie Schwindel, Herzrasen, Blutdruckerhöhung, Schlaflosigkeit, Konzentrationsstörungen, Appetitlosigkeit etc. waren meine stetigen Begleiter. Meine Belastungsgrenzen waren beinahe auf null. Das Haus zu verlassen, war mir kaum möglich, geschweige denn Menschen zu begegnen. Meine Resonanzfähigkeit hatte mich ebenso verlassen. Die Welt dort draußen war mir unsicher und eine furchterregende Bedrohung.

Nun war ich in einem mir fremden, kraftlosen Körper. Es gab keine Verbindungswege nach innen, geschweige denn nach außen. Eine Körpermitte bestand nur durch den engeren Zug des Hosengürtels. Ohne Energie und Körperspannung lebte ich in einem mir sehr fremden, angsterregenden Körper. Durch diese Angststörung wurden mir sämtliche Kraftquellen entzogen, mehr wie 100 m Gehen war nicht mehr möglich. Wo war mein Instinkt, meine Hoffnung, du musst leben? Raus aus der Erstarrung: ‚Mensch, beweg dich!'

Ein erfahrener Arzt überwies mich dann in eine psychosomatische Rehabilitation. Die Diagnose lautete Angststörung mit Panikattacken.

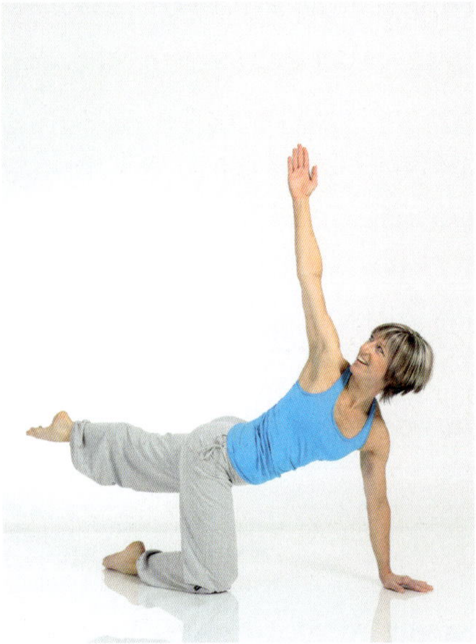

Die Erstarrung durch Bewegung auflösen

Meine Therapie waren verhaltenstherapeutische Maßnahmen, und zwar musste ich mich meiner Angst stellen. Auf Türme klettern, in einem Café sitzen oder mich an der Kasse anstellen. Dafür brauchte ich aber Energie und Kraft.

Nur durch gezielte, feingesteuerte Bewegungen, Achtsamkeitstraining, Gymnastik, Nordic Walken, propriozeptives, sensomotorisches Training, Entspannungsübungen konnte ich meine Erstarrung langsam auflösen und neue Kräfte gewinnen.

Nach drei Monaten besuchte ich Gabi Fastner in ihrem Studio in Bad Tölz. Das vielseitige Angebot machte mir von Anfang an großen Spaß und wöchentlich spürte ich die sich steigernde Kraft in meinen Muskeln, Sehnen und Faszien.
Diese neue Stabilität aus meiner Körpermitte führte mich täglich ein Stück in die Normalität zurück.
Gabis Studio bot mir einen Raum voll sportlicher Kompetenz und Freude an der Bewegung. Durch den erneuten Kraftzuwachs in meinem Körper bekam ich wieder Vertrauen, ein ‚Körperglück', ‚meine Körpermitte!'
Während des funktionellen Trainings war Koordination und Aufmerksamkeit stets gefordert und ließ somit keinen Platz für belastende Gedanken.
Durch Bewegung schaffen Sie sich ein Milieu, in dem der Stoffwechsel angekurbelt wird.
Wenn alles in Bewegung ist, kann der Körper funktionieren! Wir fühlen uns wohl!"

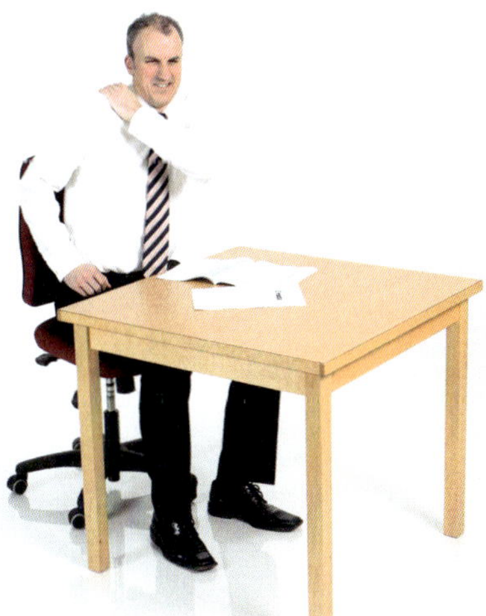

„Es sitzt mir im Nacken."

„Gute Gefühle machen uns gesund!"

In meiner physiotherapeutischen Arbeit sind mir Patienten mit lang andauernden, hartnäckigen Rückenschmerzen gut bekannt, sie sind sogar mein tägliches Brot.

Es ist unumstritten, dass sich chronischer Rückenschmerz und Depressionen gegenseitig aufschaukeln und in Bezug zueinander stehen!

Der Faszienforscher Dr. Schleip (Fascia Research Group, Universität Ulm) hat nachgewiesen, dass sich die Fascia lumbosacralis durch psychische Überbelastung in ihrer Struktur verändert.
Aufgrund von Stress ziehen sich Faszien zusammen. Das Gewebe verfilzt, bekommt Mikrorisse und Wunden. Entzündungsstoffe werden in der Faszie ausgeschüttet und lassen die Muskulatur verkrampfen.

Der Teufelskreis beginnt! Schmerz, Angst vor Bewegung, Schonhaltung, die Belastungsgrenze sinkt, die Spannkraft in der Muskulatur und in deren Faszien lässt nach, die Energie verpufft ...
Die Folge ist eine geringere Gleitfähigkeit der Bindegewebsschichten und weniger Spannkraft: Ein ökonomisch koordiniertes Zusammenspiel innerhalb der Muskelketten ist gestört.
Auf sanfte Methoden, wie Übungen aus dem Kap. 2.3, Yoga, Pilates oder Qigong, reagieren die Faszien besonders positiv. Osteopathie, passive Maßnahmen wie Rolfing, Fasziendistorsionsmodell nach Dr. Typaldos ergänzen diese Aktivitäten!

Bewegung, die berührt – Berührung, die bewegt!

An dieser Stelle ist es wichtig, zu erwähnen, dass innerhalb der Bindegewebsstrukturen so viele Schmerzrezeptoren sitzen wie in der Muskulatur selbst.

Auch aus diesem Grund ist oft die Folge solcher „Verklebungen":

- Der Mensch wird zum chronischen Rückenschmerzpatienten.
- Es gibt keinen Nachweis von bildgebenden Untersuchungen, d. h. keine orthopädisch-, neurologische Erklärung, aber dennoch beherrschen Schmerzen und Bewegungseinschränkungen den Alltag.
- Das Gewebe verfilzt und verdickt, daraus ergibt sich eine hohe Schmerzempfindlichkeit, das Milieu verändert sich, der Zellaustausch wird vermindert.
- Die Elastizität im Bindegewebe nimmt ab, die Steifigkeit nimmt zu (Altersstarre).
- Die Rekrutierung von Muskelzellen wird schwierig, also bleibt der Trainingserfolg aus.
- Der Patient ist nicht belastbar.
- Hoffnungslosigkeit stellt sich ein.
- Haltungsinsuffizienz, das Körpergefühl geht verloren.
- Das Selbstwertgefühl verschwindet, da die Selbstwahrnehmung gestört ist.
- Die Belastungsgrenzen sinken.
- Depressionen sind spürbar.

Der Weg aus den Schmerzen ist in den meisten Fällen: Sich bewegen!

Bewegung ist die Medizin des 21. Jahrhunderts!

Setzen Sie den Bewegungsreiz adäquat, das heißt, trainieren Sie vorwiegend im aeroben Pulsbereich. Denn ein Training in zu hohen Pulsbereichen überlastet das Fasziengewebe und schadet ihm (Kortisolanstieg bei Dauerstress, das schadet dem Gewebe).

2 Die Körpermitte in Theorie und Praxis

Die Muskulatur der Körpermitte wird je nach Lage und Funktion in unterschiedliche Systeme unterteilt und muss deshalb auch unterschiedlich trainiert werden. Die meisten Muskeln liegen an der Körperoberfläche. Sie sind unsere Hauptmuskeln für jede Bewegungsausführung, die Mobilisatoren.

Die Tiefenmuskulatur, sie wird unterteilt in die lokalen Stabilisatoren und die globalen Stabilisatoren, liegt meist unter den Mobilisatoren und, wie ihr Name schon sagt, stabilisieren und schützen sie bei jeder Bewegung unsere Wirbelsäule und unsere Gelenke.

Die Muskulatur rund um die Körpermitte

Lokale Stabilisatoren		
• M. multifidus • M. transversus abdominis • Anteile des Zwerchfells • Anteile der Beckenbodenmuskulatur	➡	• Schutz der Wirbelsäule • Formgebung der Taille
Globale Stabilisatoren		
• M. obliquus internus • Äußere Anteile des M. multifidus • Tiefe Anteile des M. spinalis	➡	• Aufbau der Haltung • Kontrolle der Bewegung • Kontrolle der Rotation

Globale Mobilisatoren		
• M. rectus abdonimis • M. obliquus externus • M. quadratus lumborum • M. iliocostalis • M. longissimus	➡	• Full range of motion • Bewegen von Lasten

(verändert nach Albrecht, 2011)

» **Das lokale System hält, das globale System bewegt! Vor dem Training der oberflächlichen Schichten sollte die Wahrnehmung und Konzentration auf das Aktivieren der tiefen Muskelschichten gelenkt werden!**

Allgemeine didaktische Hinweise für das Training der Körpermitte

» „Erleben der Bewegungsfreude":
Sie sind als Trainer das „bewegte" und „begeisternde" Vorbild! Sich zu bewegen, muss Spaß machen! Nur ein Trainer, der sein Fach liebt und ein gutes Bewegungsvorbild ist, kann Menschen mitreißen und begeistern!

Das Aktivieren der emotionalen Zentren in unserem Gehirn ist das Entscheidende für unser Tun und den Erfolg des Tuns!
Ihre Teilnehmer müssen das Gefühl haben, den eigenen Körper unter Kontrolle zu bekommen, das zu können, was Sie von ihnen fordern!
Das Ziel unseres Trainings muss es sein, Menschen zu einem Kompetenzerlebnis zu bringen! Nur dann kann Lust, Freude und Begeisterung an der Bewegung entstehen!

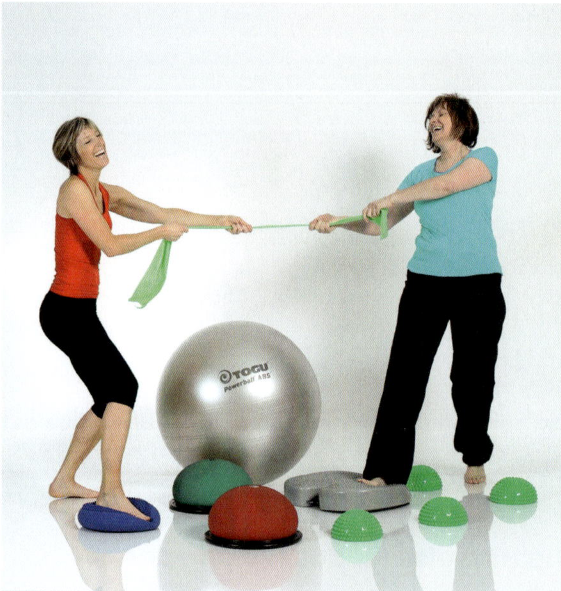

Brenne vor Begeisterung! Habe Spaß!

- Übungsauswahl
  Übungen sollten so ausgewählt und Geräte so eingesetzt werden, dass die Teilnehmer nichts gesundheitlich falsch machen können! An der perfekten Ausführung können Sie von Stunde zu Stunde arbeiten.
- Achten Sie auf die Vielfalt Ihres Angebots! Fördern Sie die Koordination, die Gleichgewichtsfähigkeit, die neuromuskuläre Kontrolle, die Tiefensensibilität, die Propriozeption, die Ausdauerfähigkeit Ihrer Teilnehmer!
- Wechseln Sie schwere und leichte Übungen ab.
- Bringen Sie Ihre Teilnehmer zu einem Kompetenzerlebnis! Nur wenn die Teilnehmer das Gefühl haben, etwas zu können, haben sie auch Lust darauf!
  Übertreiben Sie nicht, weder beim Training noch bei der Ernährung. Achten Sie auf Ausgewogenheit! Gehen Sie das Training gelassen an und geben Sie sich und Ihren Teilnehmern Zeit. Gehen Sie achtsam mit Ihrem Körper um!

» Wechseln Sie ab zwischen der:

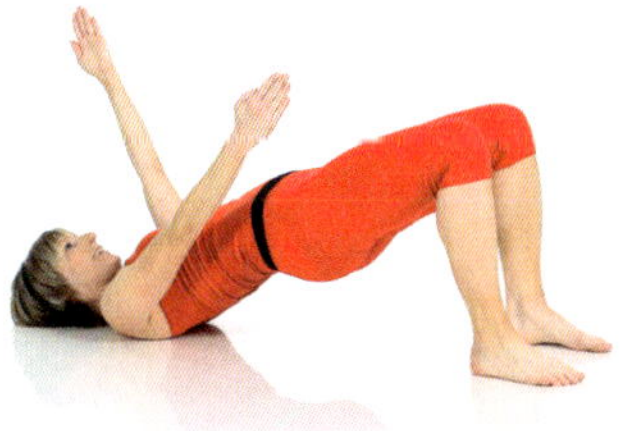

dorsalen Muskelkette,

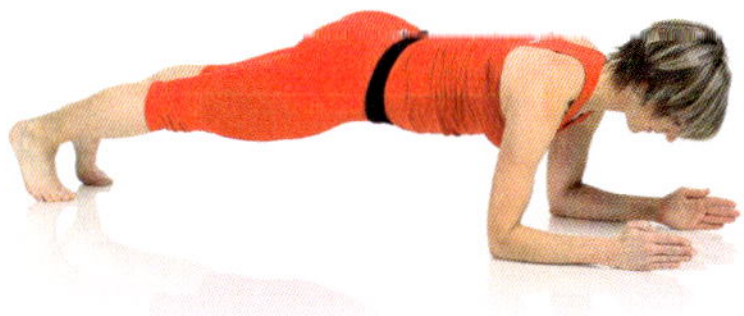

ventralen Muskelkette,

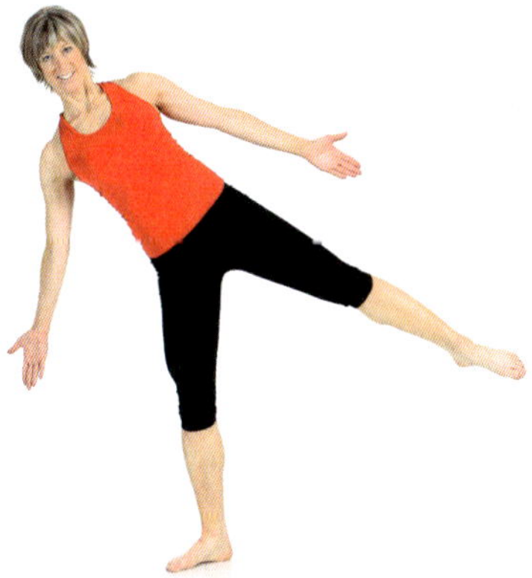

lateralen Muskelkette

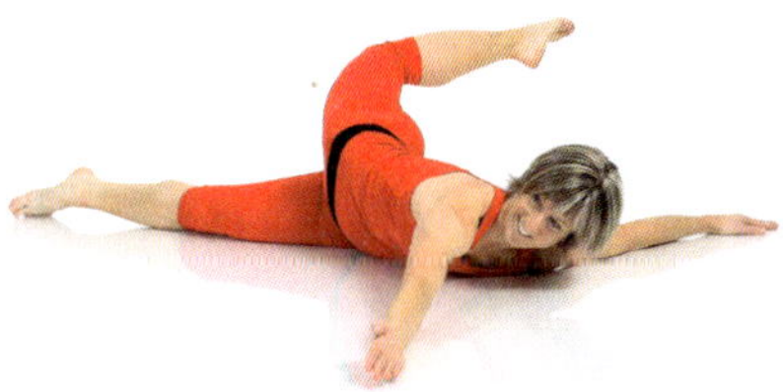

und der rotatorischen Muskelkette.

» Bauen Sie die Übungssequenzen methodisch auf, das heißt:

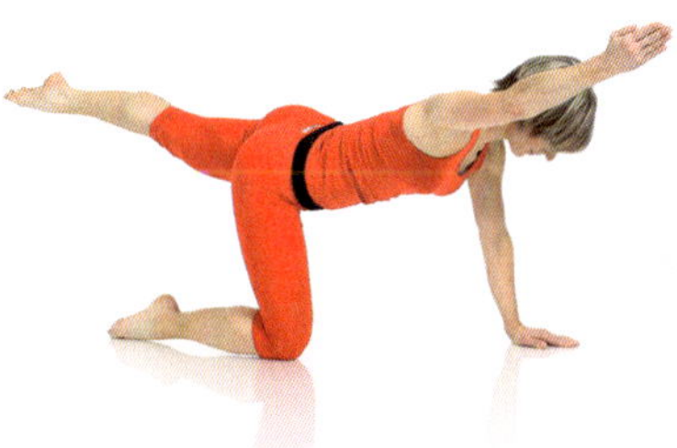

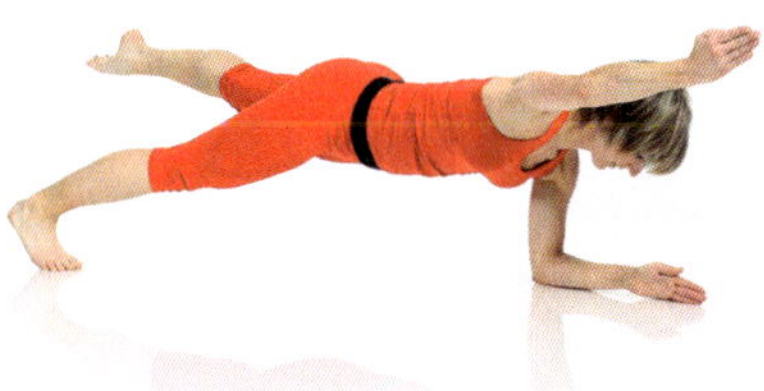

vom Leichten zum Schweren,

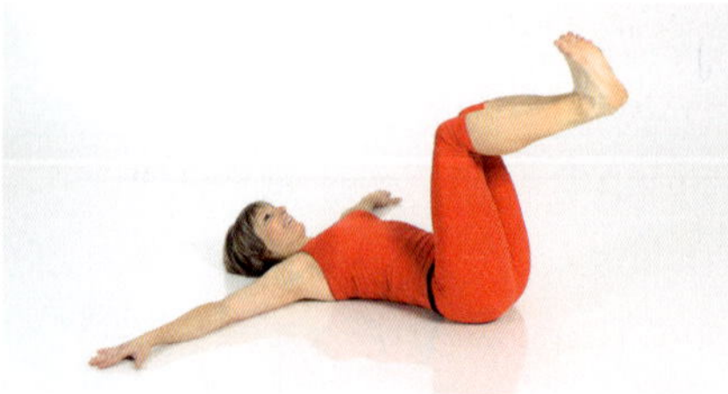
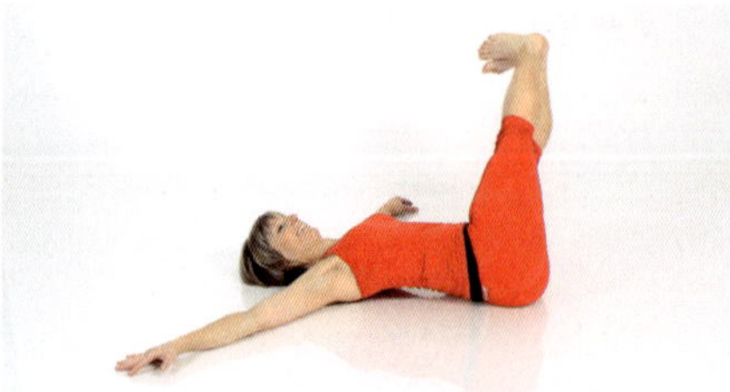

vom Körpernahen zum Körperfernen,

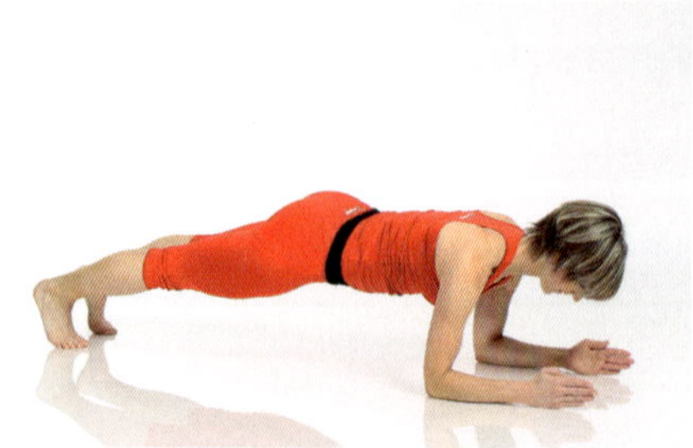
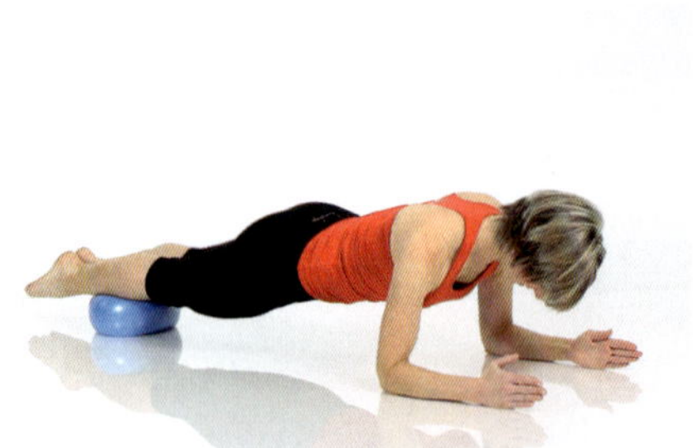

vom Stabilen zum Instabilen/Labilen.

- Benutzen Sie in einem Kurs maximal zwei Trainingsgeräte, die Teilnehmer sind sonst nur mit dem Gerätewechsel beschäftigt.
- Erklären Sie zu Beginn des Kurses kurz die wichtigsten zu beachtenden Details der Trainingseinheit (zum Beispiel die Handhabung eines Geräts, den Schwerpunkt des heutigen Trainings etc.).
- „Altbekannte" Übungen mit Variationen (zusammengerollte Matte, Powerball®, Redondo®-Ball, TOPANGA® usw.) zu neuen Herausforderungen werden lassen.
- Wählen Sie relativ einfache Ausgangspositionen.
- Geben Sie kurze, prägnante Übungserklärungen.
- Erklären Sie den Sinn und Zweck der jeweiligen Übung, denn mentales Üben steigert den Erfolg des Tuns!
- Bieten Sie den Teilnehmern Übungsvariationen/Varianten.
- Informieren Sie die Teilnehmer, wann eine Übung beendet werden kann und der Muskel eine Pause braucht (wenn der Muskel anfängt zu „brennen" oder sich sehr müde anfühlt).
- Wählen Sie runde Übergänge zwischen den einzelnen Übungen.

- Bleiben Sie einfach bei der Übungsauswahl, es demotiviert Ihre Teilnehmer, wenn Sie schon 5 min zum Erklären der richtigen Ausgangsstellung benötigen.
- Einige Übungen werden in „neutraler Wirbelsäulenposition" ausgeführt, das heißt, die Wirbelsäule liegt in ihrer physiologischen S-Form auf dem Boden, die Lendenwirbelsäule und Halswirbelsäule ist leicht vom Boden gelöst.

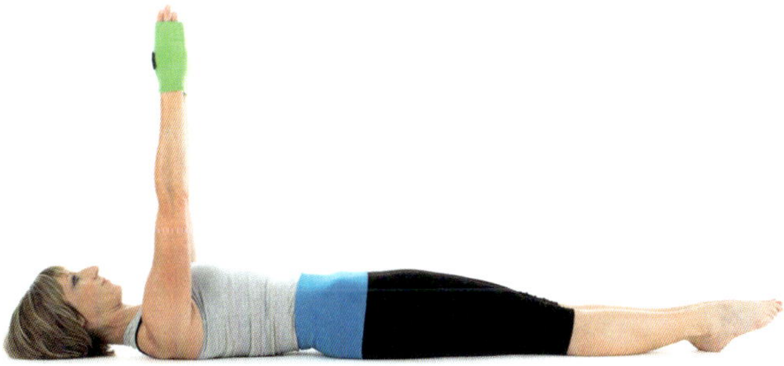

Physiologische Wirbelsäulenkrümmung

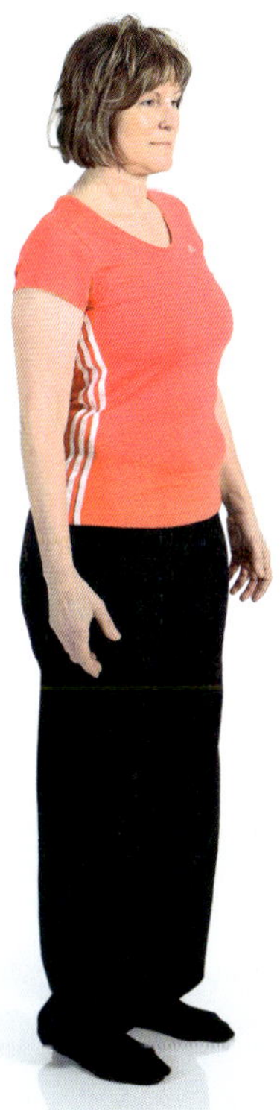

- Nehmen Sie nicht zu viele Übungen in Ihr Programm, weniger ist mehr! Dadurch vermeiden Sie Hektik in Ihrem Kurs.
- Wählen Sie die Reihenfolge der Übungen so aus, dass der Ablauf des Kurses flüssig ist. Zum Beispiel vom Stehen zum Kniestand, vom Kniestand zur Bauchlage, von der Bauchlage zur Seitenlage, von der Seitenlage zur Rückenlage.
- Am Beginn jeder Kursstunde steht die Körperwahrnehmung, das ist wichtig, um die Teilnehmer aus ihrem Alltag abzuholen und in ihrer Mitte ankommen zu lassen!

Den Körper im Raum wahrnehmen! Schließen und öffnen Sie dazu Ihre Augen!

- Beenden Sie jede Übung für alle Teilnehmer mit einem Erfolgserlebnis.
- Beenden Sie die Kursstunde mit einem Nachspüren der Körpermitte.
- Geben Sie den Teilnehmern ab und zu auch ein Feedback, wie z. B.: „Du bist, seit du diese Übung regelmäßig machst, viel präsenter", oder: „Das regelmäßige Training sieht man dir schon an deinem positiven Auftreten an", oder: „Deine Haltung hat sich wirklich schon verändert."
- Geben Sie Ihren Teilnehmern ruhig auch einmal eine „Hausaufgabe" auf, aber denken Sie beim nächsten Treffen auch daran, die Aufgabe noch einmal abzufragen! Das verstärkt die Verbindlichkeit der Teilnehmer zu Ihnen!
- **Wiederholungszahlen:**
  Bei statischen Übungen die Spannung ca. 10-20 s halten.
  Bei aktiven/dynamischen Übungen 10-30 Wiederholungen ausführen.
  Pro Muskelgruppe 1-3 Sätze oder 1-3 verschiedene Übungen (bei mehreren Sätzen oder Übungen bietet es sich an, dazwischen benachbarte Muskeln oder den Antagonisten zu trainieren).
- **Tempo der Übung:**
  Beim Erlernen der Bewegung ist das Tempo langsam und kann dann langsam gesteigert werden.
  Um das Training kurzweilig zu gestalten, die Übungen „choreografieren": Zum Beispiel die Bewegung langsam auf vier Takte, schnell auf zwei Takte ausführen.
- **Beachten Sie bei der Übungsauswahl:**
  Welcher Teil des Rumpfs sollte beweglich und welcher stabil sein?
  Mobil: Hüftgelenk
  Stabil: Lendenwirbelsäule
  Mobil: Brustwirbelsäule, Schultergelenke, Schultergürtel
  Stabil: Schulterblätter

  Ist z. B. die Brustwirbelsäule zu wenig beweglich, muss die Lendenwirbelsäule zu viel Bewegung übernehmen, als Folge kann es zu Verschleißerscheinungen kommen.

» **Kräftigen Sie nach folgenden Prioritäten:**

1. Bauch, Gesäß, Stabilisatoren des Rumpfs;
2. oberer Rücken, Hüftgelenkstabilisatoren;
3. alle anderen Muskeln, abgestimmt auf Ihr spezielles Kursziel.

2.1 Tiefenmuskulatur

Lokale Stabilisatoren

Zu den lokalen Stabilisatoren zählen unter anderem:

» M. transversus abdominis
(er formt übrigens auch wie ein Korsett unsere Taille);

» Mm. multifidii

» Beckenboden- und Zwerchfellanteile
(Quelle: Albrecht, 2006).

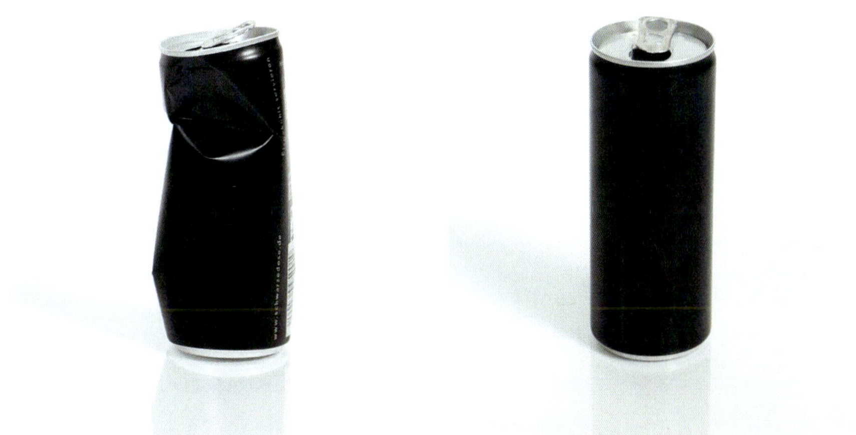

Muskeln bilden zusammen mit Faszien ein stützendes Gerüst, das unseren Körper im Lot hält. Ist dieses Verhältnis gestört, kommt es zur Dysbalance, zur Fehlhaltung! (Hier bildlich dargestellt anhand einer Dose.)

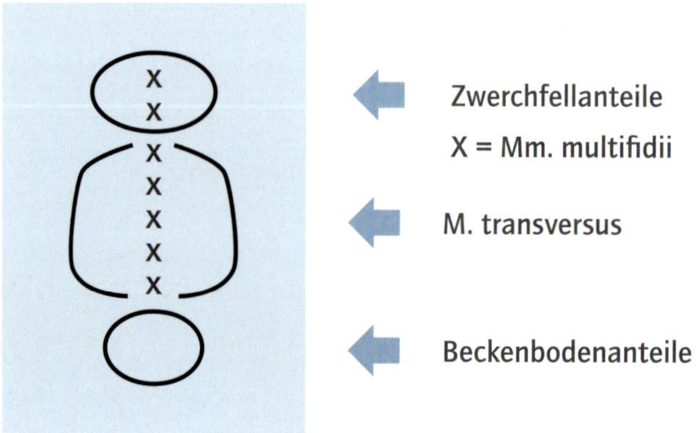

Die tiefe Schicht der Bauchmuskulatur, der M. transversus abdominis,
(querer Bauchmuskel), hilft bei der Bauchpresse, formt die Taille, er fixiert unsere Organe (ein starker Transversus verhindert den typischen „Altersbauch", der entsteht, wenn sich die Organe im Alter absenken) und wird auch tiefer Bauchmuskel genannt.

Die tiefe Schicht der Rückenmuskulatur
besteht aus vielen kleinen Muskeln, den Mm. multifidii: Werden die kleinen Muskeln rund um die Wirbelkörper durch minimale Rotationen der Wirbelsäule gedehnt (zum Beispiel Hackbewegungen mit den Unterarmen), erfolgt reflexartig ein Anspannen der Muskulatur.

Die Beckenbodenmuskulatur
Durch das Ansteuern der tiefen Muskulatur durch Reize von außen wird unsere Beckenbodenmuskulatur unwillkürlich aktiv.
Der Einsatz der Beckenbodenmuskulatur bewirkt eine Verkettung von folgenden Muskelgruppen: tiefe Stabilisatoren, tiefer querer Bauchmuskel, tiefe Fasern des Rückenstreckers, Adduktoren an der Oberschenkelinnenseite, ischiokrurale Muskulatur an der Rückseite der Oberschenkel, M. piriformis als Außenrotator, der Hüftbeuger, des Zwerchfells, Fixatoren des Schultergürtels, Halsmuskulatur, Kaumuskel (in Anlehnung an *Gymnastik für den Beckenboden*, Häflinger, 1999, S. 26).

Die Stabilisatoren sind kurz, meistens eingelenkig, arbeiten tonisch, werden aktiv unabhängig von Bewegungen, bewirken selbst nur minimale Bewegungen in den

Gelenksystemen, und stabilisieren die Gelenke in ihrer *neutralen Zone* (neutrale Zone = mögliche Bewegungsamplitude eines Gelenks in der Ruhestellung). Sie sind für die Kontrolle von Gelenkbewegungen zuständig.

Bewegen wir uns im Alltag, spannen unsere Stabilisatoren 50-125 Millisekunden vor den Mobilisatoren an *(Quelle: Albrecht, 2006)*.
Ohne diese Vor- und Mitarbeit der tiefen Muskulatur könnten die Mobilisatoren ihre Kraft gar nicht vollständig entwickeln.
Doch durch unser Alltagsverhalten, und das damit verbundene Schonen der Muskulatur, verlernen die tiefen Schichten die koordinative Fähigkeit, rechtzeitig anzuspannen!
Das bedeutet für unsere Gelenke schnelleren Verschleiß und die Gefahr von Fehlbelastung.

Die Stabilisatoren werden angesteuert bei Übungen

» mit geringer Intensität, minimaler Bewegungsamplitude, minimaler Bewegung in den Gelenksystemen. Sie werden aktiv beim Einsatz von weniger als 30 % der individuellen Maximalkraft.
» mit isometrischer Anspannung
Das sind vor allem Übungen der Konzentration, der Körperwahrnehmung und der Koordination.

Um dieses koordinierte Zusammenspiel der Körpermitte zu verstehen, hier eine Übung, die Sie 2-3 x wiederholen sollten! Dabei den Atem fließen lassen!

Übungsausführung: Rückenlage

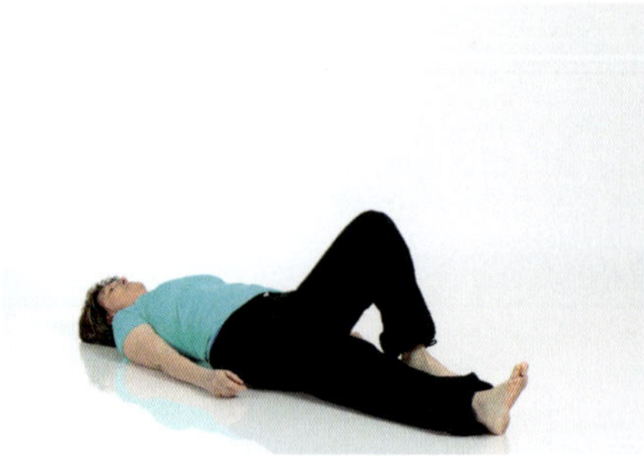

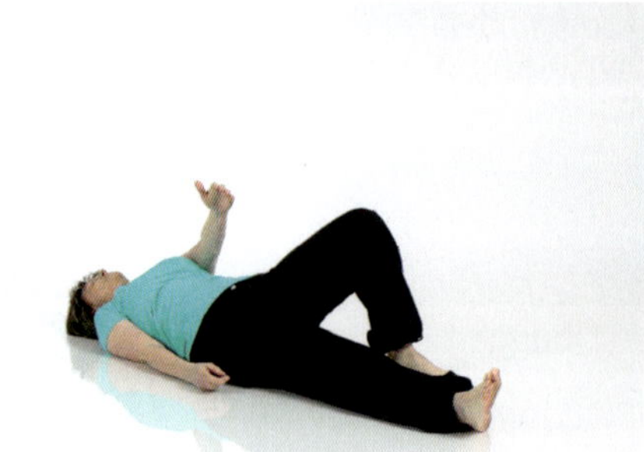

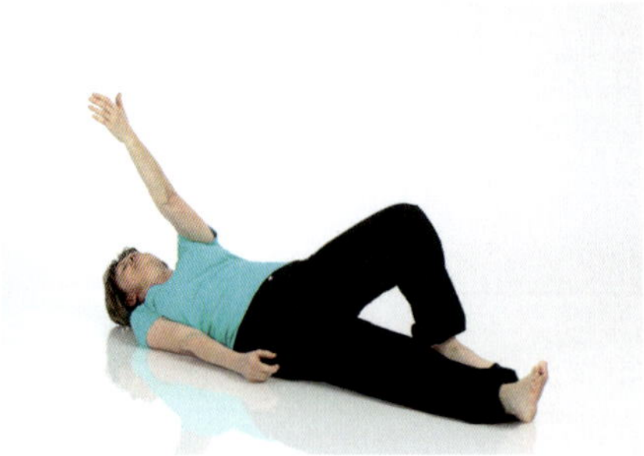

Mit einem Fuß den Druck auf den Boden erhöhen. Dabei spüren, wie sich die tiefen Schichten der Rumpfmuskulatur aktivieren. Die gleichseitige Schulter folgt der Bewegung, ohne viel Zutun des Trainierenden. Weiter bewegt sich der Arm diagonal nach oben, der Blick folgt der Hand.

Diese aktive Ansteuerung steigert den Sinn für das Körperinnere und das Gefühl für die Verbundenheit und Beziehung verschiedener Körperteile miteinander!

Hier geht es zum Video

Übungen zur Ansteuerung der lokalen Stabilisatoren

Ziel der Übung: Aktivierung des M. transversus abdominis, des Beckenbodens

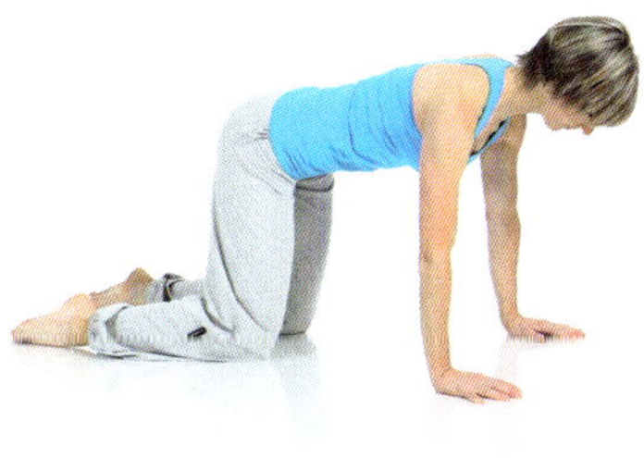

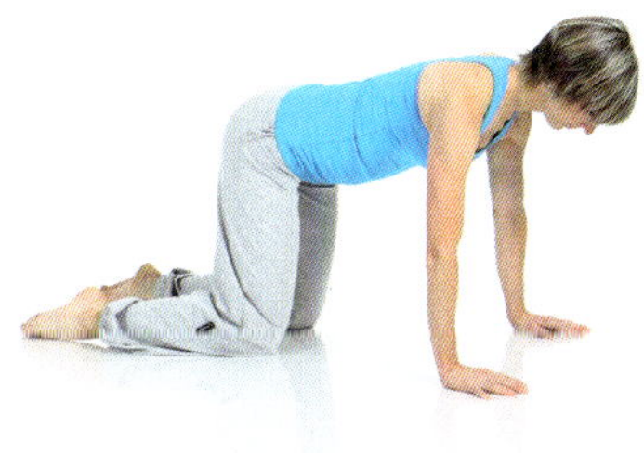

Übungsausführung: Vierfüßlerstand

Den Bauchnabel sanft nach innen Richtung Wirbelsäule ziehen mit dem Ausatmen, beim Einatmen die Bauchwand nach unten sinken lassen.

Hinweis: Den Oberkörper aus den Schultern „raus-"ziehen!

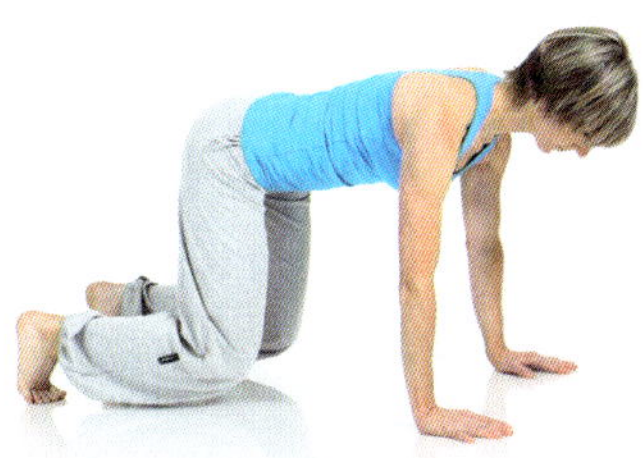

Variation: Als Steigerung die Knie vom Boden lösen!

Hier geht es zum Video

Ziel der Übung: Aktivierung des M. transversus abdominis, des Beckenbodens

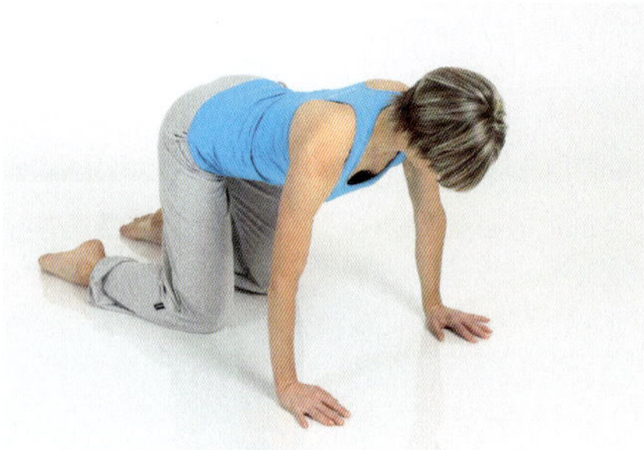

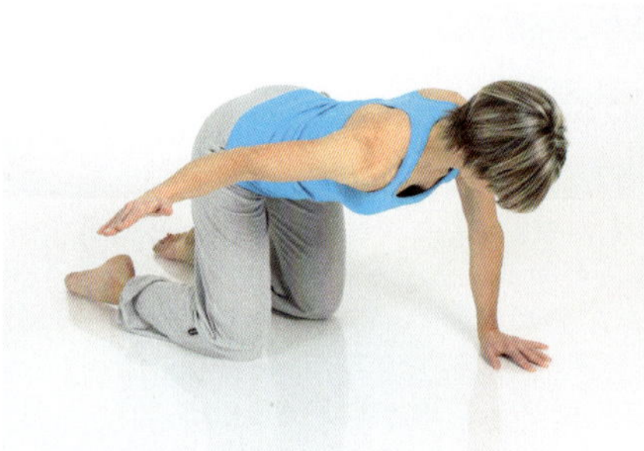

Übungsausführung: Vierfüßlerstand
Einen Arm zur Seite anheben.

Hier geht es zum Video

Hinweis: Becken und Schultergürtel bleiben parallel zum Boden! Das Körpergewicht in der Mitte halten!

Ziel der Übung: Aktivierung des M. transversus abdominis. Ansteuerung des tiefen Systems durch taktile Reize

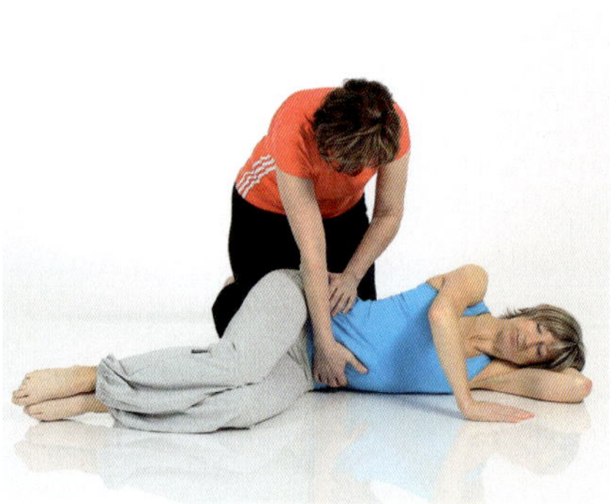

Übungsausführung: Seitlage mit angezogenen Beinen
Der Partner kniet dahinter und unterstützt taktil mit seiner Hand die Aktivierung des M. transversus. Der Übende zieht den Bauchnabel sanft nach innen, der Partner gibt mit seiner Hand einen sanften Druck auf den Bauch ab.

Hinweis: Durch Berührung wird das Bewusstsein für die Körperhülle, das Bewusstsein für das Körperinnere gestärkt. Dadurch wird die Qualität und das Ausmaß der Bewegung verbessert!
Diese Partnerübung nur mit Teilnehmern ausführen, die sich untereinander sehr gut kennen!

Ziel der Übung: Aktivierung des M. transversus abdominis

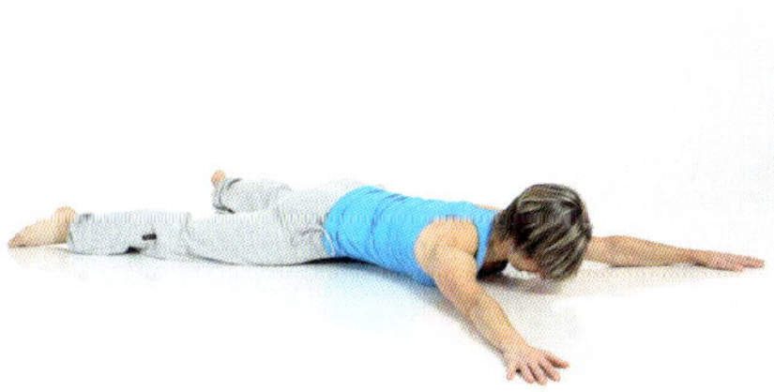

Übungsausführung: Bauchlage

Arme und Beine sind in einer X-Stellung am Boden abgelegt. Mit dem Ausatmen den Bauchnabel sanft vom Boden wegziehen.

Hinweis: Oft hilft die Vorstellung, „Eiswürfel" unter den Bauch zu legen! Das Gesäß bleibt dabei entspannt! „Spüren Sie die Länge!"

Ziel der Übung: Aktivierung des M. transversus, des Beckenbodens

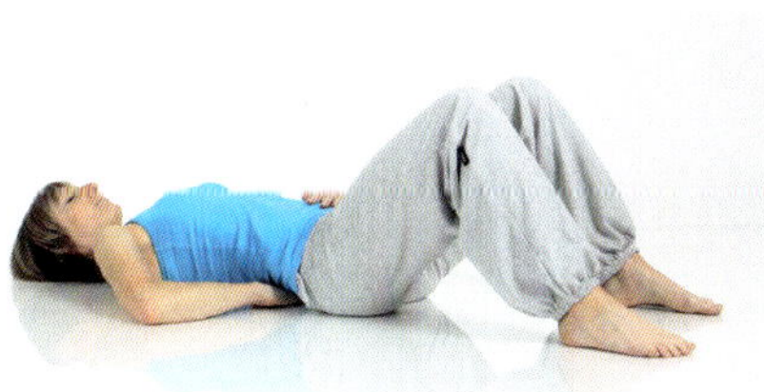

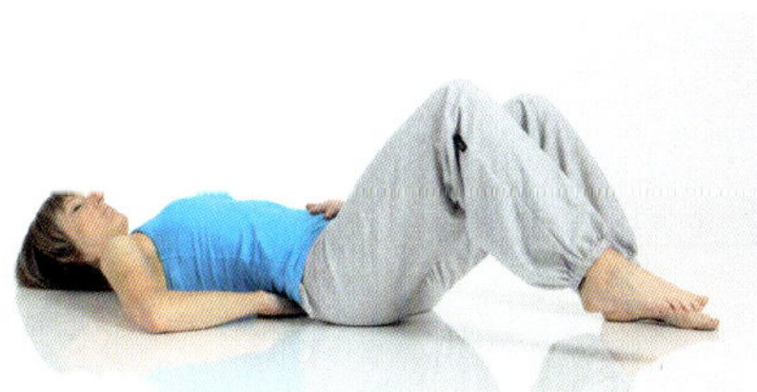

Übungsausführung: Rückenlage

Eine Hand unter den unteren Rücken legen und die natürliche Lordose spüren. Mit dem Ausatmen den Bauchnabel sanft nach innen ziehen. Mit dem Einatmen die Spannung lösen.

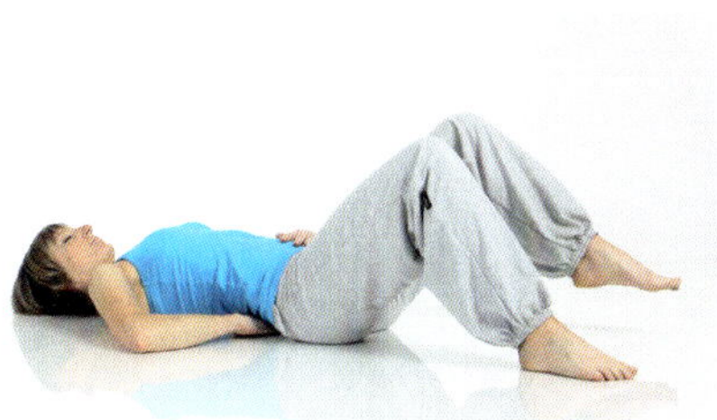

Hinweis: Der Druck auf der Hand verändert sich während der gesamten Bewegung nicht!

TIPP:

Um ein Gefühl für das Aktivieren des M. transversus abdominis zu bekommen, halten Sie sich die Nase zu und versuchen Sie, durch die Nase einzuatmen!

Hier geht es zum Video

Ziel der Übung: Aktivierung des M. transversus abdominis, des Beckenbodens

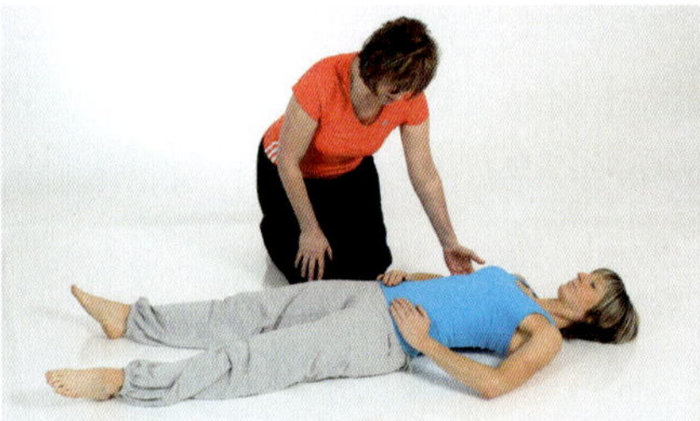

Übungsausführung: Rückenlage
Beide Hände liegen am Beckenkamm. Mit der Ausatmung den Bauchnabel sanft nach innen ziehen und die Anspannung des M. transversus mit den Fingerspitzen nachspüren.

Hinweis: Der Partner kontrolliert visuell oder auch taktil die Anspannung des M. transversus abdominis.
Die Aktivität des M. transversus abdominis lässt sich direkt auf dem vorderen Beckenkamm kontrollieren! Die Lendenwirbelsäule in der neutralen Position fixieren!

Ziel der Übung: Aktivierung der tiefen Rumpfmuskulatur

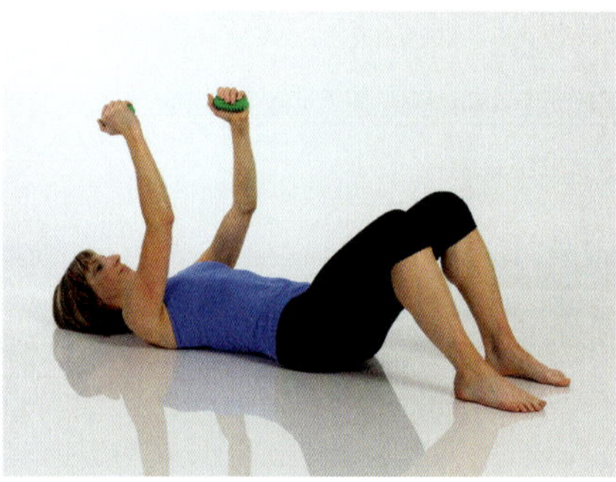

Übungsausführung: Rückenlage mit aufgestellten Beinen
Mit den Brasil®s über dem Brustbein kleine *mini moves* (kleine, gegengleiche Bewegungen vor/zurück) ausführen.

Hinweis: Die Wirbelsäule in der neutralen Position behalten!

Das Training der lokalen Stabilisatoren sollte nicht nach einer hohen physischen Anstrengung stattfinden, sondern im ausgeruhten Zustand.
Die Konzentration dabei zuerst auf die Eigenwahrnehmung lenken! Bei den Übungen darf kein Schmerz entstehen, da die lokalen Stabilisatoren durch Schmerz gehemmt werden!
Wenn Sie zu Beginn einer Kursstunde mit dem Wahrnehmen und Aktivieren der lokalen Muskulatur beginnen, können Sie dann kontrolliert das globale System einsetzen!

Hier geht es zum Video

2.1.1 Körpergefühl/Wahrnehmung

Viele Menschen haben das Gefühl für ihre Körpermitte verloren. In unserem Training sollten wir den Teilnehmer dabei fördern, seine Eigenwahrnehmung wiederzuerlangen, um im Alltag verantwortungsbewusst mit seinem Körper umgehen zu können. Unser Ziel ist es, mit einer stabilen und starken Mitte durchs Leben gehen zu können!
Das zu erreichen, gelingt uns zum Beispiel mit dem Beobachten und Erspüren von Spannung und Entspannung, von Körperhaltung, Gleichgewicht und Anstrengung.

Merkmale einer Wahrnehmungsübung

- Die Übungen werden in einer ruhigen Umgebung ausgeführt.
- Es werden verschiedene Sinneskanäle angesprochen:
  - taktile (Wahrnehmen von Tasten, Fühlen),
  - kinästhetische (Verbesserung des Bewegungsempfindens),
  - vestibuläre (Wahrnehmen des Gleichgewichts),
  - propriozeptive (Wahrnehmen der Fläche).
- Während der Übung sollte die Konzentration auf einen bestimmten Körperteil oder auf eine bestimmte Bewegung gelenkt werden.
- Jede individuelle Wahrnehmung ist richtig, es gibt kein „Falsch".

*Geben Sie Ihren Teilnehmern z. B. als **Hausaufgabe** eine „Trockenübung", die sie im Stehen, im Sitzen oder im Liegen ausführen können:*

- *Den Bauchnabel sanft an die Wirbelsäule knöpfen!*
  Achtung: Viele Teilnehmer verwechseln dieses Einziehen des Bauchnabels mit dem „Einziehen des Bauchs"! Vielleicht hilft ihnen die Vorstellung, der Bauchnabel ist ein Lichtschalter. Nun den Bauchnabel/das Licht langsam ein wenig andimmen!
- *Die Schulterblätter nach hinten unten ziehen.*
- *Den Beckenboden leicht anspannen (Vergleichen Sie den Beckenboden mit einem Fahrstuhl mit 10 Etagen, und fahren Sie in den ersten Stock!).*
  10 s die Spannung halten, 5-10 x wiederholen, 20 x am Tag.

Ziel der Übung: Wahrnehmung der eigenen Haltung, Kennenlernen des labilen Untergrundes, Training des Gleichgewichts

Übungsausführung: Stand

Beidbeinig auf dem Aerostep® oder Jumper® stehen.

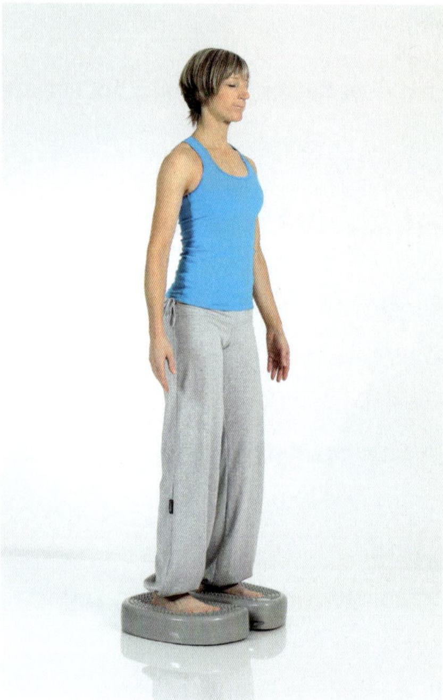

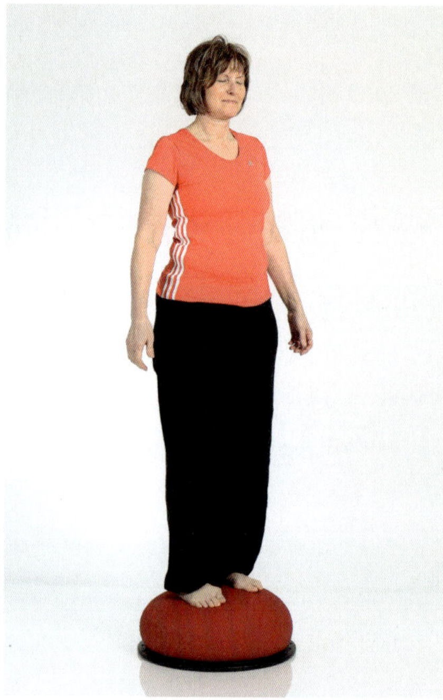

Hinweis: Die Knie sind leicht gebeugt. Die aufrechte Haltung ergibt sich hier ganz von selbst!

Sich wahrnehmen von den Fußsohlen bis zum Scheitel, bis zum Kiefergelenk! „Achten Sie auf die Atmung! Lenken Sie Ihre Aufmerksamkeit nach innen, lassen Sie den Alltag, die Sorgen draußen! Ihr Gehirn dankt es Ihnen!"

Ziel der Übung: Wahrnehmung und Aktivierung der sensiblen und sensorischen Analysatoren

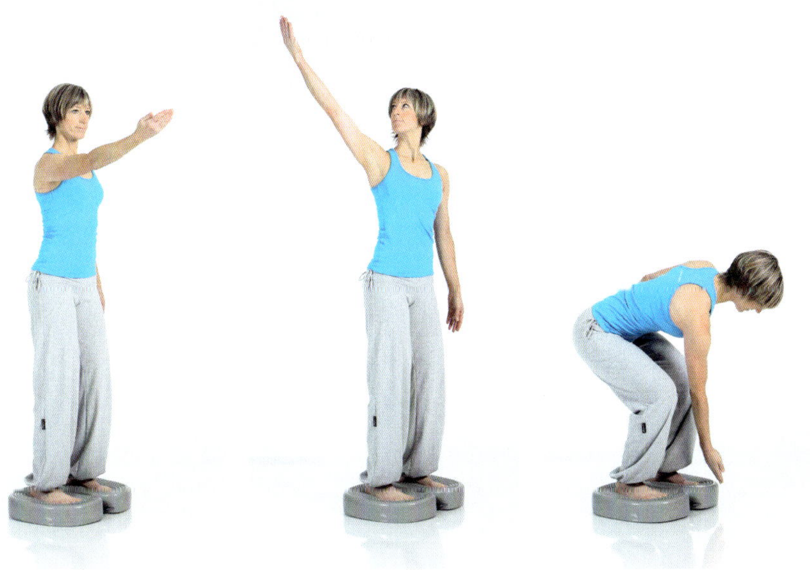

Übungsausführung: Stand

Beidbeinig auf dem Aerostep® stehen. Mit einer Hand eine große Bewegung von diagonal oben nach diagonal unten ausführen. Der Blick folgt der Hand.

Hinweis: Mit den Augen die vollständige Bewegung verfolgen! Lassen Sie keinen Punkt aus! Um diese Übung zu erleichtern, die Hand zuerst zum Knie führen. „Jetzt entwickeln Sie ein neues Programm im sensomotorischen Abschnitt des Gehirns, deshalb gehen Sie langsam vor und besonders achtsam! Seien Sie stolz, wenn Sie die Koordination beherrschen!"

Ziel der Übung: Wahrnehmung und Aktivierung der sensiblen Analysatoren

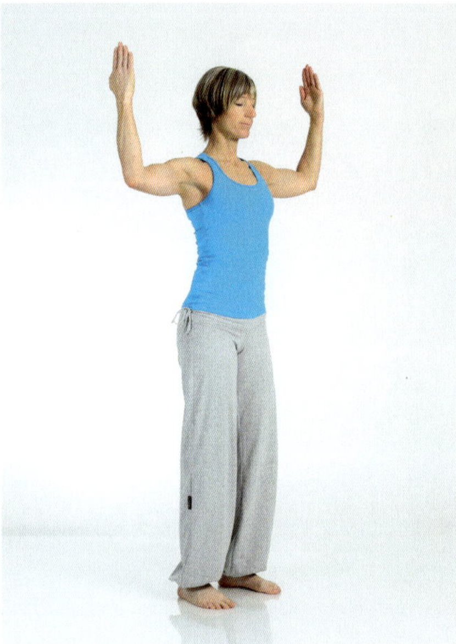

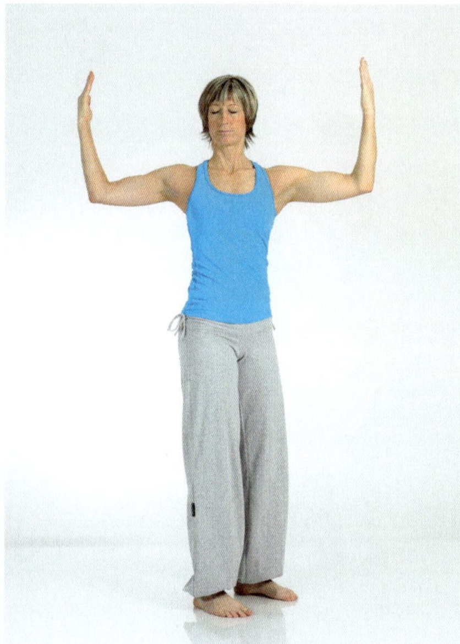

Übungsausführung: Stand hüftbreit

Beide Arme sind im rechten Winkel angehoben. Den Rumpf von rechts nach links drehen.

Hinweis: Das Becken ist fixiert!

„Spüren Sie, wie der Bauchnabel an die Wirbelsäule andockt. Spüren Sie Ihre Stabilität, Ihr Aufrichten in der Brustwirbelsäule!"

Ziel der Übung: Wahrnehmung und Aktivierung der sensiblen Analysatoren

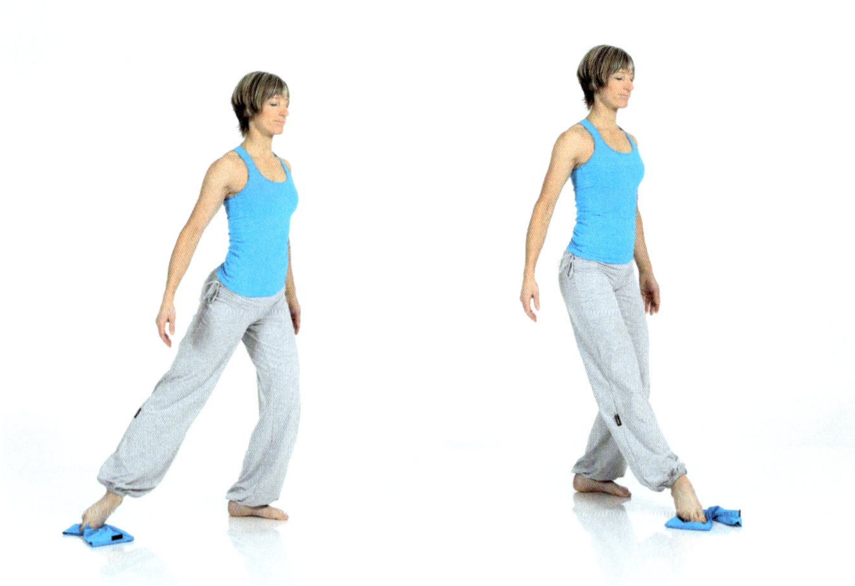

Übungsausführung: Einbeinstand

Mit dem Spielbein ein Tuch in einem großen Halbkreis nach hinten und wieder nach vorne führen.

Hinweis: So weit wie möglich nach vorne und nach hinten bewegen! „Nehmen Sie die Beweglichkeit in Ihrer Hüfte wahr und zugleich die Stabilität in Ihrem Standbein!"

Ziel der Übung: Wahrnehmung und Aktivierung der sensiblen Analysatoren

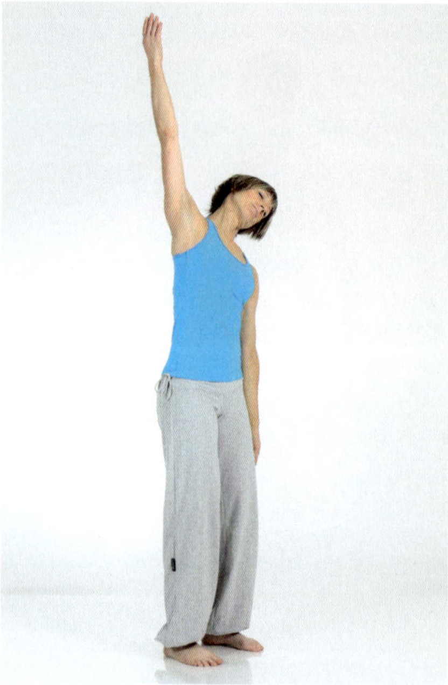

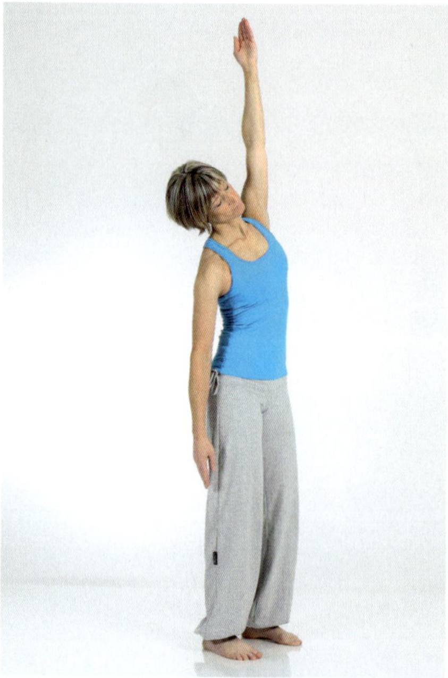

Übungsausführung: Hüftbreiter Stand

Im Wechsel den rechten und linken Arm zur Decke strecken, dabei den Rumpf zur Seite neigen.

Hinweis: Das Becken bleibt stabil.

„Dehnen Sie Ihre faszialen Strukturen und atmen Sie in die Seite!"

Ziel der Übung: Wahrnehmung und Aktivierung der sensiblen Analysatoren

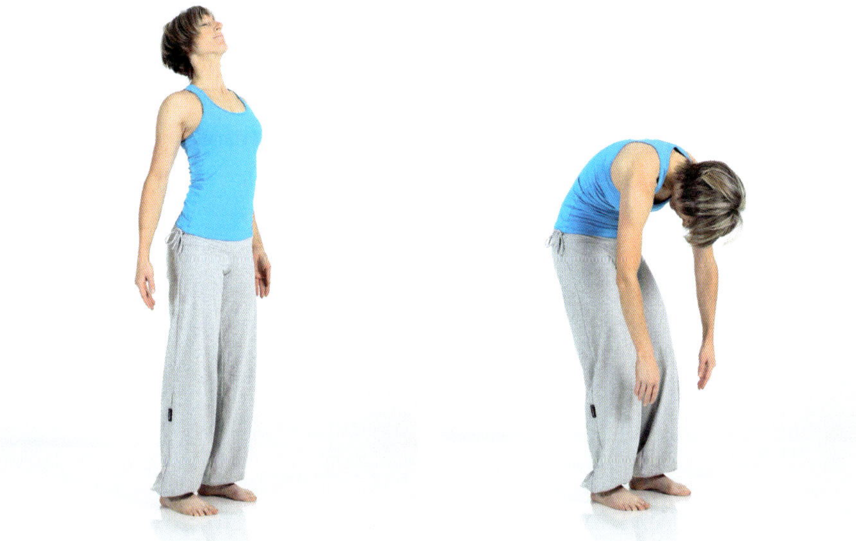

Übungsausführung: Hüftbreiter Stand

Den Rumpf nach vorne und zurück neigen.

Hinweis: Das Becken fixieren!

„Nehmen Sie wahr, wie flexibel Sie sind in Ihrem Neuralrohr, in Ihrer Wirbelsäule!"

Ziel der Übung: Wahrnehmung und Aktivierung der sensiblen und sensorischen Analysatoren

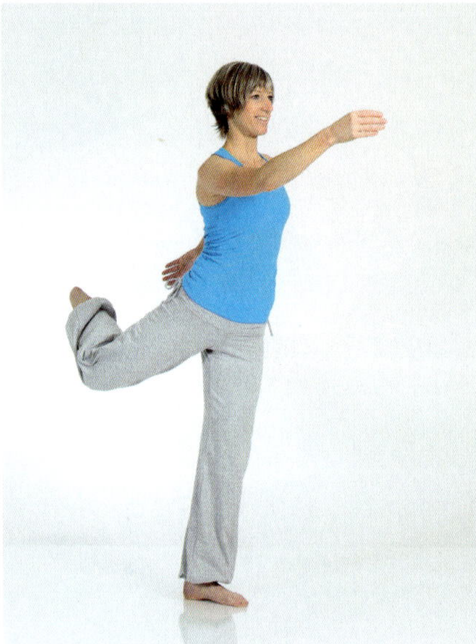

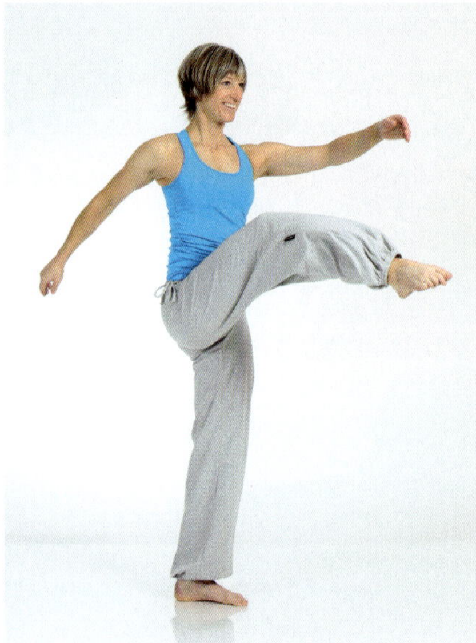

Übungsausführung: Einbeinstand

Das Spielbein locker vor- und zurückschwingen. Die Arme gegengleich mitschwingen.

Hinweis: Das Brustbein bleibt aufgerichtet!

„Erleben Sie Ihre Schwungkraft, die Stabilität in Ihrem Standbein! Spüren Sie die Stabilität in Ihren Stabilisatoren, in Ihrem Minikorsett! Nehmen Sie die dreidimensionale Bewegung wahr und erleben Sie die Freude an der Bewegung!"

Ziel der Übung: Wahrnehmung und Aktivierung der sensiblen Analysatoren

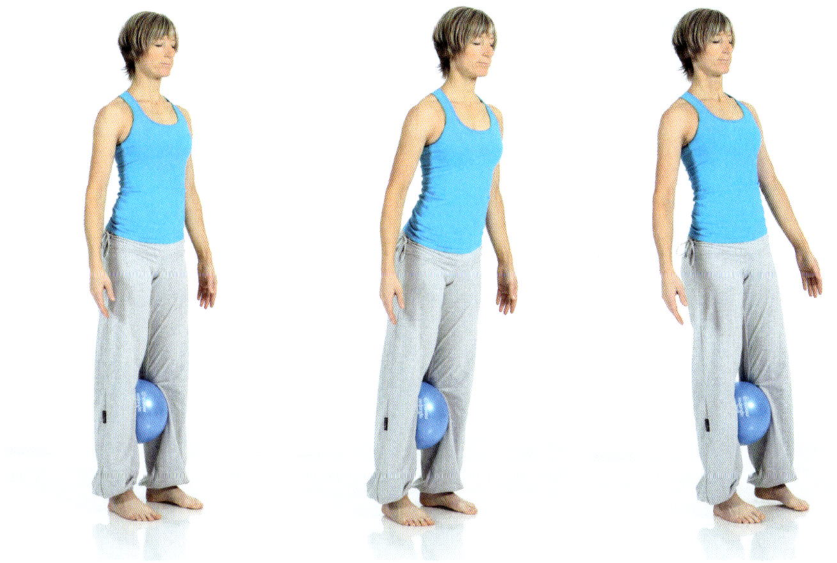

Übungsausführung: Hüftbreiter Stand

Einen kleinen Ball zwischen die Unterschenkel klemmen und kleine Kreisbewegungen mit dem ganzen Körper ausführen. In beide Richtungen.

Hinweis: Die Übung kann auch ohne Ball ausgeführt werden. Die Vorstellung eines „umrührenden Löffels" hilft! Auf die Körperspannung in der Mitte achten! „Spüren Sie die aufsteigende Kraft von den Füßen bis zum Scheitel!"

Ziel der Übung: Wahrnehmung der Körperspannung und Aktivierung der sensiblen und sensorischen Analysatoren

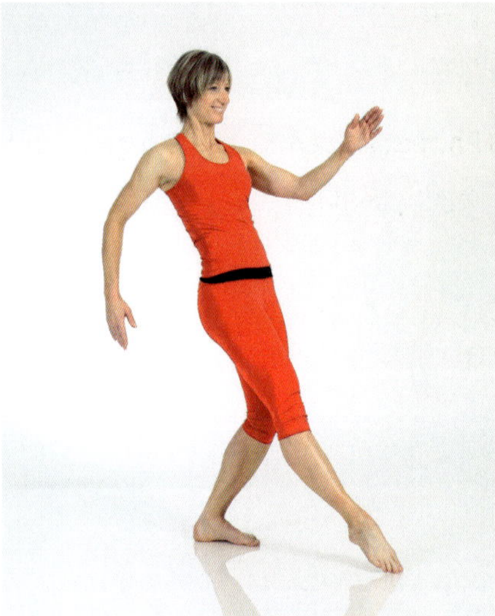

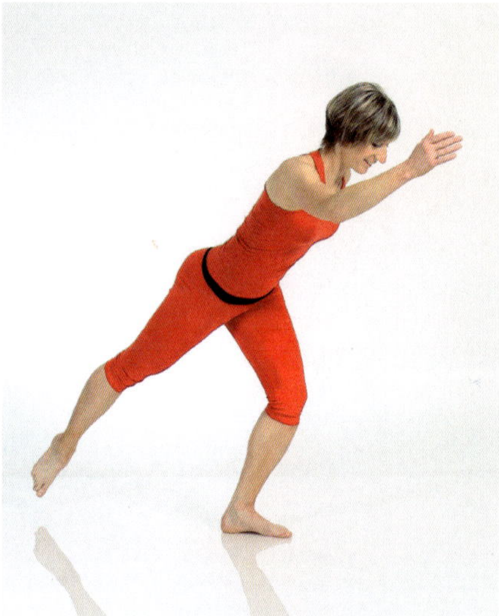

Übungsausführung: Einbeinstand

Das Spielbein so weit wie möglich nach vorne und hinten tippen.

Hinweis: Achten Sie auf eine stabile Körpermitte!

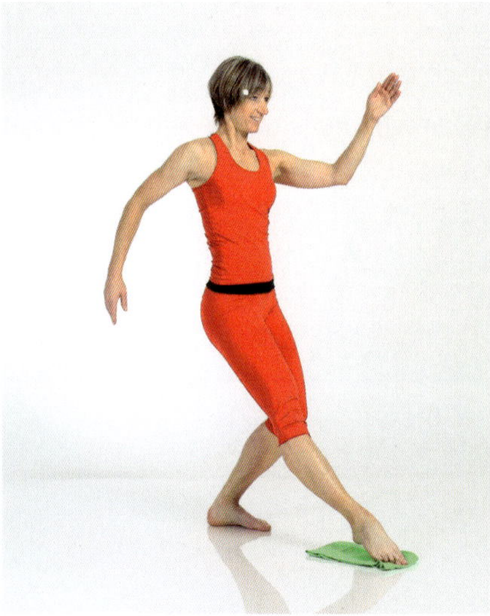

Variation: Zur Erleichterung den Winshape® Belt vor- und zurückbewegen! Denken Sie daran, nicht jeder Teilnehmer kann sich auf einem Bein stabilisieren!

Ziel der Übung: Wahrnehmung der lateralen Rumpfstabilität und Aktivierung der sensiblen und sensorischen Analysatoren

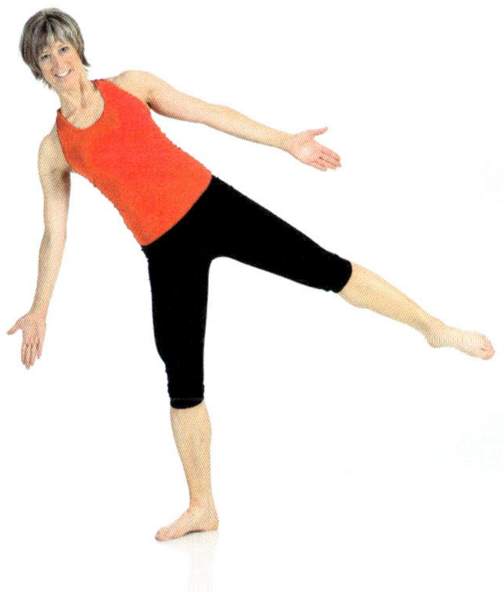

Übungsausführung: Einbeinstand

Den Körper weit zu einer Seite neigen.

Hinweis: Achten Sie auf eine gute Ganzkörperspannung!

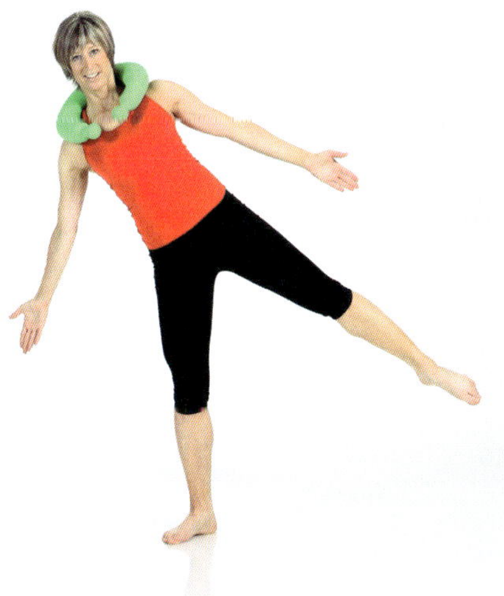

Variation: Als Steigerung den TOPANGA® um die Schultern legen. Die 3-4 kg geben dem Körper eine „Information" von oben! Das Gewicht verändert das Körpergefühl, die Balance!

Ziel der Übung: Wahrnehmung der ventralen und dorsalen Rumpfstabilität und Aktivierung der sensiblen und sensorischen Analysatoren

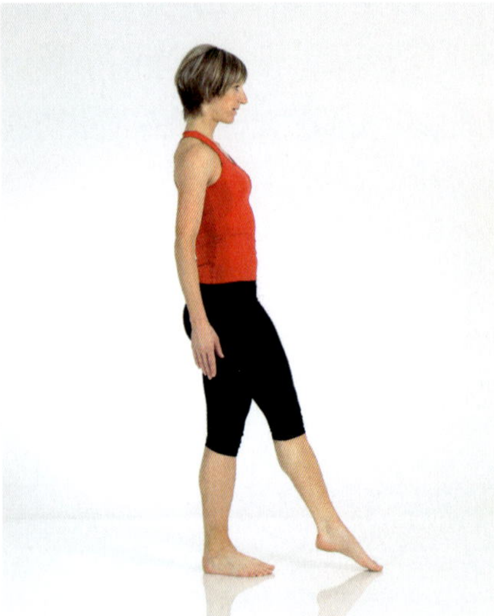

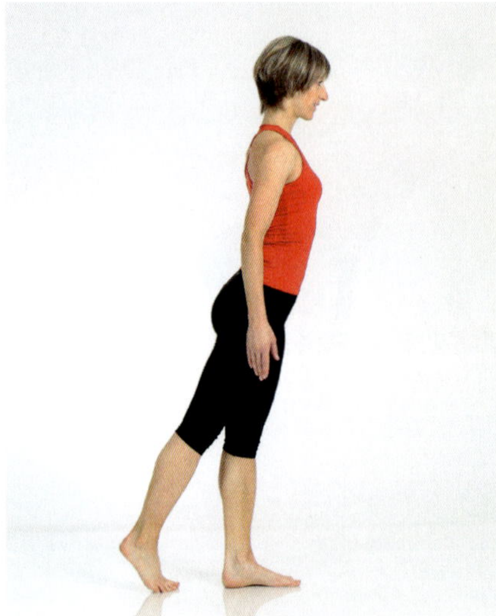

Übungsausführung: Schrittstellung

Das Körpergewicht im Wechsel auf das vordere und hintere Bein verlagern.

Hinweis: Das Brustbein anheben!

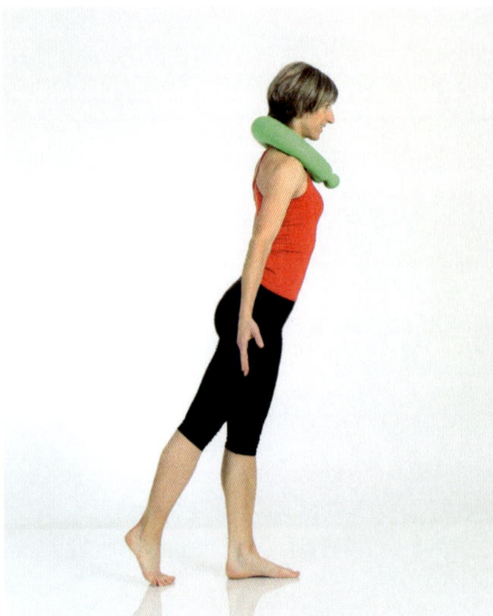

Variation: Als Steigerung den TOPANGA® um die Schultern legen! Die 3-4 kg geben dem Körper eine „Information" von oben! Das Gewicht verändert das Körpergefühl, die Balance!

Ziel der Übung: Wahrnehmung und Aktivierung der sensiblen Analysatoren, Aktivierung des Beckenbodens

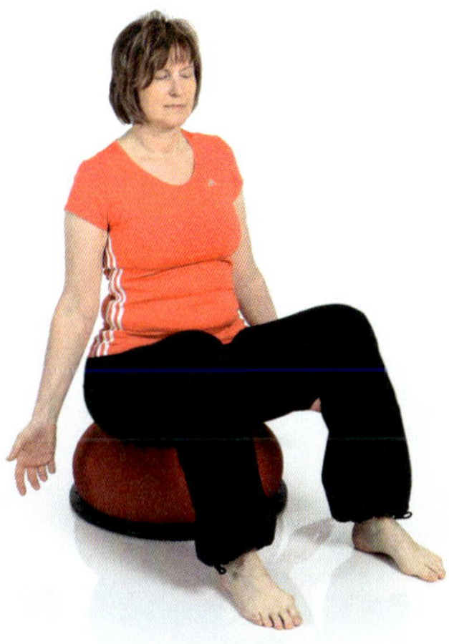

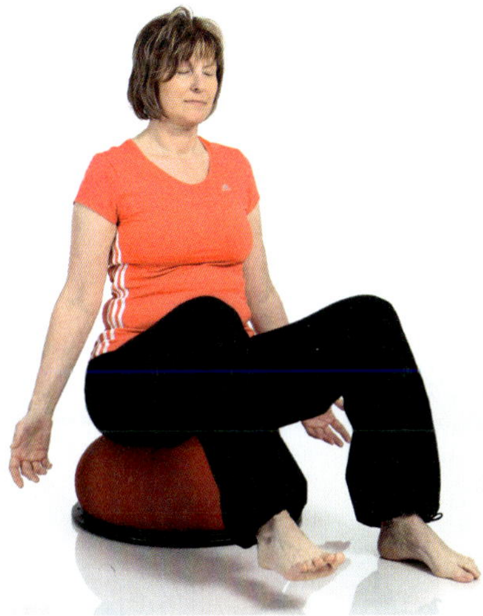

Übungsausführung: Sitz auf dem Jumper®

Beim Ausatmen die Sitzbeinhöcker zueinanderziehen, dann einatmen und die Spannung wieder lösen.

Beim nächsten Ausatmen einen Fuß leicht vom Boden lösen.

Hinweis: Den Schultergürtel entspannen, die Augen schließen. Bleiben Sie aufrecht sitzen!

Ziel der Übung: Wahrnehmung und Aktivierung der sensiblen Analysatoren, Wahrnehmung des aufrechten Sitzes

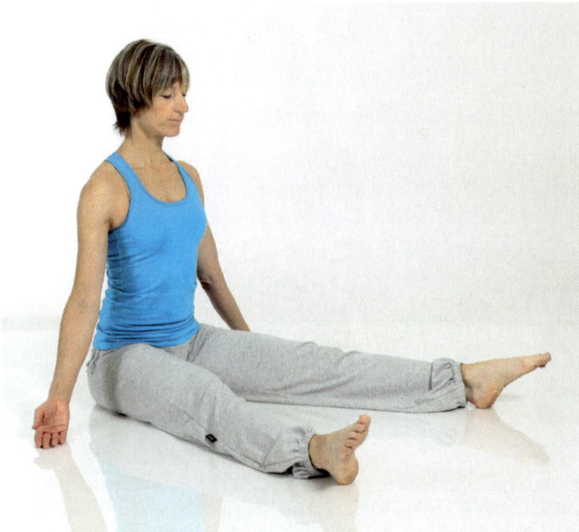

Übungsausführung: Sitz

Mit gestreckten Beinen und aufrechtem Rumpf sitzen.

Hinweis: Das Brustbein anheben! Das Sitzen im Langsitz fällt vielen Teilnehmern sehr schwer! Sie haben es verlernt! Deshalb sollten wir gerade solche Bewegungen mit den Teilnehmern üben!

Globale Stabilisatoren

Zu den globalen Stabilisatoren zählen

» M. obliquus internus,
» M. obliquus externus,
» Mm. multifidii (der oberflächliche Anteil),
» M. spinalis.

Die globalen Stabilisatoren sind zuständig für unsere Körperhaltung und unsere Bewegungskontrolle. Sie sorgen für die dynamische Stabilität des Rumpfs. Sie sind vorwiegend eingelenkig, sind exzentrisch aktiv und kontrollieren die Bewegung. Sie sind nicht immer aktiv, stabilisieren jedoch durch ihre Aktivität jede Bewegung *(Quelle: Albrecht, 2011).*

Das Training der globalen Stabilisatoren beinhaltet Bewegungen mit kontrollierter Körperhaltung und dynamisch kontrollierten Bewegungen (Bewegungen mit bremsenden Kräften). Das Training der globalen Stabilisatoren enthält rotatorische Komponenten (siehe Kap. 2.1.2.1).

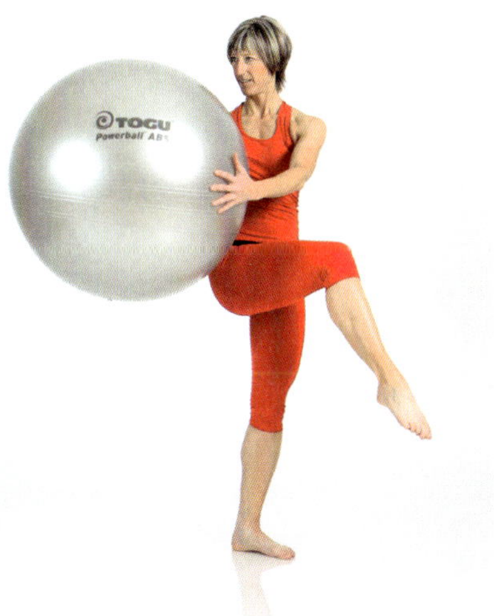

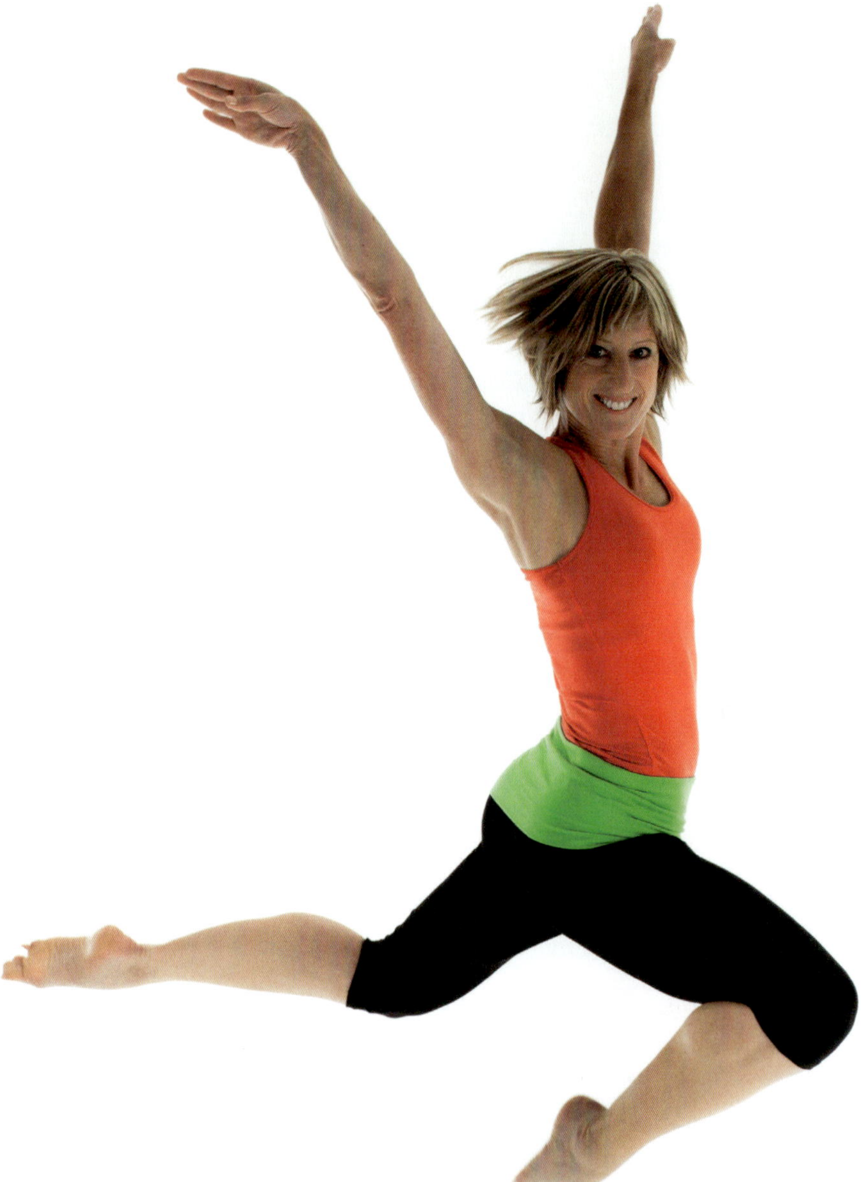

„Bauen Sie sich Ihren eigenen „Myofasziengürtel".

2.1.2 Stabilitätstraining

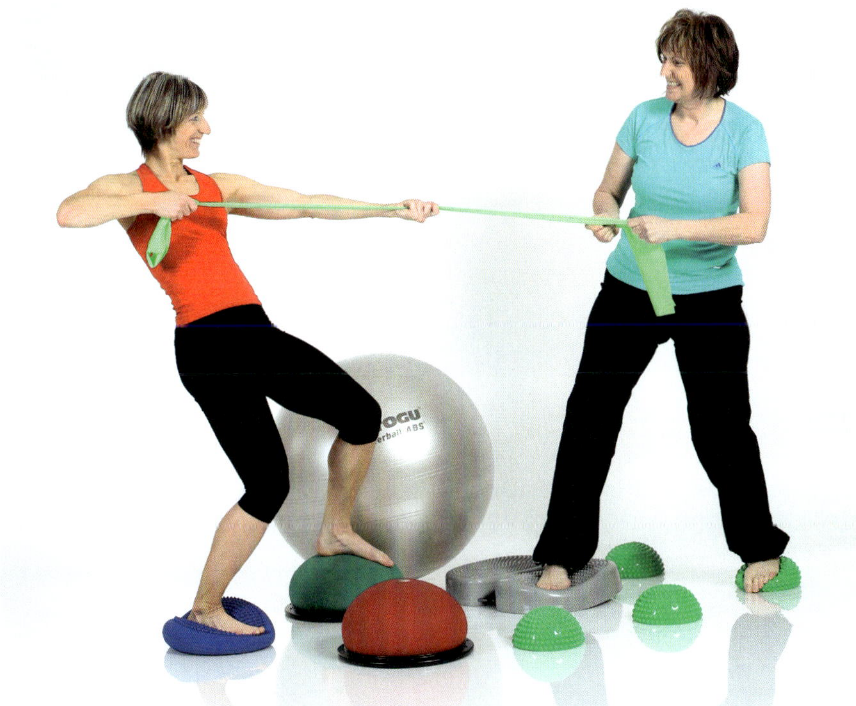

Übersicht der Rumpfstabilität:

- *Für die **funktionelle Stabilität** sind zuständig die lokalen und globalen Stabilisatoren.*
- *Für die **segmentale Stabilität** sind zuständig die lokalen Stabilisatoren.*
- *Für die **Bewegungskontrolle** sind zuständig die globalen Stabilisatoren!*

Gemeinsam sind die Stabilisatoren für unsere Körperhaltung verantwortlich!

- *Für die Stabilität beim Bewegen von hohen Lasten sorgen die globalen Mobilisatoren!*

Zusammen sorgen die verschiedenen Muskelschichten für eine gute Muskelbalance!

Am besten erreichen Sie die Ansteuerung der tiefen Muskelschichten durch das Training der **Sensomotorik**!

Unter ***Sensomotorik*** *versteht man das direkte Zusammenspiel zwischen dem Nervensystem und der Muskulatur.*
Die **Sensorik** *ist für die Aufnahme und Weitergabe von Informationen an das zentrale Nervensystem verantwortlich.*
Die **Motorik** *sorgt dafür, dass bestimmte Muskelgruppen angesteuert und angespannt werden.*

Ohne Sensorik keine Motorik!

Für diese Aufnahme und Weitergabe von Informationen besitzen wir unterschiedliche Wahrnehmungsrezeptoren, die unterschiedlich angesteuert werden können. *Wichtig ist dabei eine stabile Ausgangsposition, eine stabile Mitte:* durch z. B. Impulse von außen, die das Gleichgewicht irritieren, durch statische Muskelanspannungen, durch dynamische Rotationsbewegungen, durch das Aktivieren unserer Sinne!

Verschiedene Möglichkeiten zur Ansteuerung der Analysatoren

1. Die Standfläche verkleinern

(Einbeinstand, Zehenstand, einen Arm oder/und ein Bein im Kniestand abheben ...)

Statisch gesehen, ist ein Körper ab drei Standpunkten stabil, man spricht von „statisch bestimmt"! Hat zum Beispiel ein Stuhl nur zwei „Beine", kann er in zwei Richtungen kippen, ein Stuhl mit nur einem „Bein" kippt in alle Richtungen.

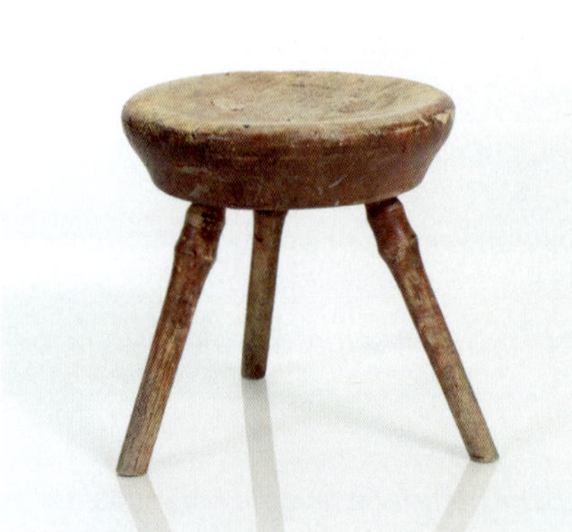

Ein statisch bestimmter Hocker mit drei „Beinen"

Nachdem sich der Mensch aus dem Vierfüßlerstand im Laufe der Evolution auf zwei Beine in den aufrechten Gang gehoben hat, ist die stabile Mitte für unsere Haltung natürlich umso wichtiger geworden.

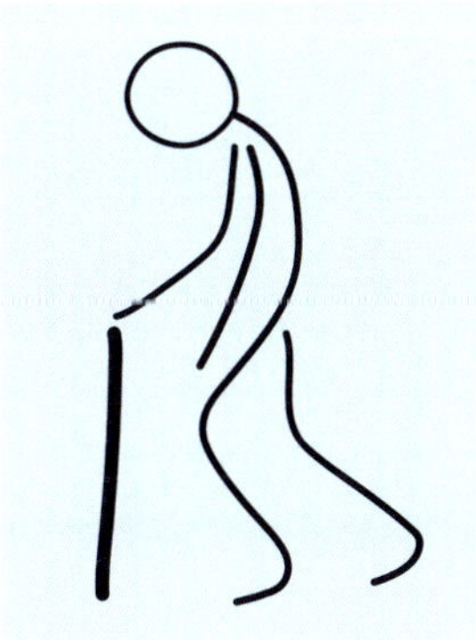

Beobachten Sie alte Menschen, sie holen sich oft ein „drittes Bein" dazu, z. B. einen Spazierstock, um sicherer auf ihren Beinen zu stehen.

Aber auch junge Menschen sind meist bequem und wollen sich der Kippneigung nicht gerne allzu lange aussetzen. Um dem „Unbequemen" auszuweichen, setzt man sich hin oder stützt sich mit einer Hand ab, um wieder mit drei Körperteilen statisch sicher zu sein.

Oft ist es nur das Anlehnen oder das Abstützen mit den Unterarmen an der Tischkante, um diese Sicherheit zu erhalten. Aber eigentlich ist das „Bequeme" genau das falsche Verhalten!
Fordern Sie sich heraus und vermeiden Sie im Alltag, so oft wie möglich, diese statische Bestimmtheit mit mindestens drei Auflagepunkten.

Anstatt sich beim Zähneputzen mit einer Hand noch am Waschbecken abzustützen, stehen Sie besser nur auf den Beinen, oder als Herausforderung sogar auf einem Bein!

Nutzen Sie diese Erkenntnis in Ihren Kursen und wandeln Sie einige Übungen ab, spielen Sie mit diesem Wissen über Stabilität. Es reicht oft schon aus, sich nur auf die Zehenspitzen zu heben, die Füße ganz eng zu schließen, beide Füße wie auf einem Seil voreinander zu setzen, ein Bein abzuheben, unter ein Knie einen Ball zu legen ... Jede „altbewährte" Übung wird zu einer neuen Herausforderung!

„Statisch unbestimmte" Fußstellungen

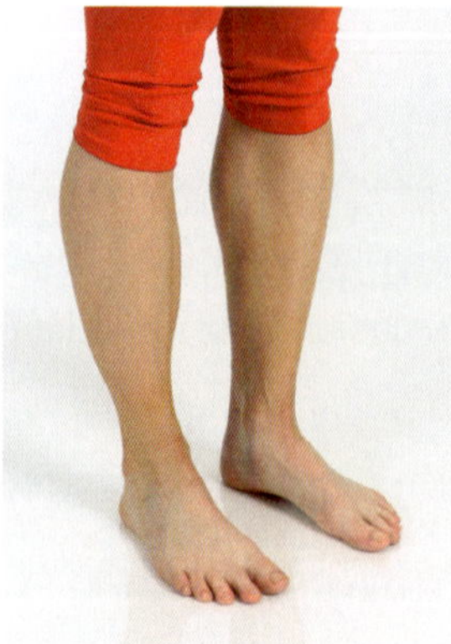

Hüftbreiter Stand

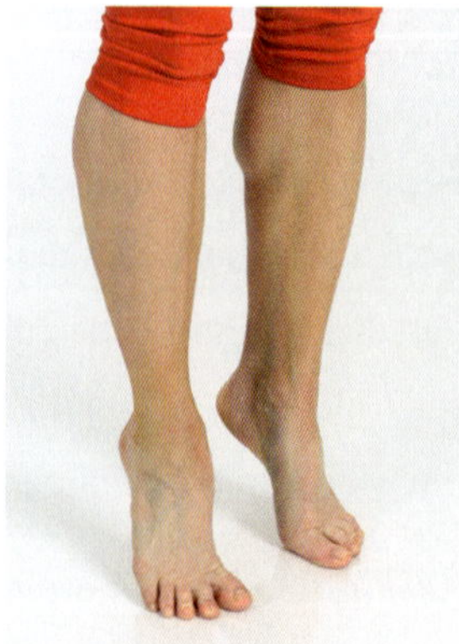

Zehenstand

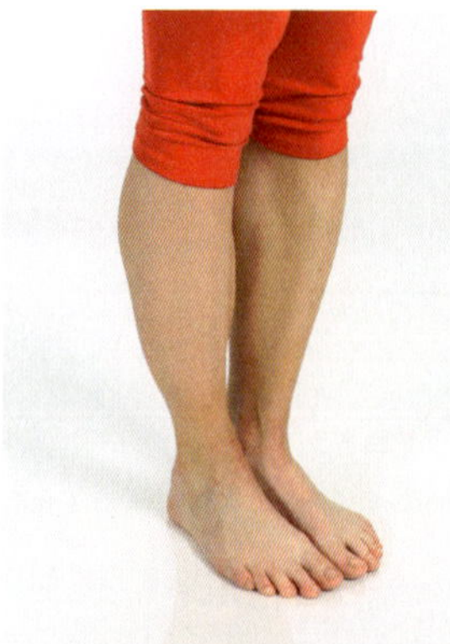

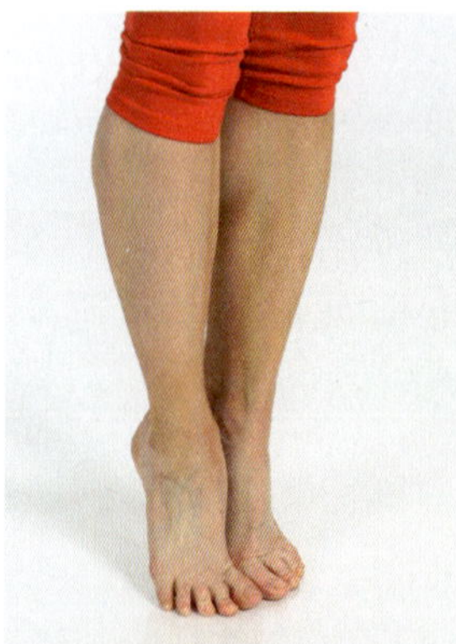

Geschlossener Stand/ Zehenstand

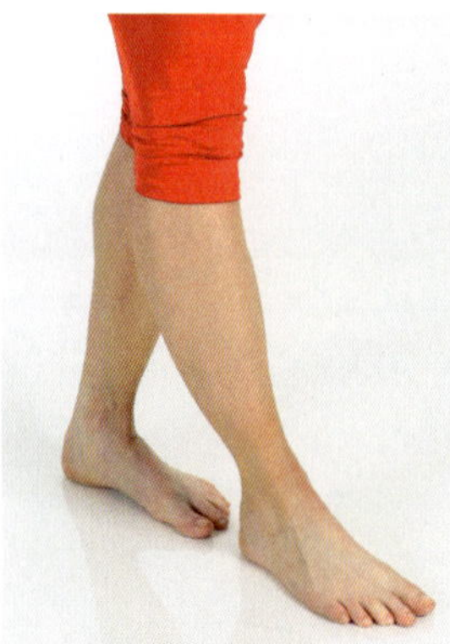

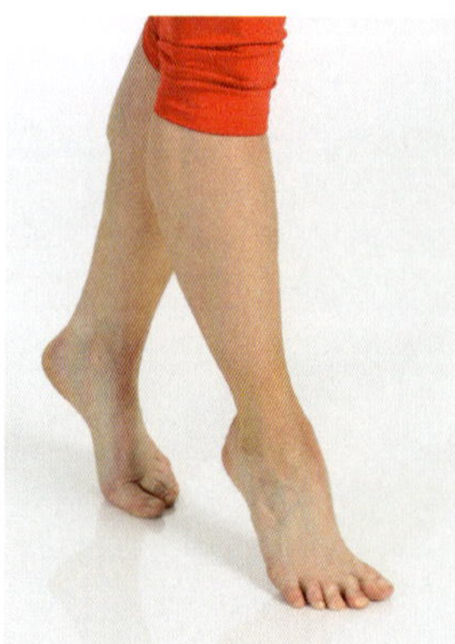

Schmale Schrittstellung/ Zehenstand

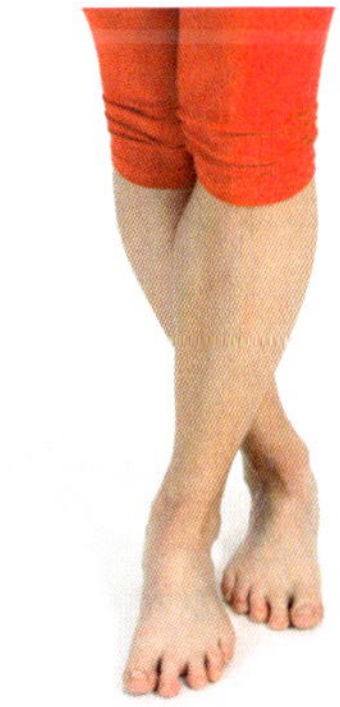

Gekreuzter Stand

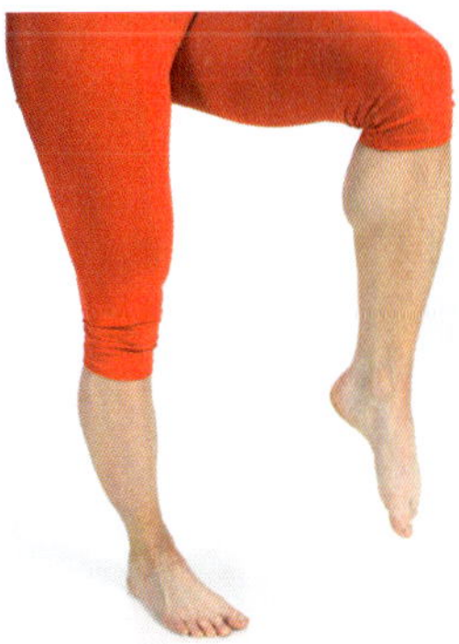

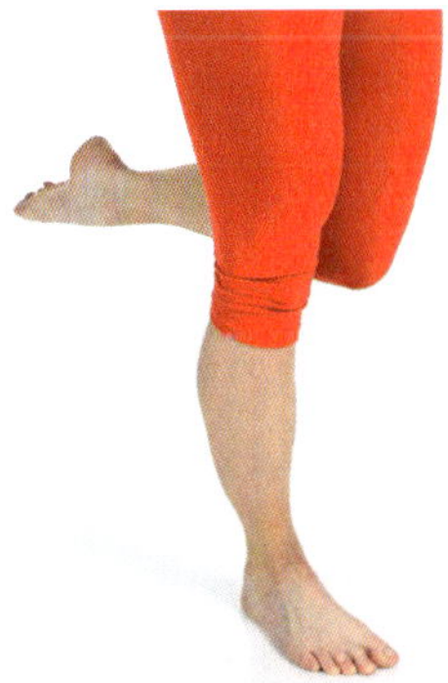

Einbeinstand mit Knie heben/ Einbeinstand mit Ferse heben

TIPP FÜR DEN ALLTAG:

Sich beim Zähneputzen ganz einfach mal auf ein Bein stellen, nach der Hälfte der Zeit das Bein wechseln!

2. Instabile/labile Unterlagen

Das Training auf labilem bzw. instabilem Untergrund hat viele Vorteile! Zum einen entwickelt man Gleichgewicht und Stabilität, zum anderen wird aus jeder Übung eine Ganzkörperübung, bei der mit geringeren Gewichten und Widerständen trainiert werden kann. Es ist ein Training, das Konzentration erfordert und Reflexe schult. Durch die aktive, ausgleichende Muskelarbeit optimieren wir unsere koordinative Leistungsfähigkeit.

„Aus der Mitte in die Mitte" lautet das Motto beim Training auf labilem/instabilem Untergrund.

Der Körper passt sich unwillkürlich den labilen bzw. instabilen Gegebenheiten an und nimmt automatisch die optimale Körperhaltung an.

Im übertragenen Sinne stabilisiert das Unstabile den Körper, den Geist und die Seele!

Deshalb bringen Sie sich mehrmals täglich aus dem Gleichgewicht!

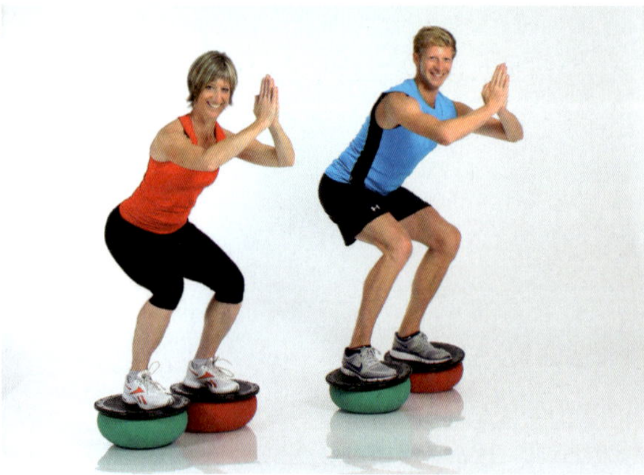

Z. B. instabiler Untergund: Squat auf zwei umgedrehten Jumpern

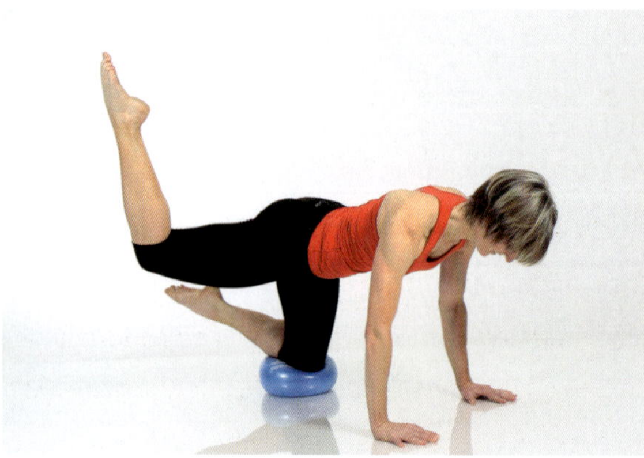

Z. B. labiler Untergrund: Mit einem Knie auf einem Redondo®-Ball (keine Ausrede mehr für „Kniepatienten")

3. Die Sinneswahrnehmung verändern

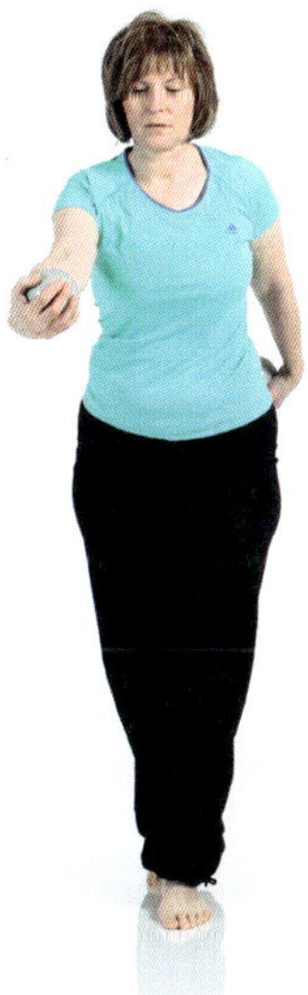

Anregen des kinästhetischen Analysators: Muskel und Bewegung (z. B. die eigene Haltung spüren, den Körper bewusst wahrnehmen, eine Übung langsam ausführen, eine Übung mit geschlossenen Augen ausführen, Zusatzgewichte benutzen, die Atmung spüren).

Z. B. mit Gewichten (z. B. Stonies) in den Händen gehen. Die Füße hintereinander aufsetzen, somit verkleinert sich die Unterstützungsfläche. Fasziale Zugwirkung durch die Bewegung der Extremitäten und gleichzeitig ein Balanceakt!

TIPP:

Sich Nehmen Sie ruhig auch einmal nur in eine Hand ein Gewicht und spüren Sie, wie sich diese „einseitige" Belastung anfühlt!

Denken Sie auch im übrigen Training daran, unilaterale Übungen auszuführen, das stärkt die Mitte!

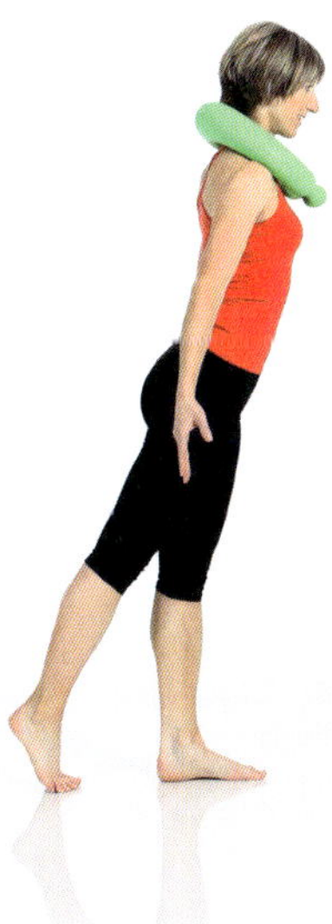

Denn sehen Sie sich mal Alltagsbewegungen genauer an, kaum eine Bewegung im Alltag funktioniert bilateral, wir bewegen uns fast immer unilateral!

Der TOPANGA® um die Schultern verlagert unsere Körpermitte weiter nach oben. Bewegen wir uns nun, ist die Muskulatur rund um unsere Körpermitte angeregt, zusätzlich gegen das „Umfallen" zu reagieren (Ich vergleiche das gerne mit einem Hochhaus bei Wind: Wäre das Hochhaus so gebaut, dass im obersten Stockwerk viel Gewicht lastet, würde es bei einem Windstoß umkippen. Um das zu verhindern, müsste die „Mitte" stärker gebaut sein.)

4. Reize von außen, die das Anspannen der Muskulatur herausfordern, wie Impulse von außen

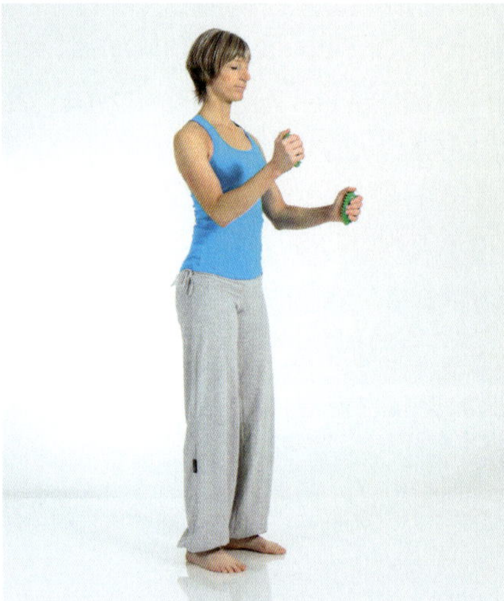

Z. B. Brasil®s schütteln und mit geschlossenen Augen wahrnehmen

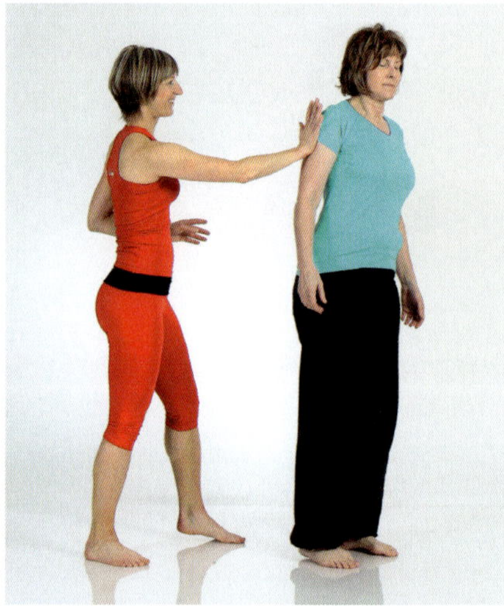

Der Partner bringt Sie aus dem Gleichgewicht. Mit geschlossenen Augen wahrnehmen, wie der Körper auf Reize von außen reagiert.

5. Zusätzliche Bewegungen mit den Armen (Armkreise, Scherbewegungen) ausführen

Einige Beispielbewegungen:

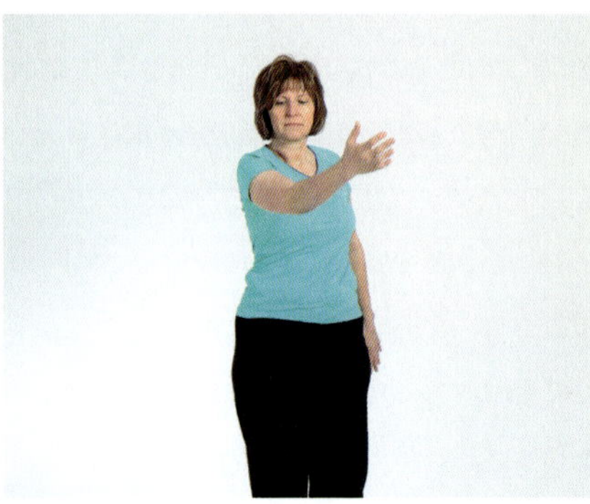

Achterkreise einarmig

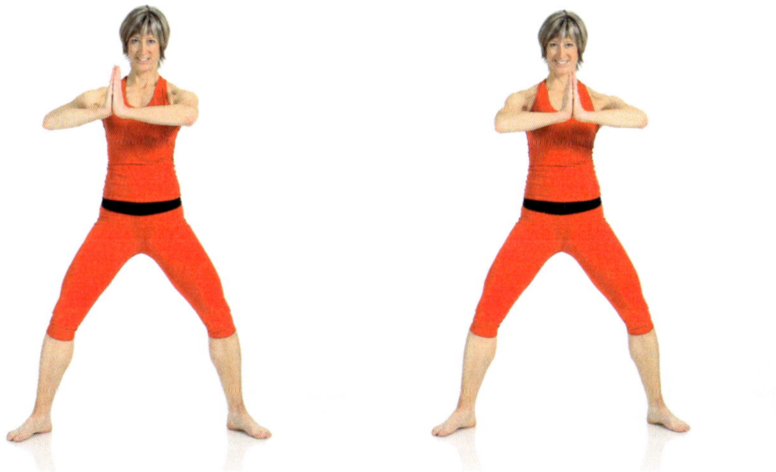

Kleine Rüttelbewegungen mit geschlossenen Händen

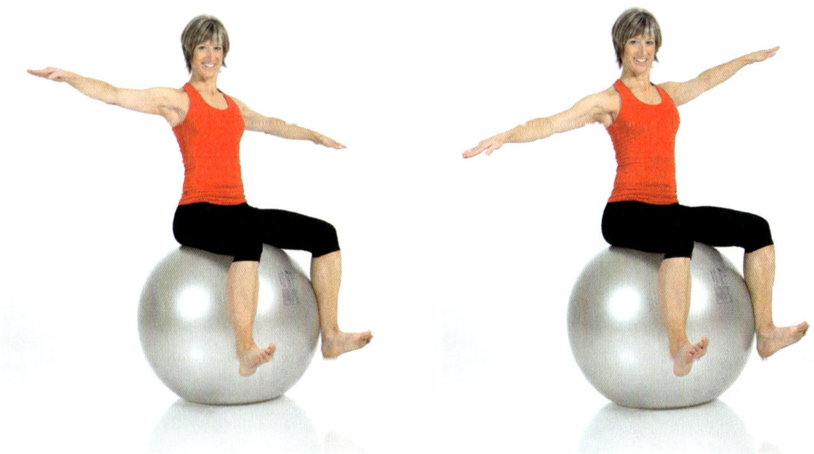

Kleine Hoch-tief-Bewegungen mit gestreckten Armen

6. Anregen des vestibulären Analysators: Der Gleichgewichtssinn im Innenohr

Vestibulärer Analysator: Der Gleichgewichtssinn im Innenohr
(Z. B. den Kopf nach rechts/links/oben/unten bewegen, auch unter Kniehöhe, Unterlagen abwechseln, balancieren, Drehungen einbeziehen.)

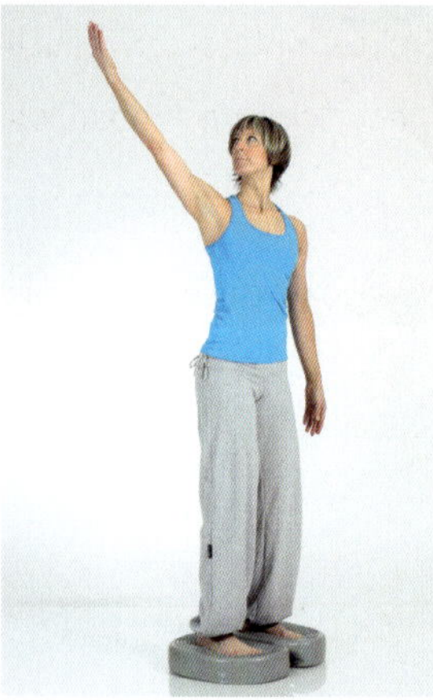
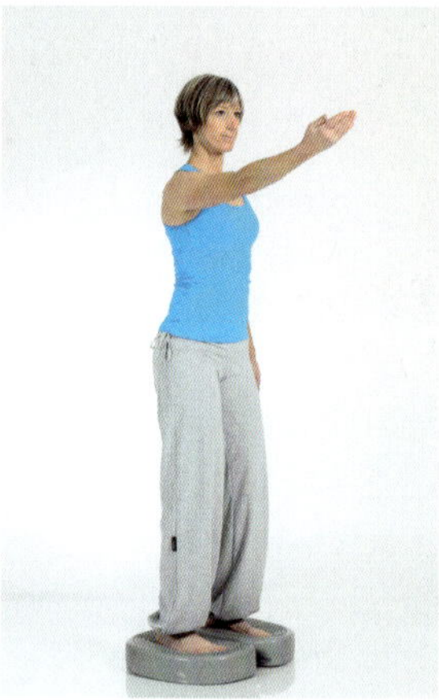
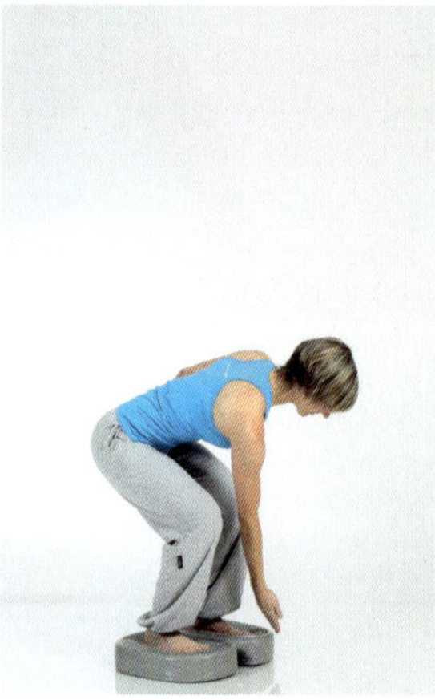

Mit einem Arm eine Bewegung ausführen, die Augen verfolgen jeden Punkt der Bewegung.

7. Anregen des taktilen Analysators: Die Haut

(Z. B. sich selbst oder den Partner mit den Brasil®s massieren, auf dem Dynair® liegen und die Noppenoberfläche spüren.)

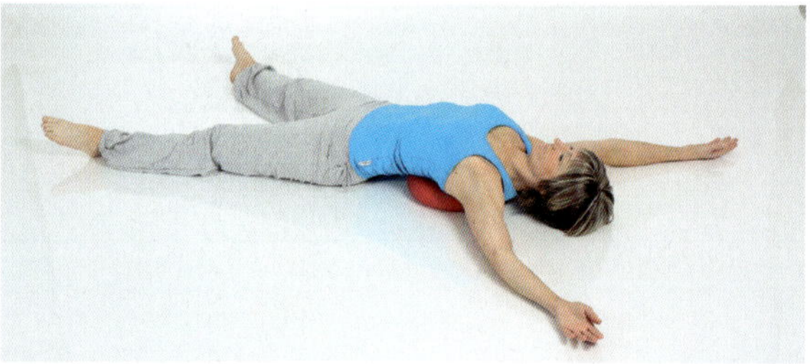
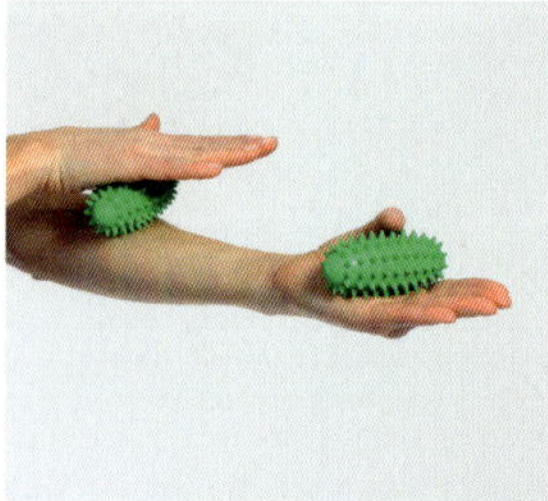

Machen Sie mit Ihren Teilnehmern vor der Stunde einen kleinen Stabilitätstest: „Stellen wir uns alle mal auf ein Bein, wie fühlt sich das an? Gibt es einen Unterschied zum anderen Bein? Wer möchte, kann versuchen, die Augen dabei zu schließen."

Wenn Sie diesen Test ab und zu machen, werden Ihre Teilnehmer sehr bald den Erfolg des regelmäßigen Trainings spüren!

8. Anregung der sensorischen Wahrnehmungsrezeptoren

Optischer Analysator: Die Augen

(Z. B. die eigene Körperhaltung während einer Übung im Spiegel betrachten, Gleichgewichtsübung mit offenen Augen ausführen, die Augen bewegen nach oben, unten, rechts und links.)

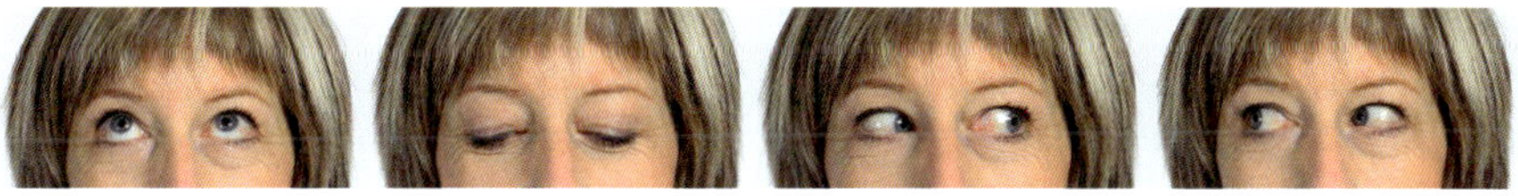

Die Augen bewegen sich nach oben/unten/rechts/links.

Akustischer Analysator: Die Ohren

(Z. B. einer Bewegung einen Rhythmus geben.)

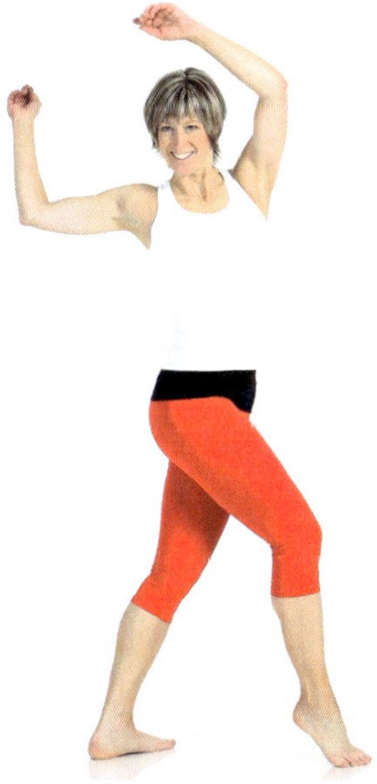

Z. B. tanzen im Rhythmus einer Musik

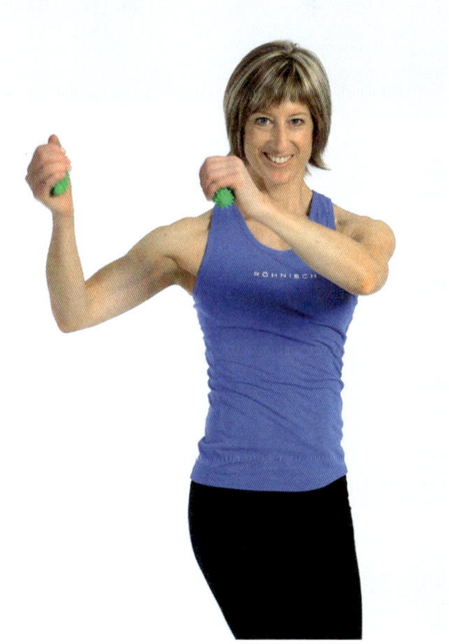

Z. B. shaken der Brasil®s im Rhythmus der Bewegung

Gustatorischer Analysator: Der Mund

Olfaktorischer Analysator: Die Nase

(Diese letzten Punkte werden in der Gymnastik meist vernachlässigt. Aber werden Sie doch erfinderisch, verteilen Sie nach dem Kurs z. B. leckere „zuckerfreie" Bonbons, oder benutzen Sie als Trainer ein dezentes, erfrischendes Deo/Parfum, sorgen Sie durch Lüften für frischen Raumduft.)

Sorgen Sie für eine Wohlfühlatmosphäre!

9. Partnerübungen zur Stabilität

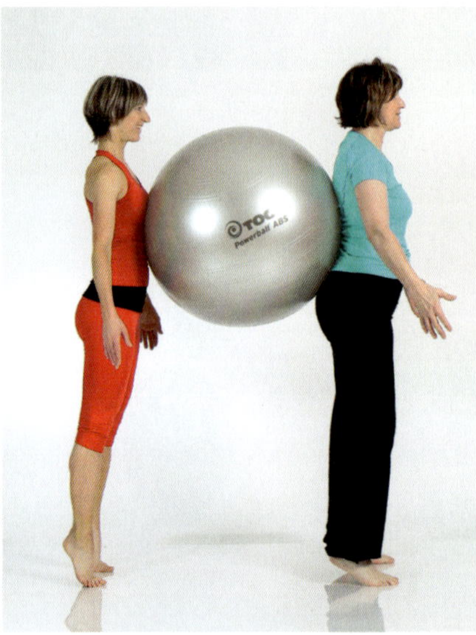

Rücken an Bauch mit einem Powerball® den Partner ohne Hände aus der Balance bringen (Zehenstand)

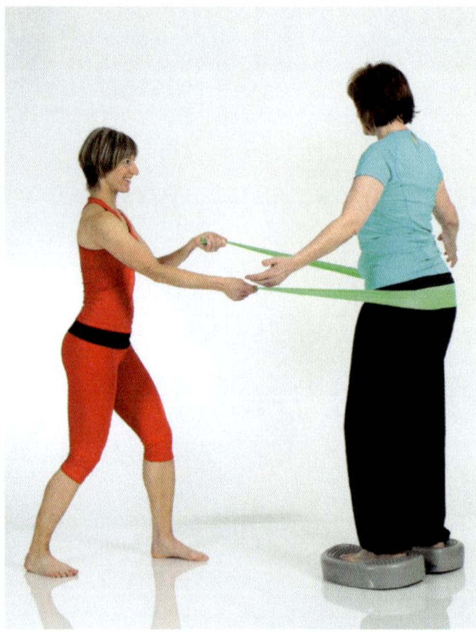

Stand auf labilem Untergrund. Mithilfe eines Powerbandes um die Hüfte den Partner aus der Mitte bringen

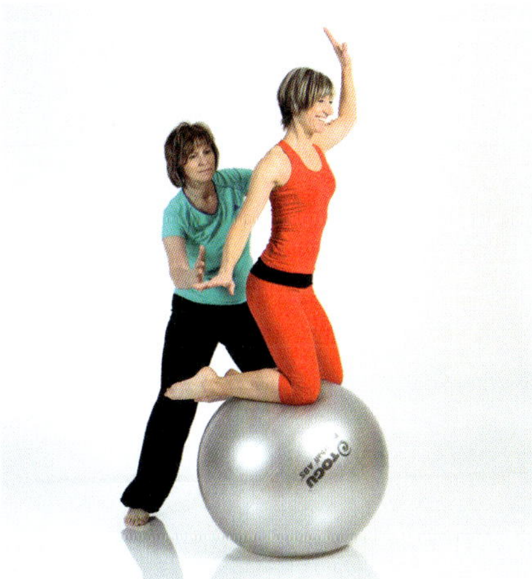

Kniestand auf dem Powerball®, durch Anstupsen den Partner aus der Balance bringen. „Vertrauen Sie Ihrem Körper und Ihrem Partner!" ACHTUNG: Diese Übung ist nur für sehr geübte Teilnehmer!

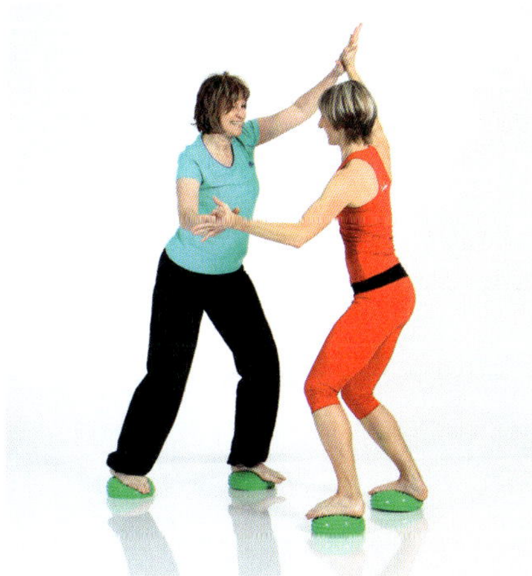

Auf labilem Untergrund stehen, sich gegenseitig mit den Händen aus der Balance bringen

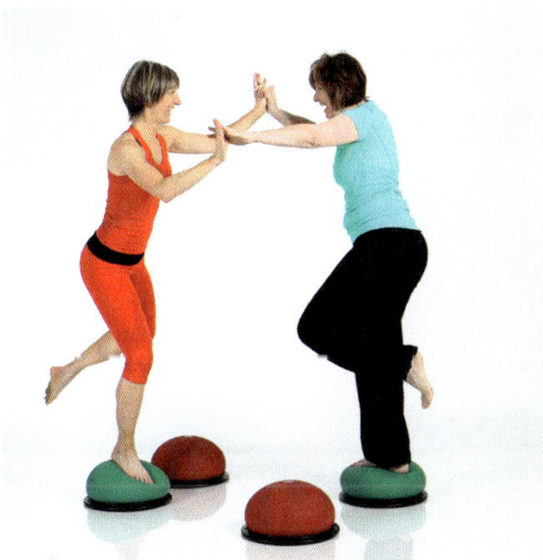

Als Variation im Einbeinstand

Partnerübungen machen Spaß und fördern unsere sozialen Kontakte!

2.1.2.1 Rotationstraining

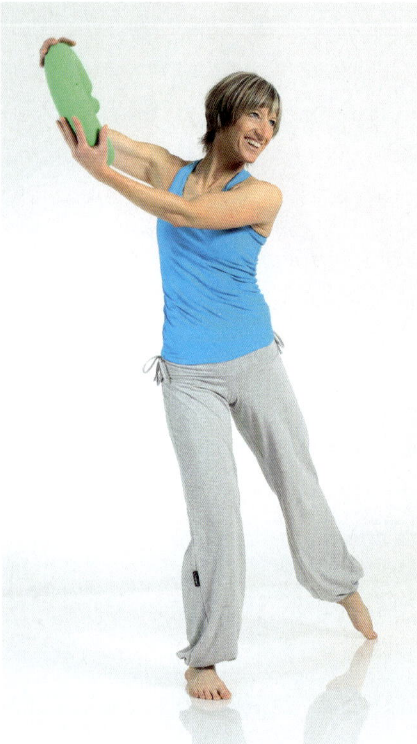

Unter *Rotation* versteht man eine Drehbewegung um ein Rotationszentrum, als Rotation wird in der Medizin die Drehbewegung von Arm, Bein bzw. Wirbelsäule bezeichnet. Die Rotation ist im Vergleich zur Torsion kein statischer Zustand, sondern ein dynamischer Vorgang *(Quelle: Wikipedia)*.

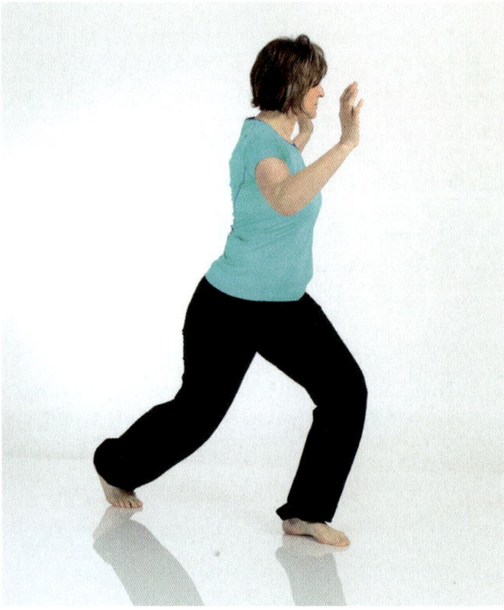

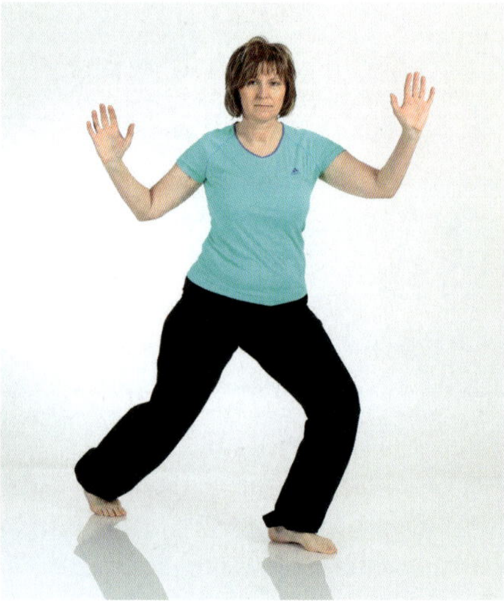

Die Körpermitte als Rotationszentrum

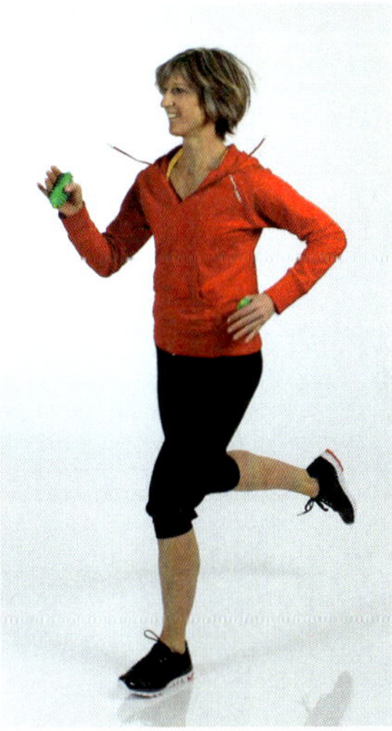

Zu uns kommen oft Teilnehmer in den Kurs mit der Anweisung: „Ich darf nicht rotieren!" Die Rotation war jahrelang eine Bewegungsform, von der dringend abgeraten wurde.

Wie wichtig die Rotationsfähigkeit des Rumpfs für uns im Alltag und im Sport ist, zeigt das alltägliche Bewegungsbeispiel „Gehen" oder „Laufen". Hierbei schwingen die Arme gegengleich mit dem jeweiligen Schwungbein mit, die Brustwirbelsäule rotiert bei jedem Schritt.

Laufen oder Gehen als die natürlichste Form der Rotation um die Körpermitte!

Fazit: Keine Angst vor Rotationen!

Kontrollierte Rotationen sollten wir unbedingt in unseren Bewegungsalltag und ins Training einbauen.

Wichtig für das Training in der Rotation:

» Die geforderten Bewegungen sollten mit kontrollierter Körperhaltung ausgeführt werden.
» Beziehen Sie dynamisch kontrollierte Bewegungen (bremsende Kräfte!) mit ein.

Partnerübungen in der Rotation

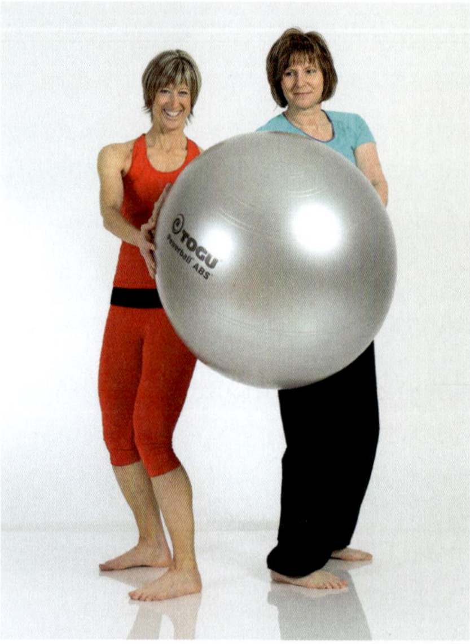

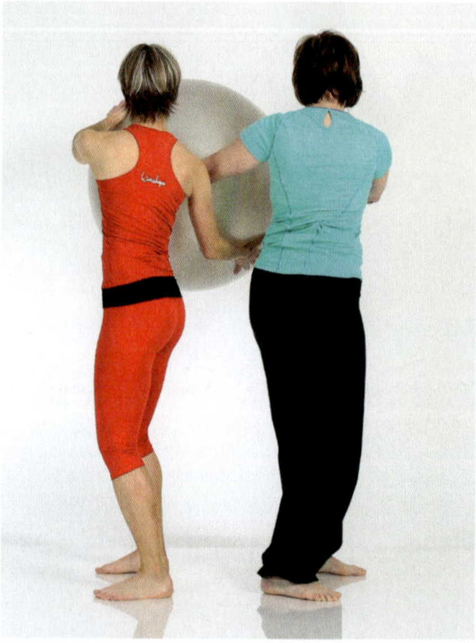

Rücken an Rücken, den Powerball rechts- und linksherum übergeben

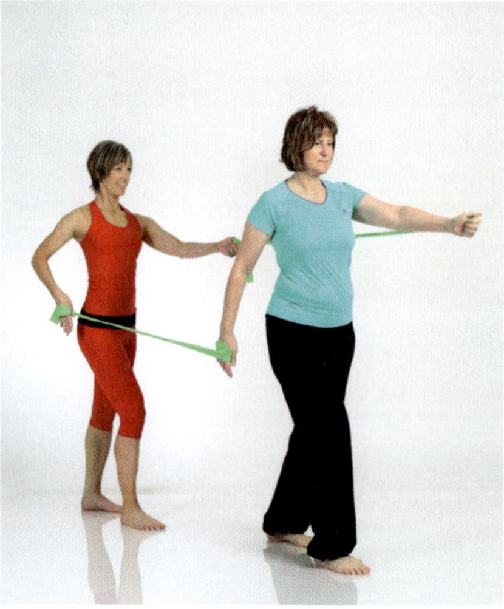

Die Partner stehen hintereinander. Sie sind mit Powerbändern verbunden und gehen vorwärts. Die Arme schwingen gleichmäßig mit.

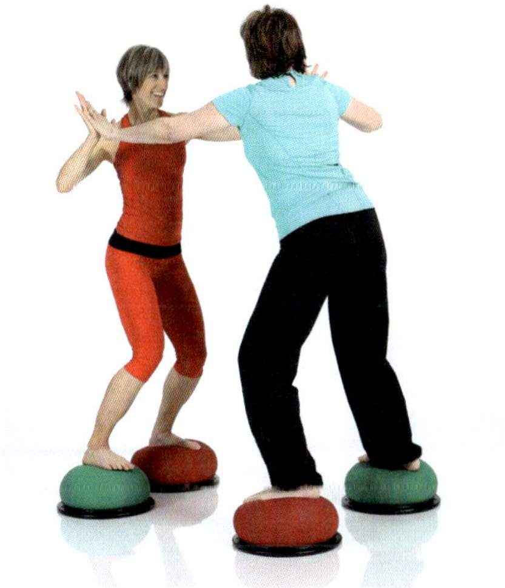

Auf labilem Untergrund stehen, zum Beispiel auf zwei Mini Jumpern®, und den Partner mit den Händen aus der Balance bringen. Hier muss der Körper für Stabilität sorgen!

Rotieren und jonglieren, um das myofasziale System zu aktivieren!

2.2 Oberflächenmuskulatur/Mobilisatoren

- M. rectus abdomimis
- M. obliquus externus
- M. quadratus lumborum
- M. iliocostalis
- M. longissimus

(Quelle: Albrecht, 2006).

Die oberflächliche und meist sichtbare Muskulatur, die Mobilisatoren, hat eine bewegende Wirkung auf die Gelenke und wird ab einer Intensität von 30 % der individuellen Maximalkraft trainiert.

In diesem Kapitel möchten wir ganz besonders auf das Training der oberflächlichen Bauchmuskulatur eingehen.

*Gehören Sie auch noch zu denjenigen, die **Situps** als die beste Möglichkeit sehen, um die Bauchmuskulatur zu trainieren? Dann lesen Sie in diesem Kapitel weiter!*

2.2.1 Trainingsprinzipien

Vor dem Training der oberflächlichen Schichten sollte die Wahrnehmung und Konzentration auf das Aktivieren der tiefen Muskelschichten gelenkt werden!

Denn: Bewegen wir uns im Alltag, sind unsere Stabilisatoren unwillkürlich 50-125 Millisekunden vor die Aktivität der Mobilisatoren geschaltet *(Quelle: Albrecht, 2006)*. Sie sind für den „Notfall" zuständig!

Ohne diese Vor- und Mitarbeit der tiefen Muskulatur könnten die Mobilisatoren ihre Kraft gar nicht vollständig entwickeln.

Anweisungen dafür sind:

» Sanft den Bauchnabel nach innen Richtung Wirbelsäule ziehen („Versuchen Sie, den Knopf einer engen Jeans zu schließen.").
» Den Beckenboden aktivieren („Stellen Sie sich einen Faden zwischen Ihren beiden Sitzbeinhöckern vor, diesen Faden versuchen Sie, kürzer werden zu lassen.").

Die natürliche Schwingung unserer Lendenwirbelsäule ist die *Lordose*. Die Schwingungen, Kyphosen und Lordosen der Wirbelsäule sind dafür da, um Stöße abzufedern, das Gehirn vor Stößen zu schützen und um unseren Rumpf beweglich zu halten.

Warum also diese natürliche Schwingung aufgeben, indem beim Bauchmuskeltraining der Rücken fest auf den Boden gedrückt wird?

Wollen wir die Bauchmuskulatur mit aktiviertem M. transversus abdominis trainieren, sollten wir die physiologische Wirbelsäulenschwingung beibehalten!

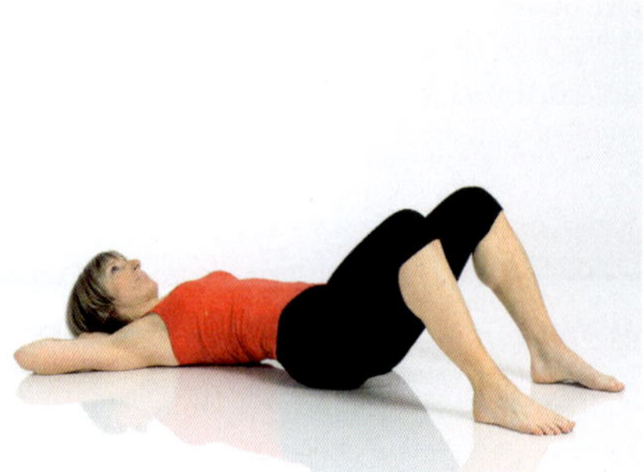

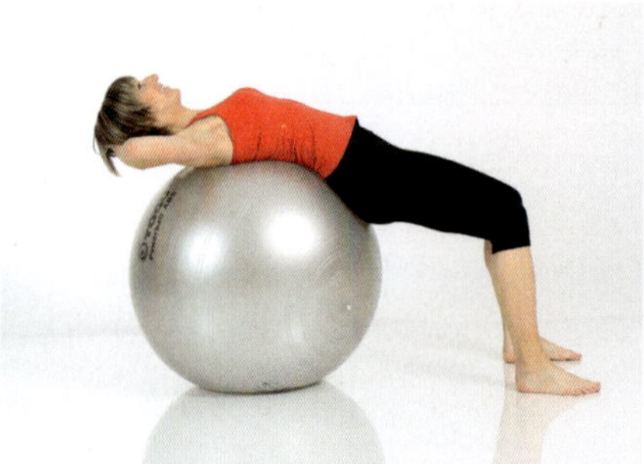

Diese neutrale Beckenstellung ist wichtig für die Stabilisation des Iliosakralgelenks und für die Arbeit der Mm. multifidii! *(Quelle: Albrecht, 2011).*

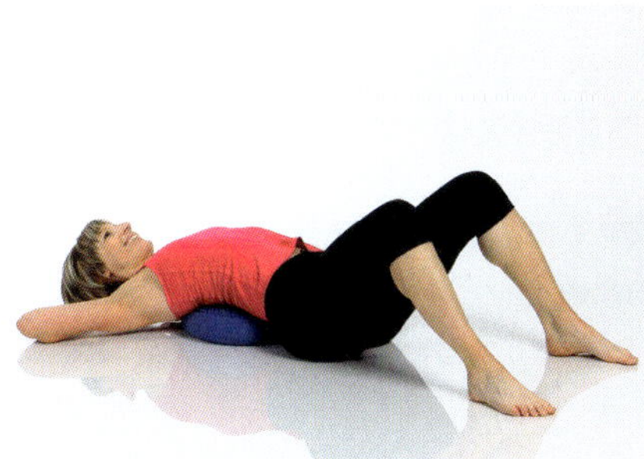

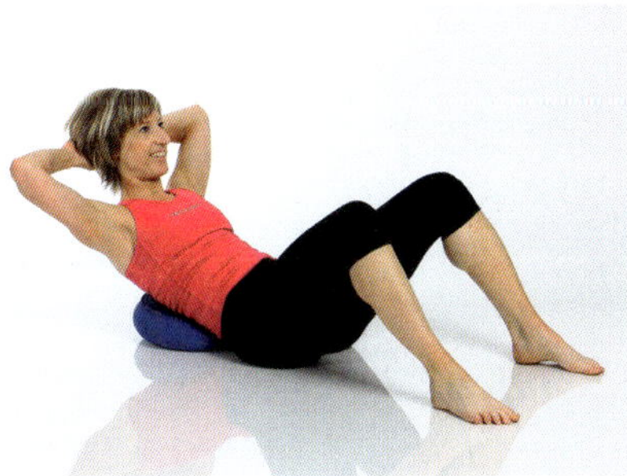

So kann der M. transversus abdominis aktiv sein! Das weite Aufrollen der Brustwirbelsäule ist nicht gewollt. Arbeiten Sie aus der Vordehnung in die Streckung der Rumpfvorderseite!

Der M. rectus abdominis hat im Alltag auch selten eine beugende Wirkung, das Rumpfbeugen im Stehen und Sitzen macht ganz allein die Schwerkraft!

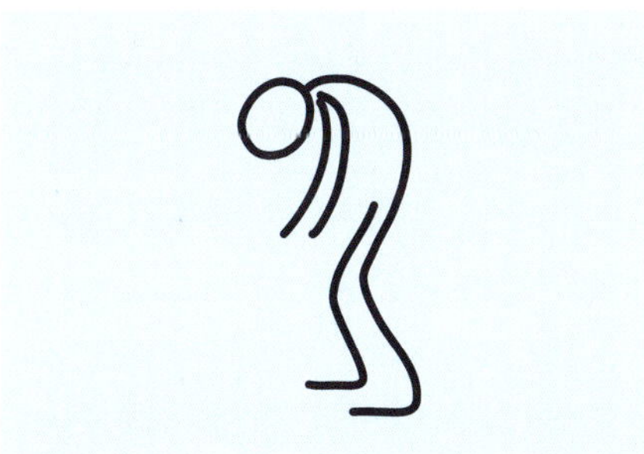

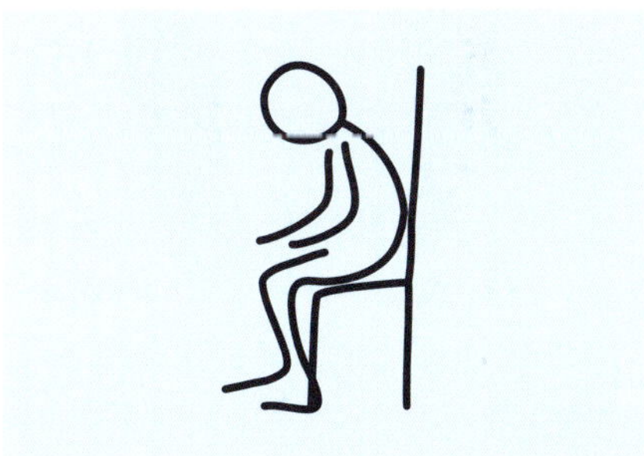

Die Schwerkraft beugt den Rumpf ganz von alleine nach vorne!
Deshalb sollte die Beugung des Rumpfs nicht noch zusätzlich trainiert werden!

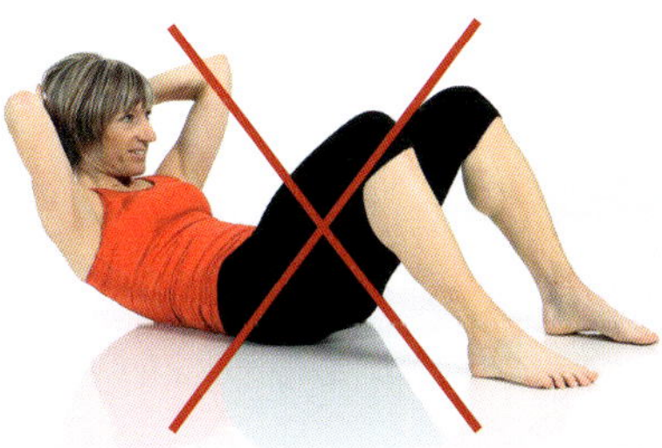

SO BITTE NICHT!

2.2.2 Warm-up/Mobilisation

Vor der Kursstunde oder auch zwischen den Übungssequenzen

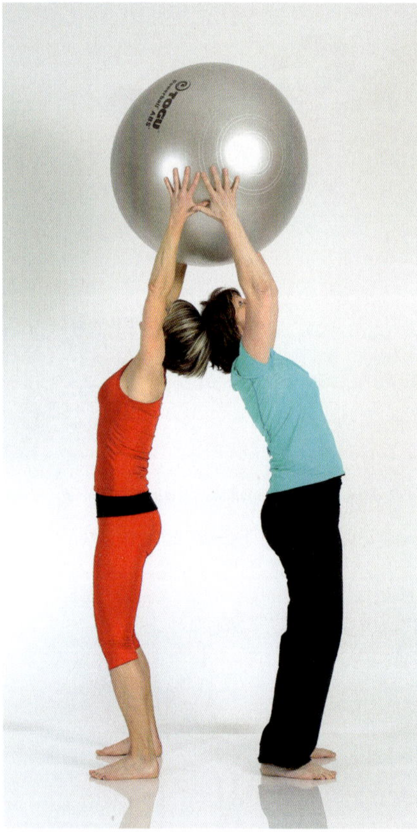

Bevor wir mit dem Training beginnen, sind Muskeln, Sehnen und Gelenke kalt. Darum ist es enorm wichtig, sie vor dem Training zu mobilisieren, um eine positive Wirkung für das spätere Training zu erzielen. *Mobilisation* bedeutet, die Muskulatur vom Ruhezustand in einen Zustand der Aktivität zu bringen. Damit wird der Stoffwechsel angeregt, Gelenkflüssigkeit produziert, Energie bereitgestellt und die Muskulatur besser durchblutet.

» Mobilisieren Sie die wichtigsten Gelenksysteme: Hüftgelenke, Fußgelenke, Kniegelenk, Schultergelenke, Wirbelsäule.
» Passen Sie das Aufwärmtraining an den Hauptteil an.
» Machen Sie Ihre Teilnehmer aufmerksam, „holen" Sie die Teilnehmer aus dem Alltag ab.

Ziel der Übung: Mobilisation der Brustwirbelsäule

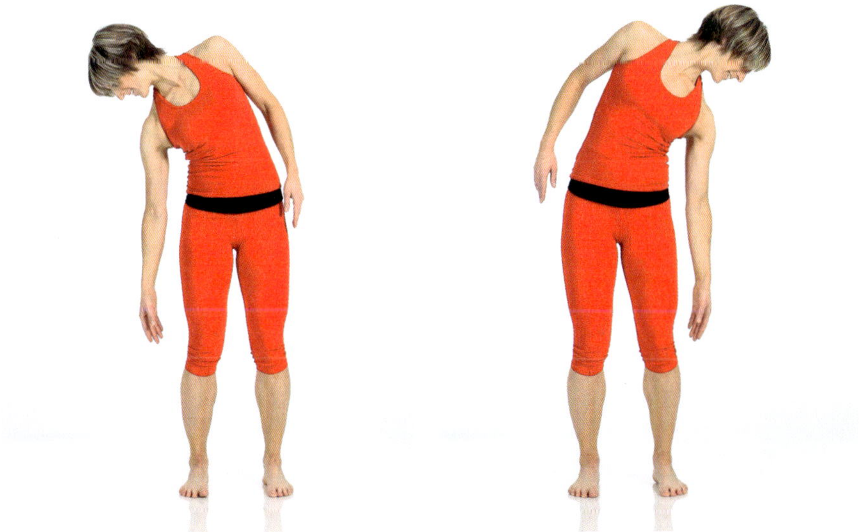

Übungsausführung: Hüftbreiter Stand

Sich im Wechsel zur rechten und linken Seite neigen. Mit dem Blick der jeweiligen Hand folgen.

Hinweis: Das Becken bleibt fixiert!

Ziel der Übung: Mobilisation der Brustwirbelsäule

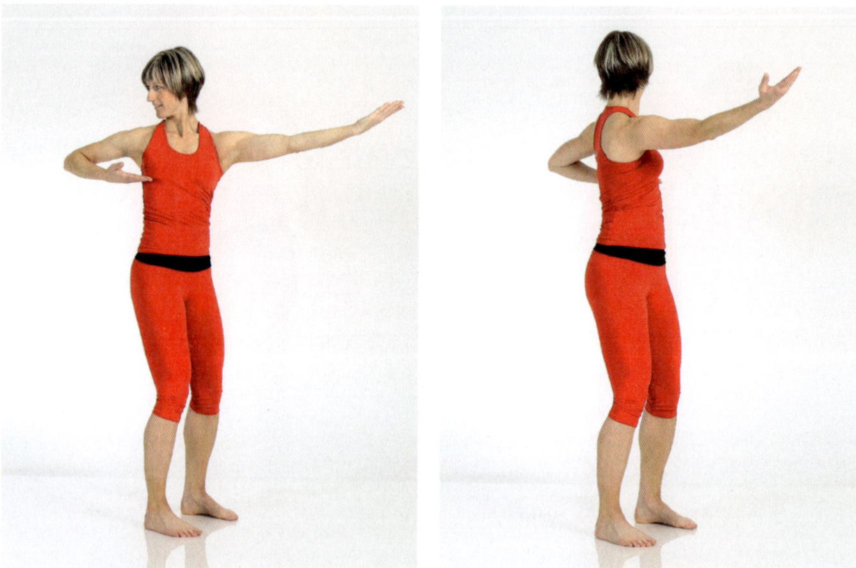

Übungsausführung: Hüftbreiter Stand

Den Oberkörper nach rechts und links rotieren, indem der Ellbogen die Bewegung anführt. Der Blick folgt dem hinteren Ellbogen.

Hinweis: Das Becken stabil halten!

Ziel der Übung: Ganzkörpermobilisation, Schulung der Gleichgewichtsfähigkeit

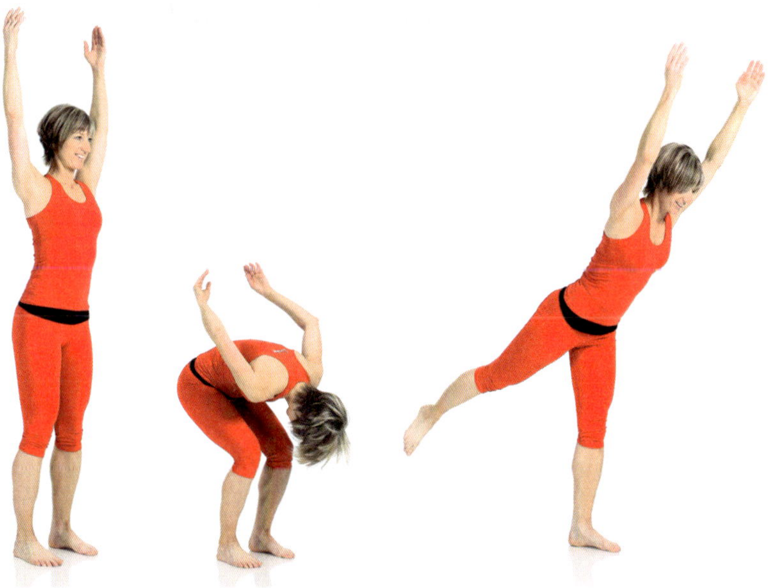

Übungsausführung: Hüftbreiter Stand

Die Arme in Richtung Decke strecken, tief schwingen, wieder hoch und oben ein Bein nach hinten strecken. Diese Position kurz halten, dann wieder tief und hoch und das andere Bein heben und halten.

Hinweis: Stehen Sie bewusst auf einem Bein!

Das Aufwärmtraining sollte kurze Elemente der Gleichgewichtsschulung beinhalten, um die tiefen Muskelschichten auf den Hauptteil vorzubereiten!

Ziel der Übung: Mobilisation der Hüftgelenke, Schulung der Gleichgewichtsfähigkeit

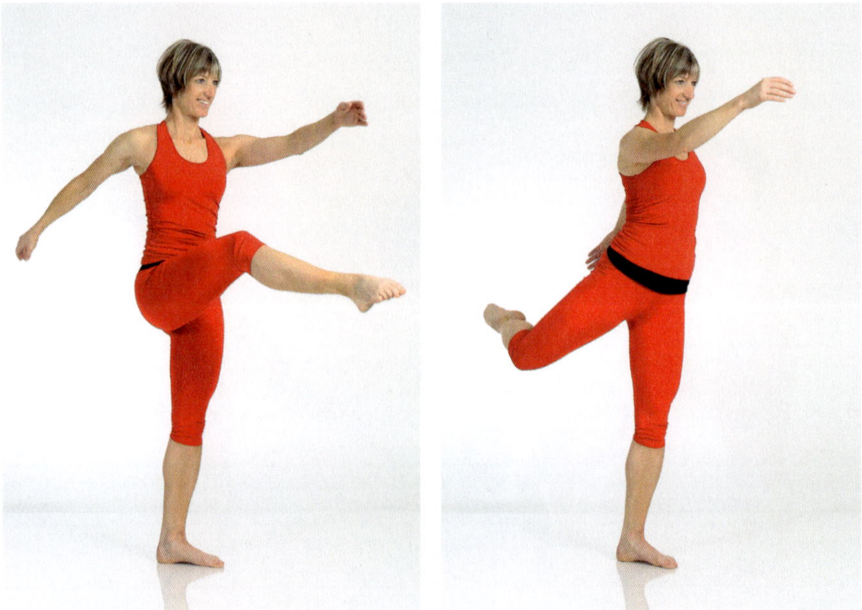

Übungsausführung: Einbeinstand

Das Spielbein locker vor- und zurückschwingen. Die Arme gegengleich mitschwingen. „Jonglieren auf einem Bein".

Hinweis: Das Brustbein bleibt aufgerichtet!

Ziel der Übung: Ganzkörpermobilisation

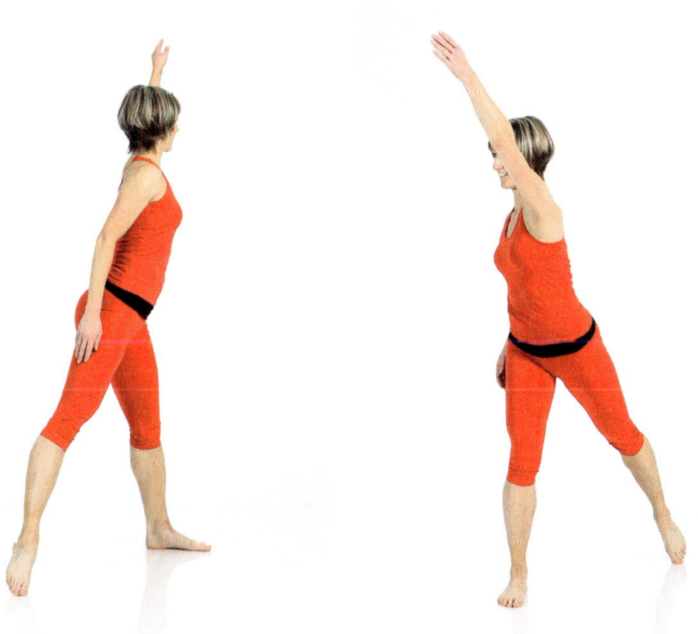

Übungsausführung: Side to Side

Das Gewicht von rechts nach links verlagern und mit einem Arm lockere Schwünge von der einen zur anderen Seite ausführen.

Hinweis: Die Bauchspannung aufbauen, indem der Bauchnabel sanft nach innen gezogen wird. Achten Sie auf einen lockeren Schultergürtel!

„Spüren Sie die Länge und Spannkraft des Körpers!"

Ziel der Übung: Mobilisation der Schultergelenke, Brustwirbelsäule, Fußgelenke

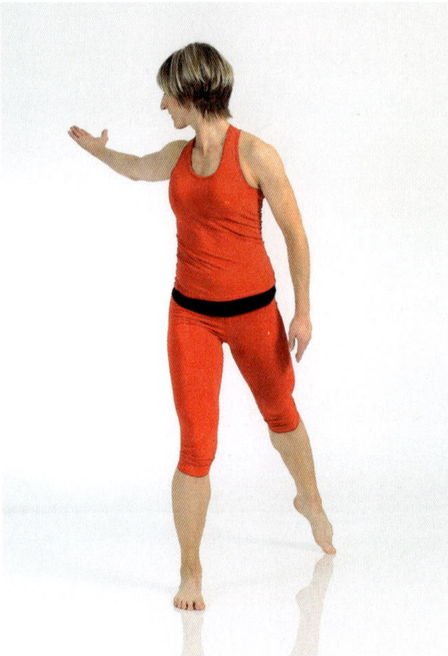

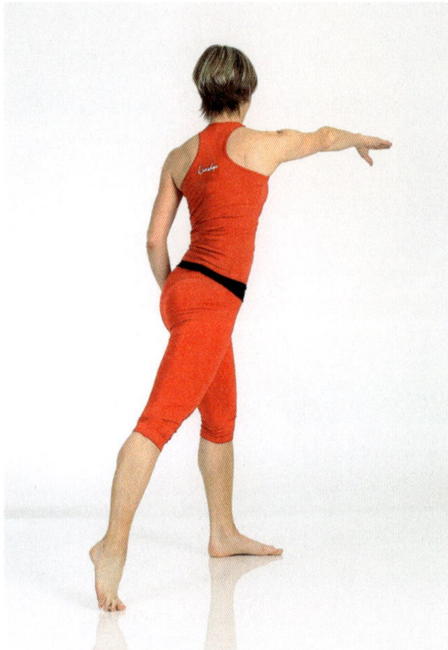

Übungsausführung: Side to Side

Das Gewicht von rechts nach links verlagern und mit einem Arm lockere Schwünge von der einen zur anderen Seite ausführen. Dabei den Arm weit nach hinten ziehen. Der Blick folgt der Hand.

Hinweis: Die Bauchspannung aufbauen, indem der Bauchnabel sanft nach innen gezogen wird.

Ziel der Übung: Mobilisation der Schultergelenke, Brustwirbelsäule, Fußgelenke, Schulung der Gleichgewichtsfähigkeit

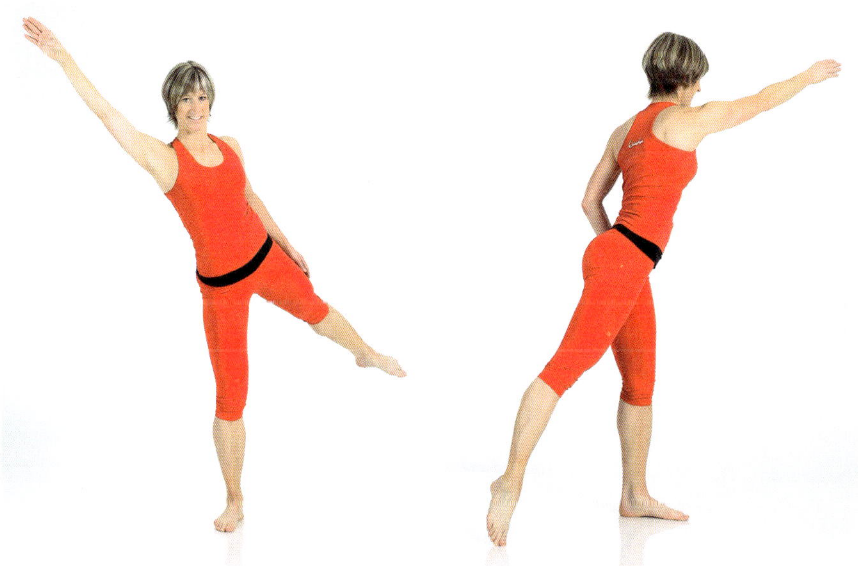

Übungsausführung: Side to Side

Das Gewicht von rechts nach links verlagern und mit einem Arm lockere Schwünge von der einen zur anderen Seite ausführen. Dabei den Arm diagonal nach oben führen und das gegenüberliegende Bein anheben. Diese Position kurz halten, dann zur anderen Seite wechseln.

Hinweis: Das Aufwärmtraining sollte kurze Elemente der Gleichgewichtsschulung beinhalten, um die tiefen Muskelschichten auf den Hauptteil vorzubereiten!

Ziel der Übung: Mobilisation des Schultergürtels, der Brustwirbelsäule, Schulung der Anpassungsfähigkeit

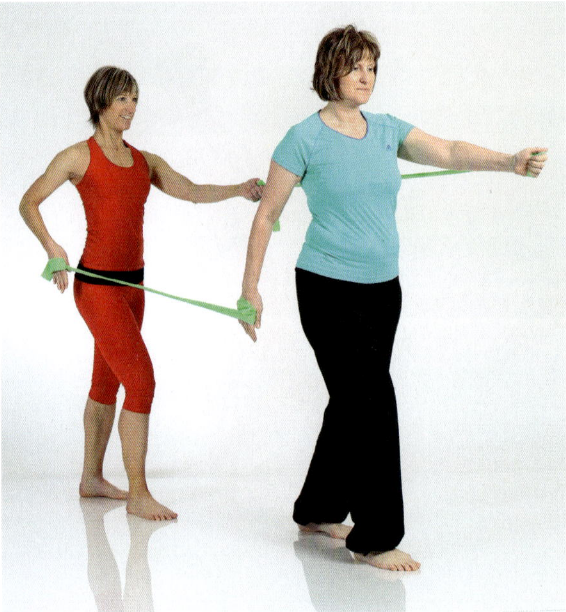

Übungsausführung: Gehen

Die Partner stehen hintereinander. Sie sind mit Powerbändern verbunden und gehen vorwärts. Die Arme schwingen gleichmäßig mit.

Hinweis: Variieren Sie diese Übung, indem Sie das Tempo verlangsamen oder forcieren. Zusätzliche Kommandos des Trainers, wie: „Musik aus = Stehen bleiben", „1 x klatschen = rückwärts gehen", „2 x klatschen = 90° nach rechts abwenden" ... fordern die Teilnehmer zusätzlich heraus.

2.2.3 Entspannungsübungen

Zwischen den Übungssequenzen oder am Ende des Kurses

Ziel der Übung: Entspannung, Dehnung der Bauch- und Brustmuskulatur

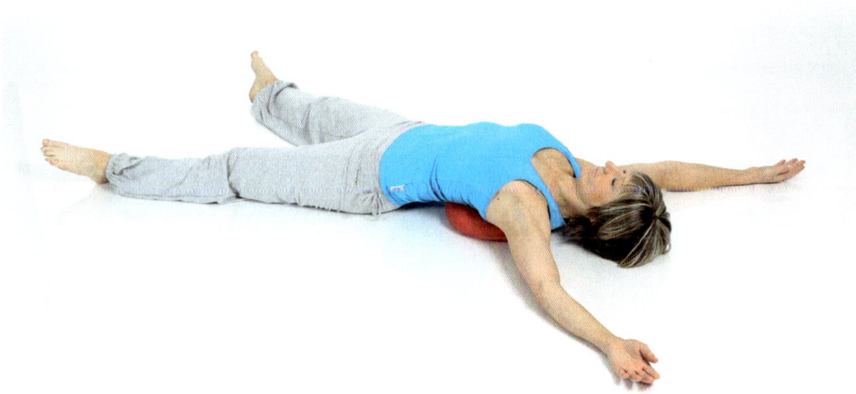

Übungsausführung: Rückenlage

Das Dynair® unter die Brustwirbelsäule legen. Die Arme und Beine wie ein großes X auf dem Boden ablegen.

Hinweis: Mit jedem Ausatmen weiter entspannen. Den Moment der Stille genießen! „Können Sie den Raum in Brustkorb und Bauchraum spüren?"

Ziel der Übung: Entspannung, Dehnung der Brust- und Bauchmuskulatur

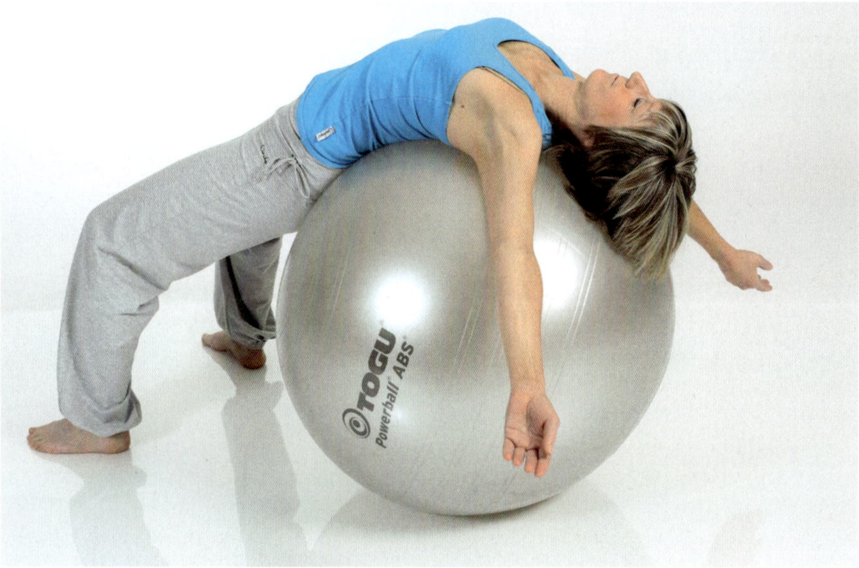

Übungsausführung: Rückenlage mit angestellten Beinen

In der Rückenlage über dem Ball hängen.

Hinweis: Völlig entspannt liegen.

Ziel der Übung: Entspannung, Schulung der Atemmuskulatur

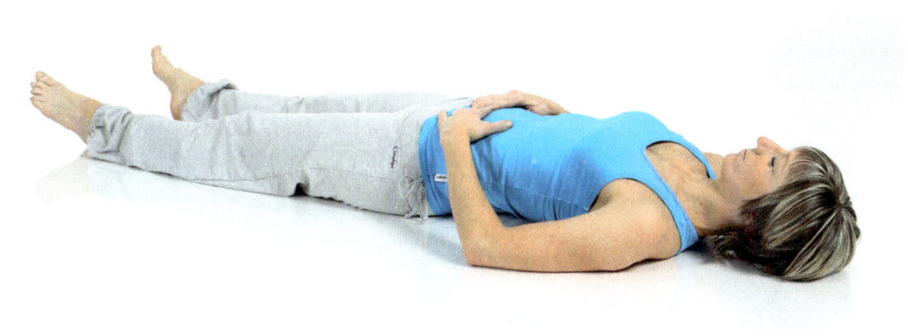

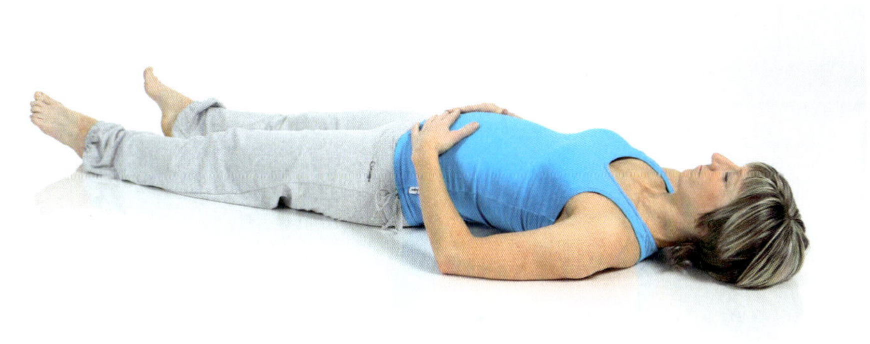

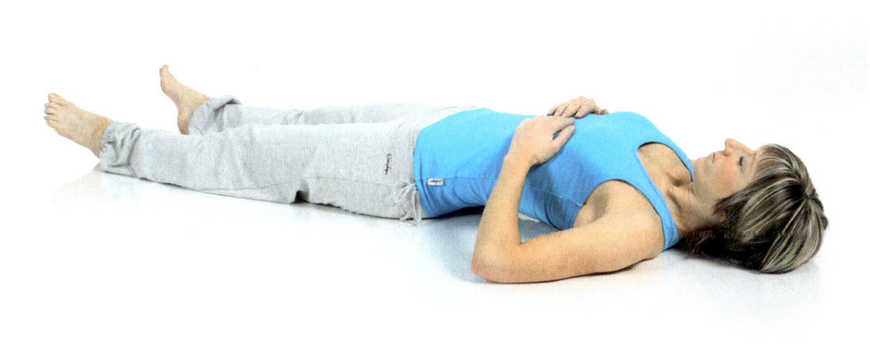

Übungsausführung: Rückenlage

Die Hände auf den Bauch bzw. den Brustkorb legen und die Bauch- bzw. Brustatmung spüren.

Hinweis: Durch die Nase ein, durch den Mund ausatmen, als wollten Sie eine Kerze auspusten!

Ziel der Übung: Entspannung

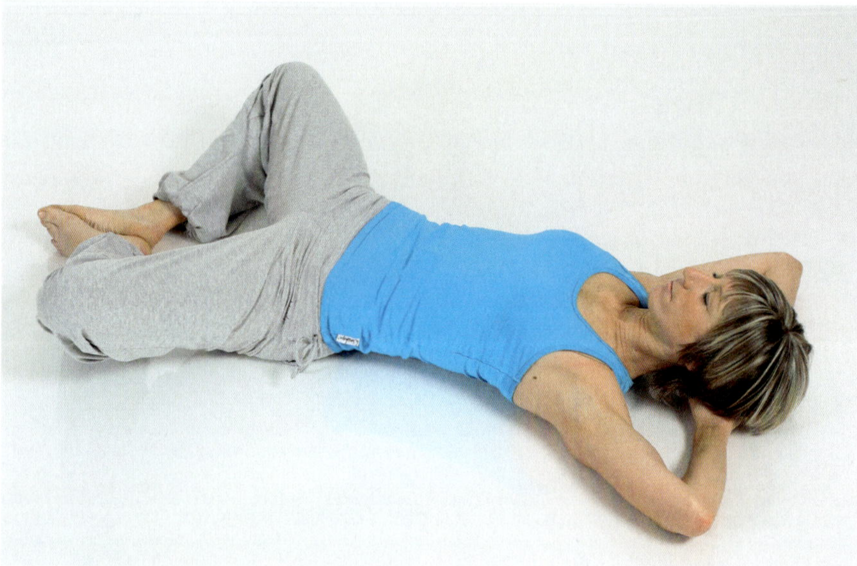

Übungsausführung: Rückenlage

Die Fußsohlen schließen und die Knie nach rechts und links fallen lassen. Die Hände hinter dem Kopf verschränken.

Hinweis: Die Ellbogen sollten am Boden liegen. Vor allem bei Unterleibsschmerzen eine sehr effektive Übung zur Entspannung, Entkrampfung!

Ziel der Übung: Entspannung, Dehnung des unteren Rückens

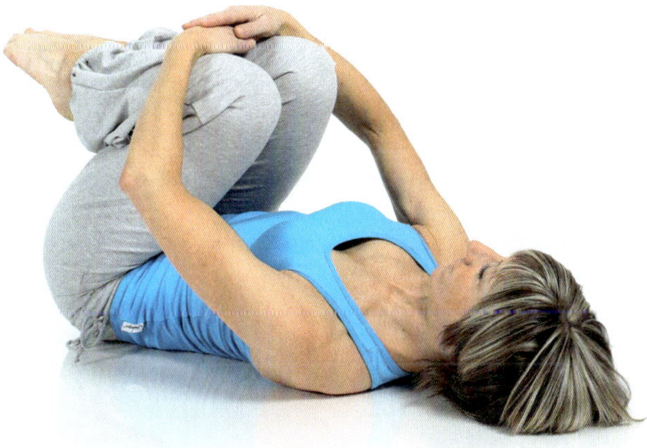

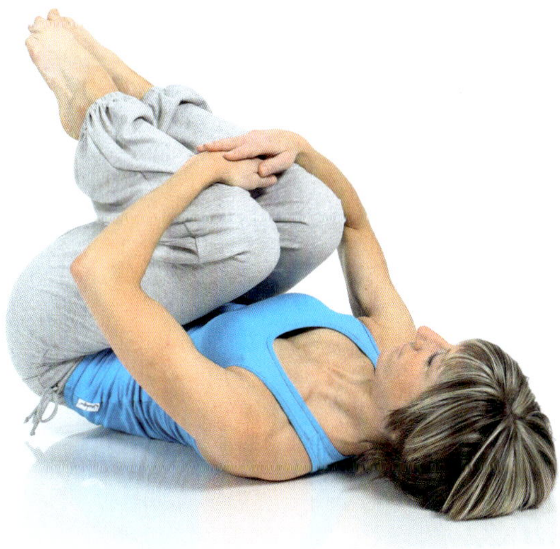

Übungsausführung: Rückenlage

Beide Oberschenkel zur Brust gezogen. Mit den Armen sanft die Knie anziehen, der untere Rücken hebt sich leicht vom Boden ab und ihn wieder absenken.

Hinweis: Den Schultergürtel entspannen!

Ziel der Übung: Entspannung, Dehnung des unteren Rückens

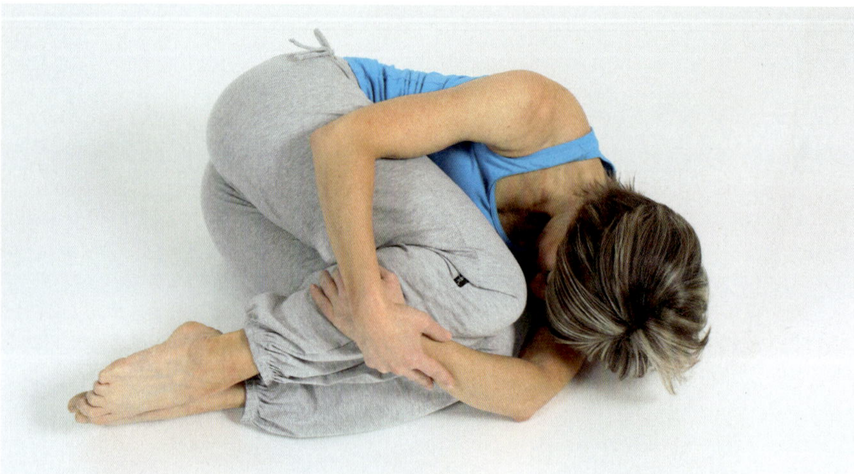

Übungsausführung: Seitlage

Beide Knie weit zur Brust, den Kopf gleichzeitig Richtung Knie ziehen.

Hinweis: Den Schultergürtel entspannen!

Ziel der Übung: Entspannung, Dehnung der Körperseite

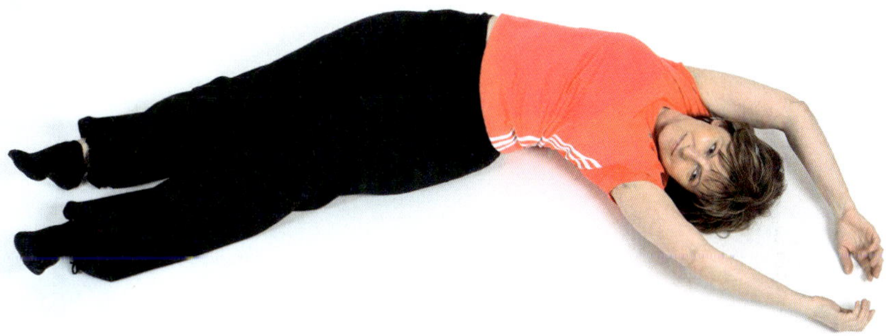

Übungsausführung: Rückenlage
Arme und Beine wie einen Mond zur Seite beugen.

Hinweis: Das Becken und der Schultergürtel bleiben parallel zum Boden! „Atmen Sie in Ihre Flanke!"

Ziel der Übung: Entspannung, Entlastung der Beckenbodenmuskulatur

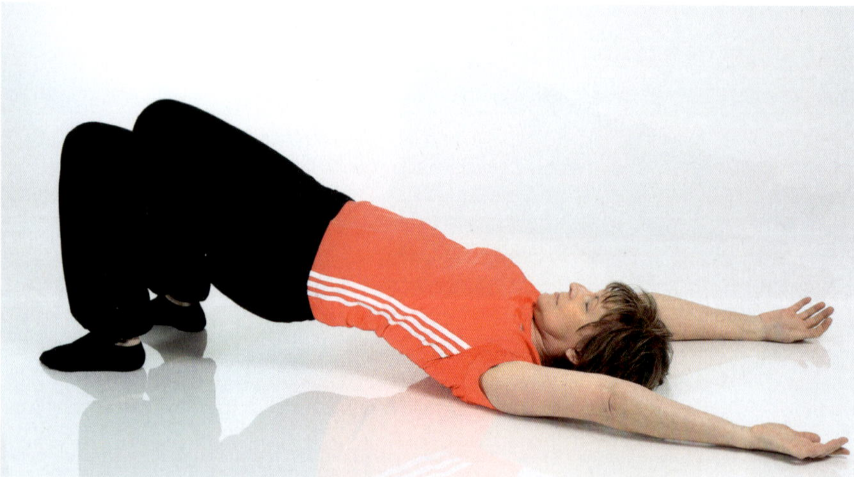

Übungsausführung: Schulterstütz

Die Arme hinter dem Kopf ablegen.

Hinweis: Den Schultergürtel entspannen! Achten Sie auf die stabile Beckenstellung!

Ziel der Übung: Entspannung, Dehnung der Schulter- und Rückenmuskulatur

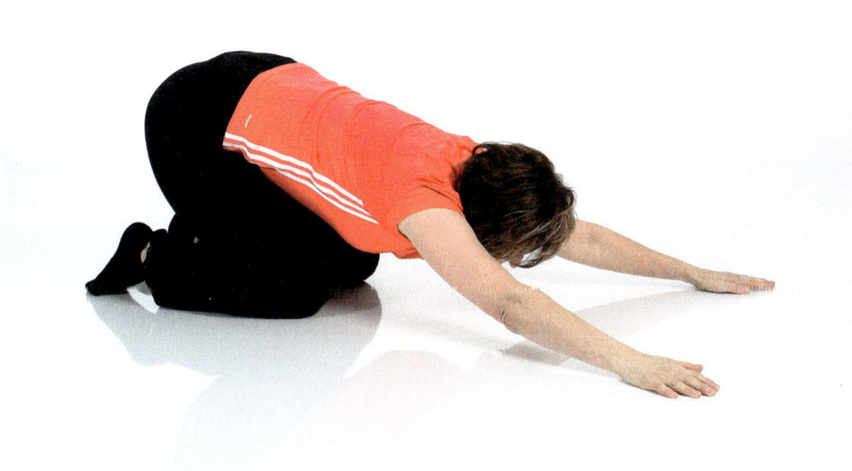

Übungsausführung: Kniestand

Beide Arme weit nach vorne strecken und das Gesäß Richtung Fersen absetzen.

Hinweis: Das Gesäß nicht ganz auf den Fersen absetzen!

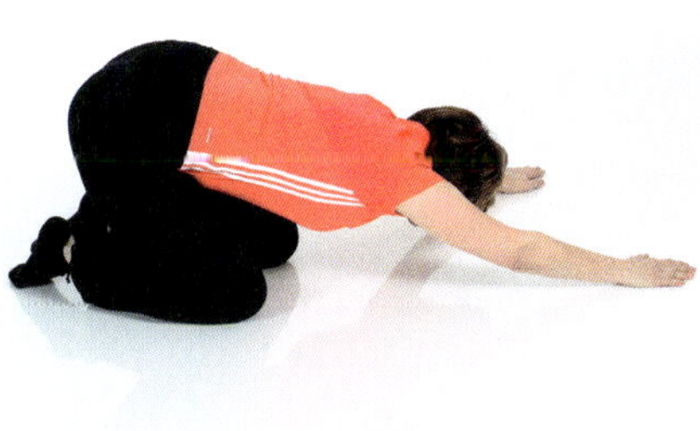

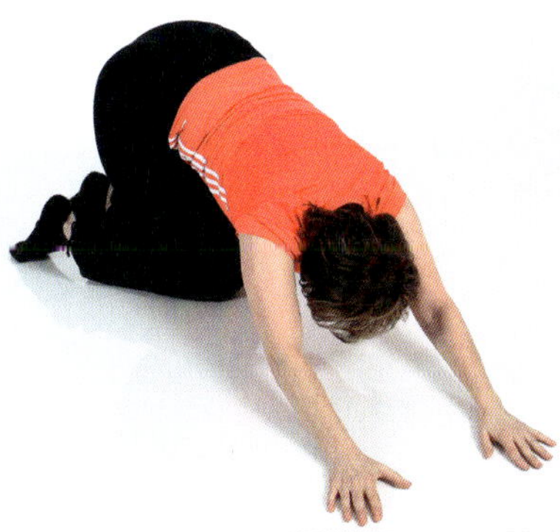

Dehnung der Flanken und Rippenfaszien. Die Arme zur rechten und linken Seite ablegen.

Ziel der Übung: Entspannung, Körperwahrnehmung

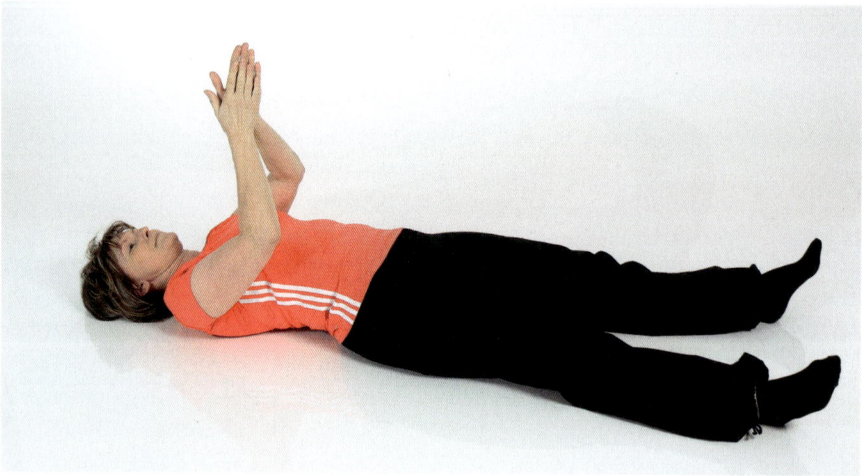

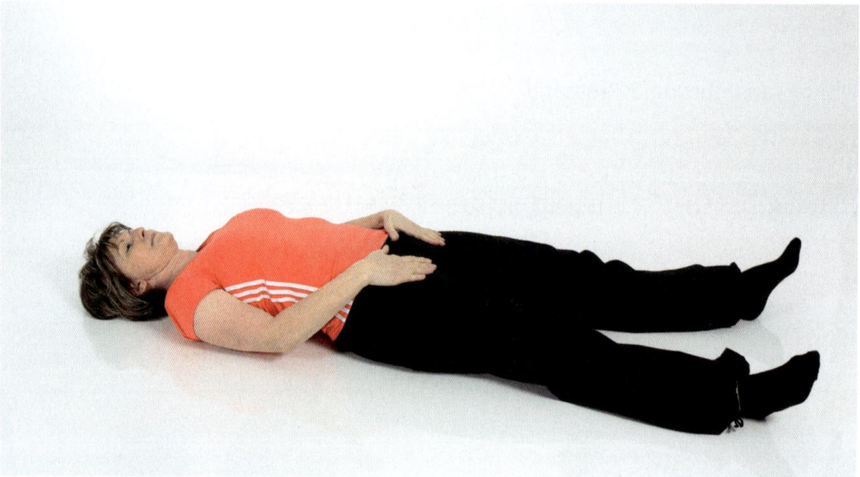

Übungsausführung: Rückenlage

Beide Hände fest aneinanderreiben, bis die Wärme spürbar ist. Dann beide Hände in die Leistenregion legen und wahrnehmen.

Hinweis: Nehmen Sie die Hüftgelenke wahr!

Ziel der Übung: Entspannung, Mobilisation der Hüfte

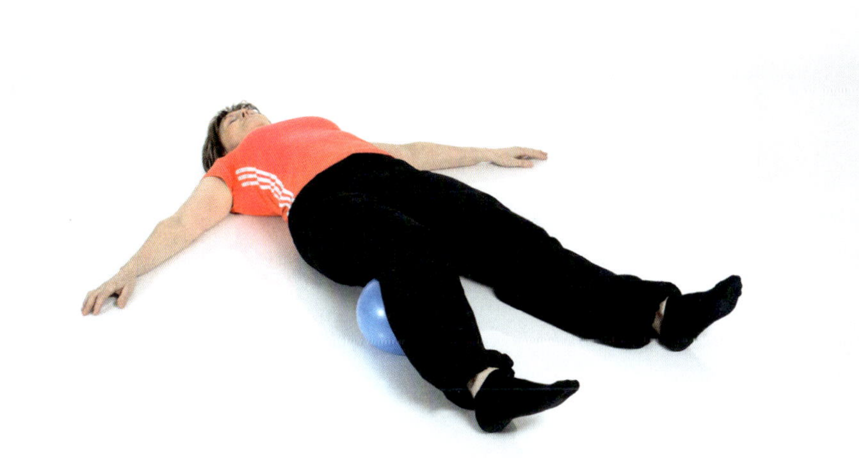

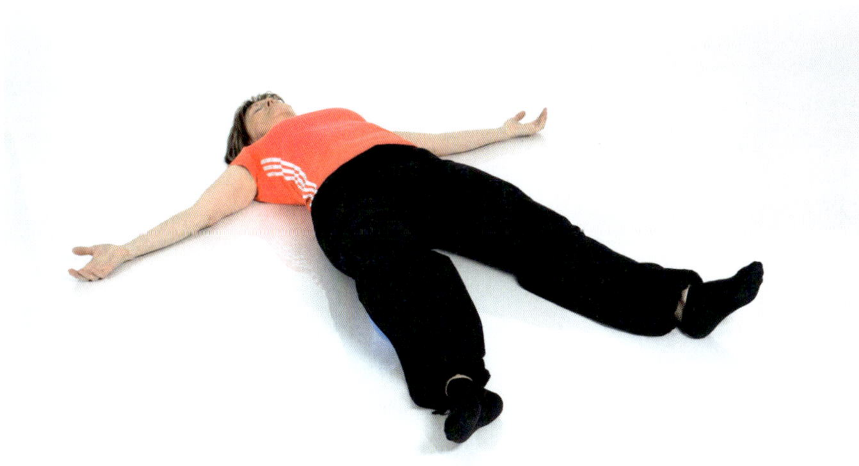

Übungsausführung: Rückenlage

Ein Bein mit der Kniekehle auf einem kleinen Ball ablegen. Das Bein nach rechts und links bewegen.

Hinweis: Locker lassen!

2.3 Faszien

2.3.1 Was sind Faszien und was bedeuten sie für die Körpermitte?

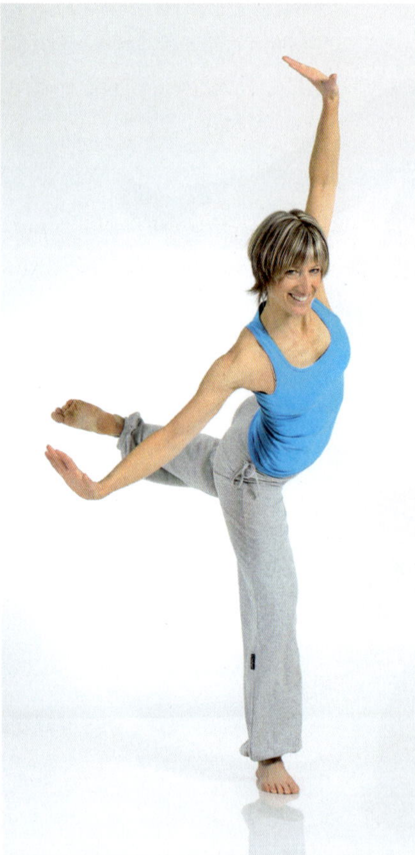

Der Begriff *Faszie* kommt vom lateinischen *fascia = Band, Bündel.*

Jahrelang hat man dem weißen Geflecht im Körper zu wenig Beachtung geschenkt. Doch neue Forschungen enthüllten, dass das Bindegewebe viele wichtige Funktionen hat!

(laut Faszialforschungen von Dr. Schleip an der Universität Ulm)

Unsere Muskulatur wurde lange überschätzt, das Bindegewebe unterschätzt!

Gemeinsam bilden sie jedoch eine funktionelle Einheit! Wir können im Training Muskeln und Faszien nicht trennen!

Die *Muskulatur* ist das motorische Element, *Faszien* sorgen für die Körperhaltung, Kraftübertragung und Bewegungskontrolle!

Faszien umhüllen unseren gesamten Körper, jeden Muskel, jeden Knochen, jedes Organ und alle Nerven wie ein Verpackungsmaterial. Sie sind entweder hauchdünn oder dick und stark, je nach Bedarf und Funktion. Das Bindegewebe „wächst" mit seinen Aufgaben! (Beachte: Bindegewebe wächst langsamer als Muskulatur, deshalb gibt es oft Überlastungsschäden in den Bindegewebsstrukturen.)

Die Thorakolumbalfaszie zum Beispiel ist eine starke Aponeurose, die rautenförmig den unteren Rücken stabilisiert und zusammen mit dem M. transversus abdominis unsere Taille formt!

Funktion ergibt Struktur – Struktur ergibt Funktion!

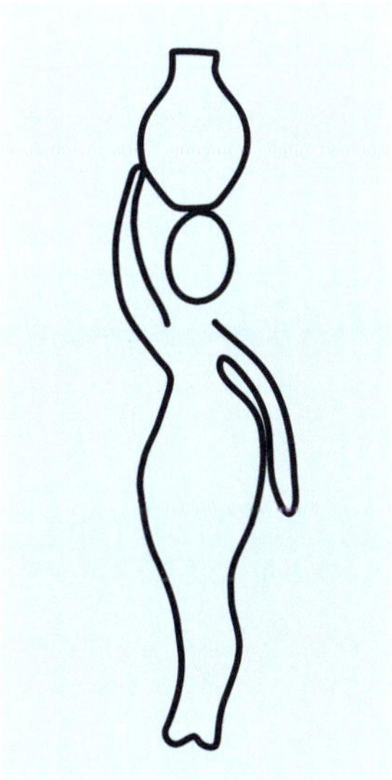

Sehen Sie sich zum Beispiel eine afrikanische Wasserträgerin an. Sie trägt 80 kg auf dem Kopf und legt mit diesem Gewicht weite Strecken zurück, ohne zu ermüden! Das kann nur funktionieren, wenn sie das Gewicht mit wenig Muskelkraft, dafür aber mithilfe der myofaszialen Vergurtung der Thorakolumbalfaszie trägt, die wie eine Feder, eine Energieloge, wirkt.
Die Wasserträgerinnen bewegen sich durch dieses Muskel-Faszien-Zusammenspiel sehr energieeffizient!

Die Faszien sind wie ein Geflecht, das den ganzen Körper durchzieht, und ihn somit zusammen mit der Muskulatur und den Knochen wie ein Gerüst stützt. Dieses Modell aus Kompressions- und Zugspannungselementen nennt sich *Tensegrity-Modell*. Das Modell ist in sich stabil und kann nach Verformung wieder selbst in seine Ausgangsposition zurückkehren.

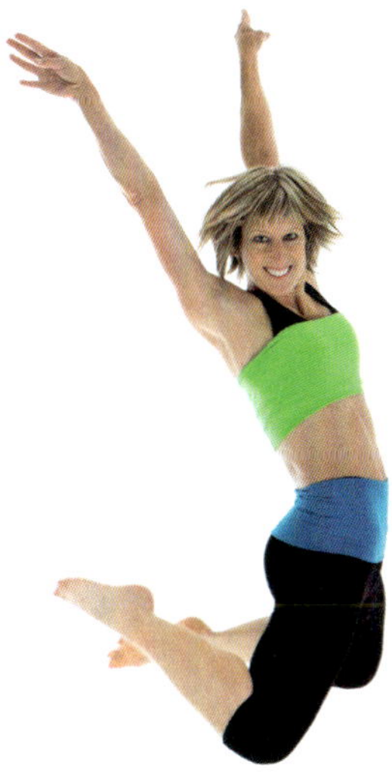

Diese Leichtigkeit und Reaktion der menschlichen Funktionsfähigkeit lässt sich wunderbar an diesem Sprung verdeutlichen! Knochen, Muskeln und Fasziengewebe arbeiten in einem nachgiebigen und spannkräftigen Gleichgewicht zusammen!

Dem Fasziensystem im Körper kann man einen eigenen Organstatus zuweisen, denn es gilt als ein feiner Indikator für Störungen im Körper!
Spezielle Faszienfitness stellt einen sinnvollen Anwendungsbereich dar, steckt allerdings noch genauso in den Kinderschuhen wie die Forschung selbst!

Erforscht ist dennoch:

- Faszien haben Einfluss auf die Muskulatur, die Bewegung, die Haltung und das Schmerzempfinden.
- Faszien registrieren Muskelbewegungen des umgebenden Bindegewebes.
- Faszien bilden eine Führungsröhre für Muskeln.
- Faszien sind verantwortlich für die Kraftübertragung.
- Faszien gelten als Wasserspeicher.
- Faszien haben eine Polsterfunktion, siehe Fußsohle.
- Faszien schützen vor Verletzungen.
- Faszien versorgen Knochen und anderes Gewebe mit Nährstoffen.
- Faszienfitness steigert die Leistungsfähigkeit, sollte die klassischen Trainingsansätze, die den Muskelaufbau, die Ausdauerfähigkeit sowie die Bewegungskoordination ansprechen, nicht ersetzen.
- Faszien formen unseren Körper! Sie sind mit für unser Erscheinungsbild verantwortlich.
- Unsere Gesamtbeweglichkeit hängt vom Fasziengewebe ab. Durch Stress, Operationen, Bewegungsmangel, ... verhärten sich die Faszien, die Elastinanteile im Gewebe nehmen ab! Das Gewebe wird starr und unbeweglich. Das hat zur Folge, dass der Bewegungsspielraum unserer Muskulatur und Gelenke eingegrenzt wird!
- Faszien haben die Fähigkeit zur Nozizeption, also Schmerzwahrnehmung.
- Faszien haben die Fähigkeit zur Propriozeption, also der Wahrnehmung des eigenen Körpers im Raum.
- Das Fasziengewebe wird inzwischen auch der „sechste Sinn" des Menschen genannt, da innerhalb der oberflächlichen Faszienschichten sehr viele Mechanorezeptoren liegen, die unser Gehirn mit Sinnesempfindungen versorgen.

Ursachen für fasziale Beschwerden:

- Schonhaltung nach Verletzung oder durch Schmerz;
- Bewegungsmangel oder zu viel oder einseitige Bewegung;
- dauerhafter Stress (wirkt negativ auf das neuromuskuläre System).
  Das heißt, innere Gelassenheit senkt unsere Körperspannung. Dagegen kann Stress die Grundspannung der Faszien steigern!

- Operationsnarben,
- degenerative Prozesse/Alterssteifigkeit.

Das alles kann dazu führen, dass das Gewebe seine Elastizität verliert, verklebt, verfilzt, sich verdreht. Gesundes Fasziengewebe ähnelt einem Damenstrumpf, es ist **elastisch, geschmeidig, kräftig und reißfest.**

Das Ziel der Faszienübungen sollte sein: Sich wiegen, biegen, beugen können wie der Baum im Wind!

(Möchten Sie sich noch eingehender mit der „faszinierenden" Materie der Faszien beschäftigen, dann haben wir in unserem Literaturverzeichnis einige interessante Buchvorschläge.)

2.3.2 Allgemeine Hinweise für die Faszienfitness

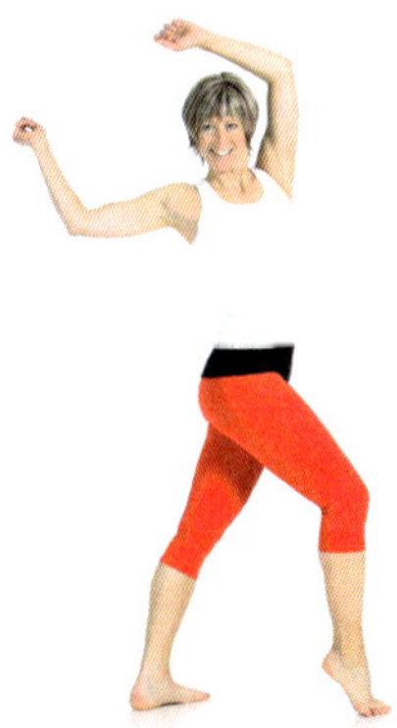

Wärmen Sie Ihren Körper auf. Z. B. mit kleinen Tanzeinlagen oder Übungen aus dem Kap. 2.2.2 „Mobilisation".

- Vor dem Training ist es wichtig, die Muskulatur und das Gewebe aufzuwärmen, um Zerrungen und Verletzungen zu vermeiden!
- Integrieren Sie einige Übungen 1-3 x die Woche in Ihr Programm. Werden die Bindegewebszellen stimuliert, wird in den nächste 72 h frisches Collagen produziert.
- Für die einzelnen Übungen genügen wenige Minuten. Wechseln Sie hierbei in der Wahl der Übungen.
- Seien Sie geduldig! Bereits nach wenigen Monaten werden Sie die Zunahme eines geschmeidigen und kräftigen Bindegewebes in Ihrem Körper spüren.
- Wahrnehmen während der Ausführung ist wichtig! Zum einen als Verletzungsprophylaxe, aber auch als Schulung Ihres sechsten (Körper-)Sinnes.

Bewegen allein reicht nicht! Spüren und bewegen Sie sich!

2.3.3 Übungen

1. Rebound Elasticity

Ziel dieser Bewegungen ist es, die elastischen Fasern für die Bewegung zu aktivieren, fast ohne eine Beteiligung der Muskulatur.
(Quelle: 4more-education).

- Katapulteffekt (wie beim Spannen eines Pfeils beim Bogenschießen: Die Faszie in die Vorspannung bringen, dann speichert die Faszie diese Spannung und gibt sie mit wenig Muskelkraft weiter ab in die Bewegung).
- Sanftes, leises, elastisches Federn,
- Schwünge,
- katzenartig, samtig und geschmeidig,
- fließende Bewegung,
- leichte Vorspannung in die Gegenrichtung,
- elastisches Rückfedern,
- Ganzkörperspannung erhalten!
- Der Einsatz von kleinen Gewichten (bei Geübten dürfen die Gewichte schwerer werden) ist möglich.

Übungsbeispiele

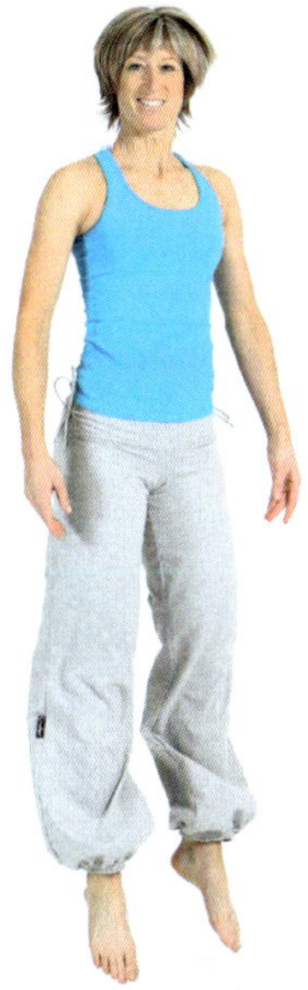

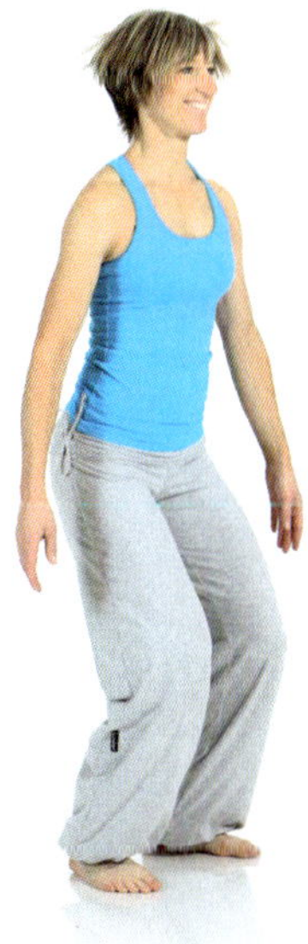

Übungsausführung: Stand

Leises und sanftes Federn auf der Stelle.

Hinweis: Auch einmal auf einem Bein, twisten, im Ausfallschritt federn ...

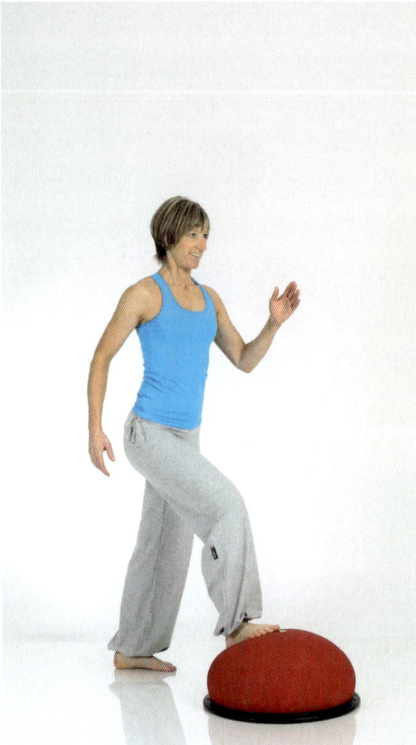

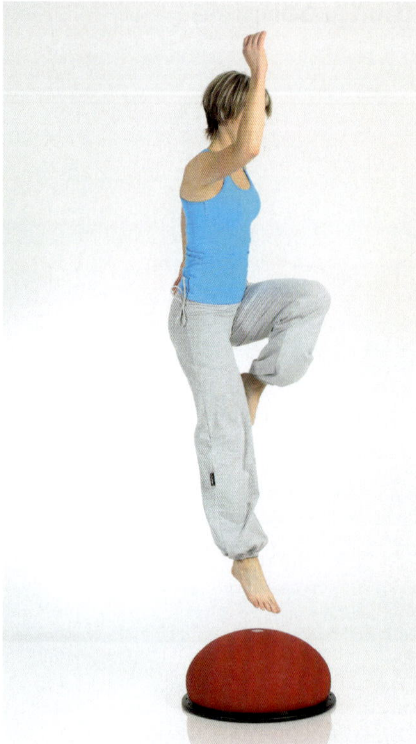

Übungsausführung: Einbeiniger Absprung vom Jumper®

Hinweis: Vor dem Abspringen die Achillessehne in die Vordehnung bringen und aus der Vorspannung abspringen (Katapulteffekt). Die Achillessehne benötigt eine hohe Elastizität! Sie reagiert wie eine Sprungfeder!

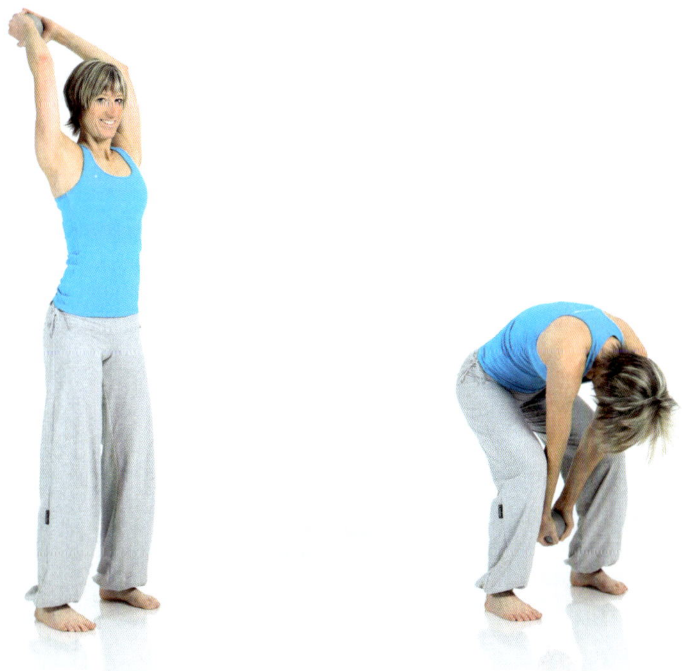

Übungsausführung: Stand

Beidhändig ein Stonie von oben nach unten schwingen.

Hinweis: An den Umkehrpunkten der Bewegung einen kurzen Impuls in die Gegenrichtung geben.

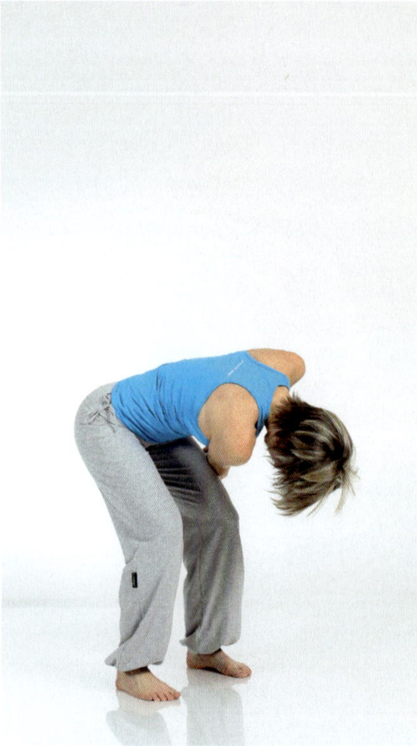
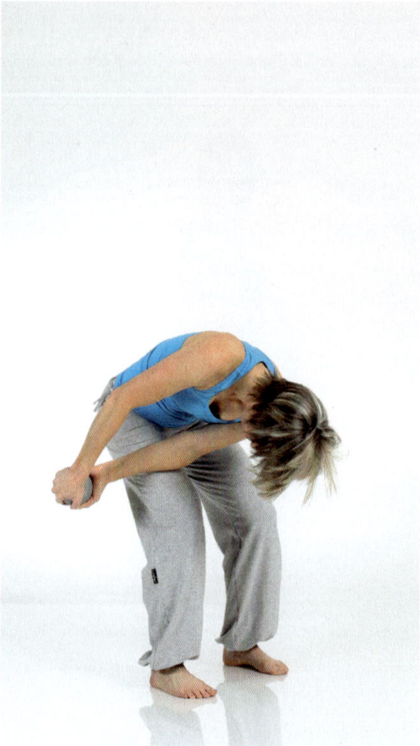

Übungsausführung: Stand

Beidhändig ein Stonie von oben diagonal nach unten schwingen.

Hinweis: An den Umkehrpunkten der Bewegung einen kurzen Impuls in die Gegenrichtung geben.

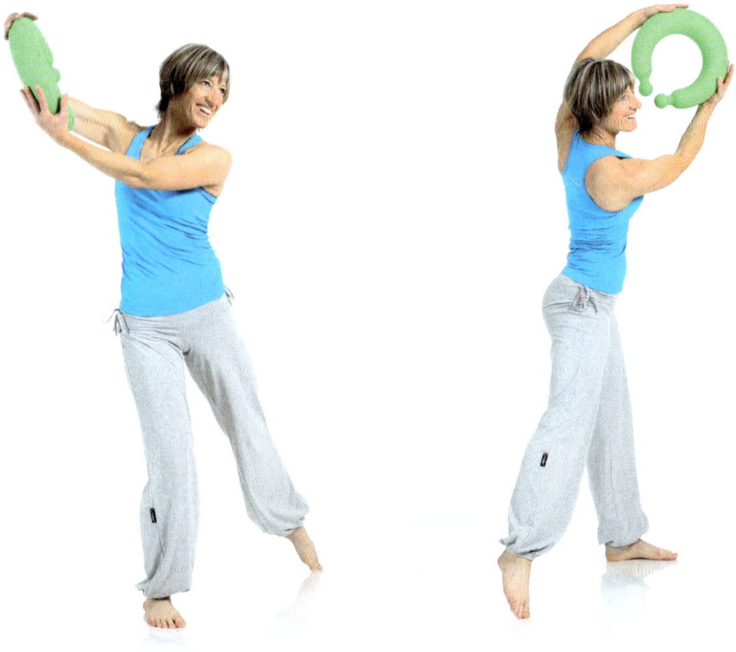

Übungsausführung: Grätschstand
Beidhändig den TOPANGA® von rechts nach links schwingen.

Hinweis: An den Umkehrpunkten der Bewegung einen kurzen Impuls in die Gegenrichtung geben.

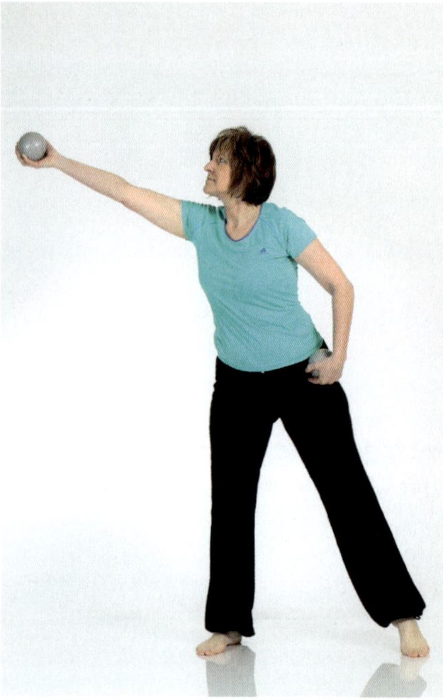

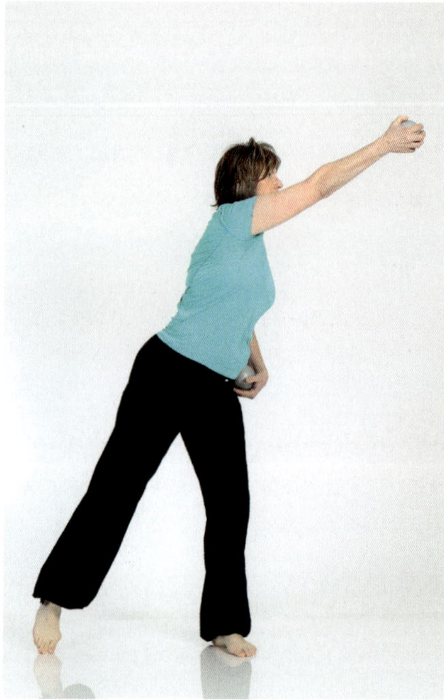

Übungsausführung: Stand

Einhändig ein Stonie von rechts nach links schwingen.

Hinweis: An den Umkehrpunkten der Bewegung einen kurzen Impuls in die Gegenrichtung geben.

2. Fascial Stretch

Das Ziel der Stretchingübungen ist eine Zunahme an Schnellkraft und eine Zunahme der Gewebestabilität.
(Quelle: 4more-education).

Schnelles Stretching

- weich, elastisch und schwingend,
- hineinwippend.

Das Stretching soll nicht eckig und kantig, sondern leicht und weich ausgeführt werden (somit kein Muskelspindelreflex!) -, das macht den Unterschied aus zum Wippen und Federn, wie wir es noch von früher kennen.

Langsames Stretching

- lange, myofasziale Ketten dehnen;
- Winkelvariationen in verschiedensten Richtungen ausprobieren;
- spiralförmige Verdrehungen;
- katzenartige Dehnungen.

Unterschiedliche Linien der faszialen Strukturen (nach Tom W. Myers, 2010)

- **Oberflächliche Rückenlinie**
  Die oberflächliche Rückenlinie zieht von den Zehengrundgelenken über die Plantarfaszie, die Fußsohle, hoch über die Schädeldecke bis hin zu den Augenbrauen. In myofaszialer Verbindung stehen somit: Fußsohle, Achillessehne, M. triceps surae, ischiokrurale Muskulatur, Kreuzbein, M. erector spinae, die bindegewebige Platte des Schädels, bis zu den Augenbrauen.

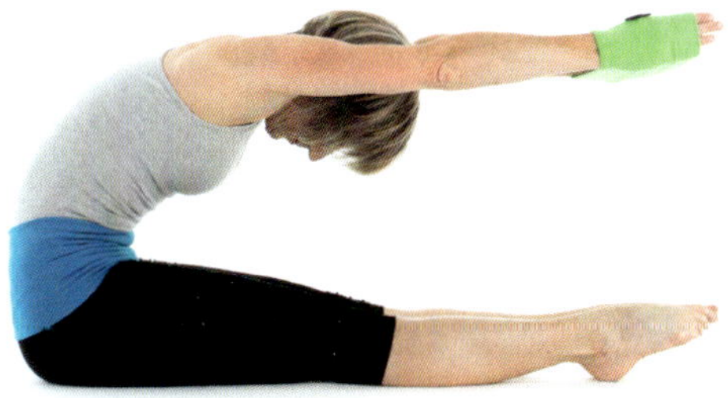

» **Oberflächliche Frontallinie**

Sie verbindet in zwei Teilen die gesamte vordere Körperseite. Von den Zehen zum Becken – vom Becken zum Kopf. Sie ist der Gegenpart zur Rückenlinie. Sie übernimmt die schnell reagierenden Anteile der Bewegungen: von den Sehnen der Oberseite des Fußes, über das Schienbein zum Oberschenkel, dann ohne direkte Verbindung zu den Faszien des Rumpfs auf der Bauchseite.

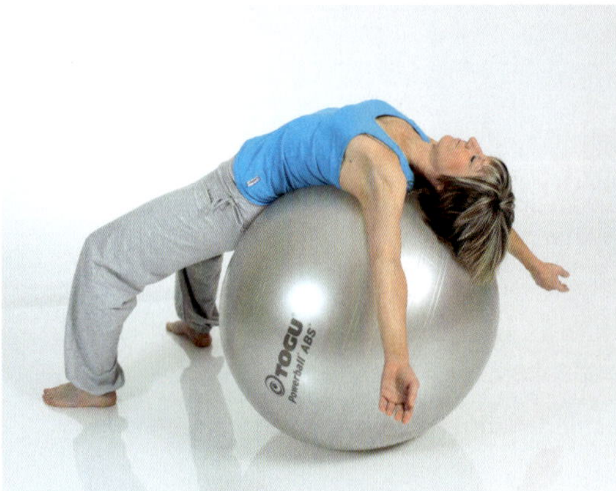

» **Laterallinien**

Die Laterallinien klammern beide Seiten des Körpers ein. Von der Mitte der Außenseite des Fußes, um die Außenseite des Knöchels, entlang der Außenseite des Unter- und Oberschenkels, hinauf an der Seite des Rumpfs unter den Schultern bis zu den Ohren.

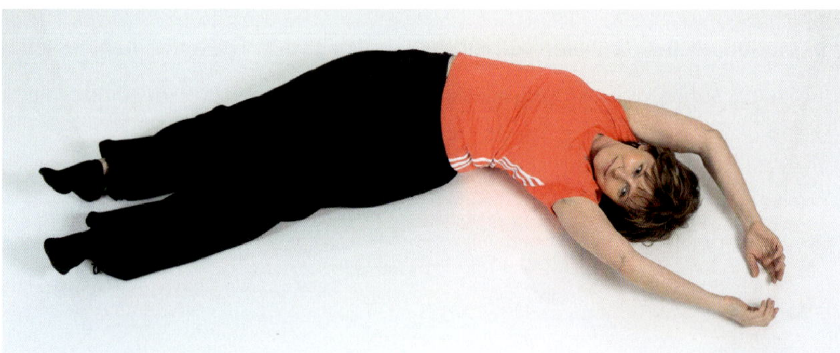

» **Spirallinien**

Die Spirallinien winden sich um den ganzen Körper. Sie verbinden jede Schädelseite über dem oberen Rücken mit der gegenüberliegenden Schulter. Von dort verlaufen sie um den Brustkorb herum und kreuzen sich in Höhe des Bauchnabels und auf Höhe der Hüfte kehren sie zurück zur ursprünglichen Körperseite. Dann verlaufen sie über die vordere Außenseite des Oberschenkels, zur Innenseite des Fußes. Von dort über die Rückseite des Rumpfs zur Schädelbasis.

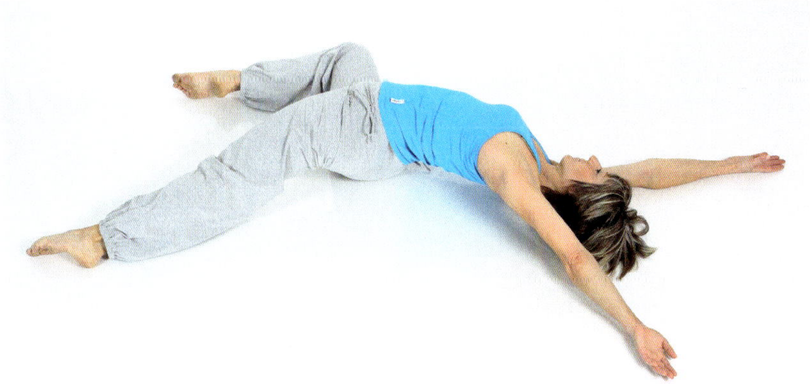

Übungsbeispiele

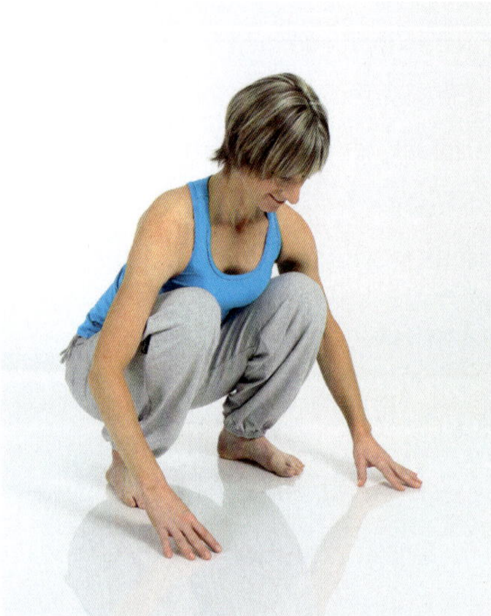

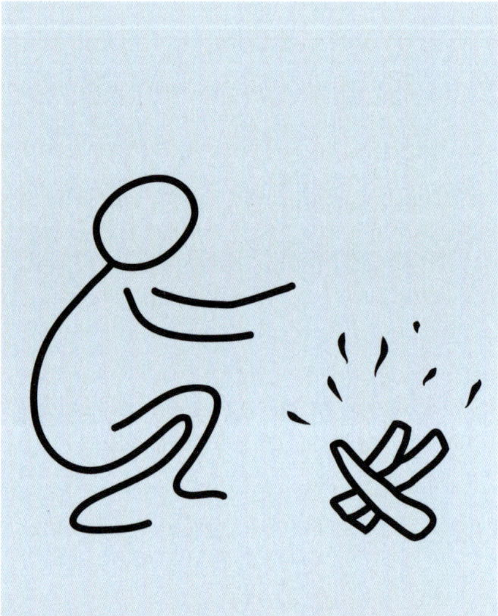

Der Fersensitz: Sitzen an der Feuerstelle. Hier sind Muskeln und Faszien im funktionellen Einsatz.

Übungsausführung: Fersensitz

Die oberflächliche Rückenlinie dehnen. Den Knorpel hinter der Kniescheibe durchwalken! Der Knorpel wird nur ernährt durch Be- und Entlastung!

Hinweis: Wenn möglich, sich ganz auf die Fersen absetzen. Belasten Sie bis zur Schmerzgrenze. Konditionieren Sie Ihre Teilnehmer nicht auf Schmerz!

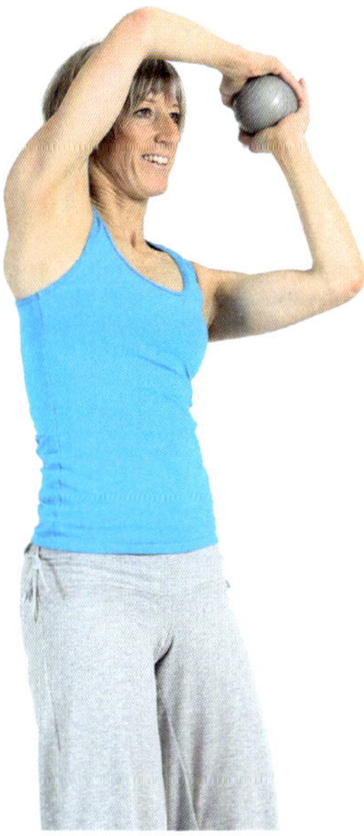

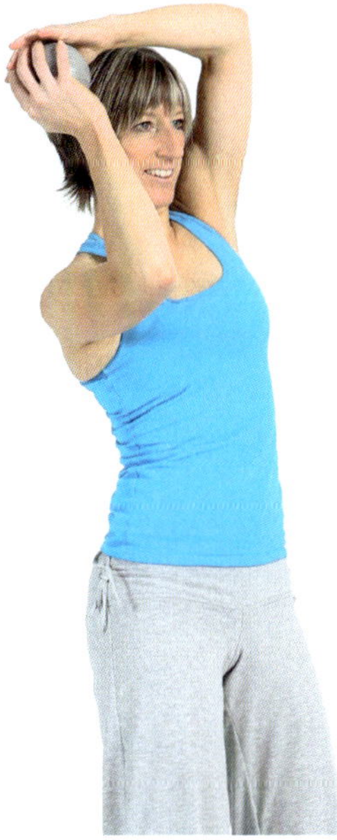

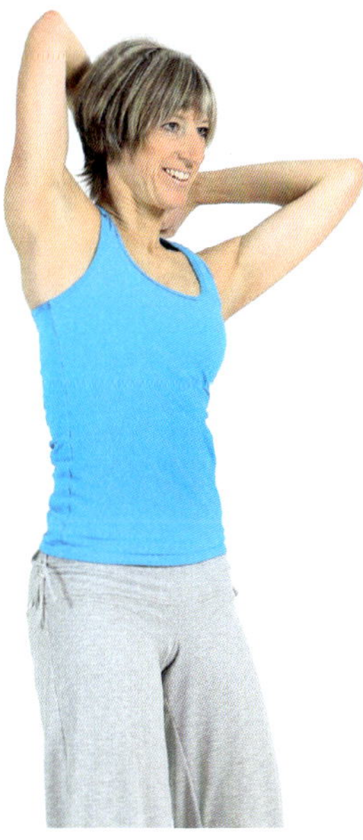

Übungsausführung: Stand

Beidhändig ein Stonie um den Kopf kreisen. In beide Richtungen!

Hinweis: Achten Sie auf eine stabile Mitte!

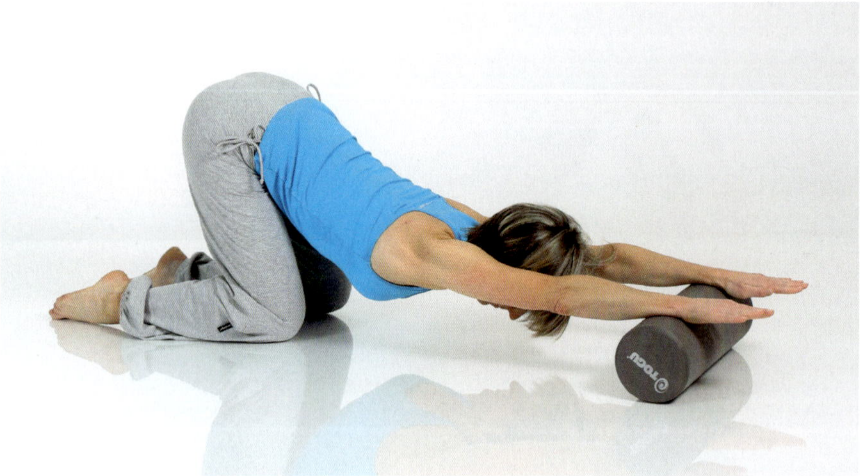

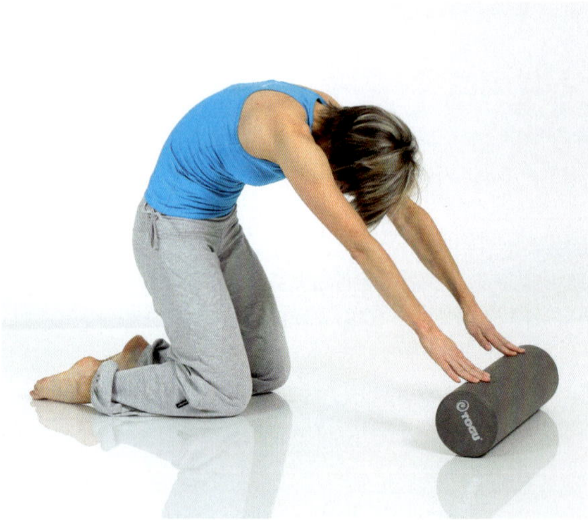

Übungsausführung: Kniestand

Das Gesäß hinter den Knien absetzen und den Rücken weit nach oben runden.

Hinweis: Den Bauchnabel beim Runden sanft nach innen oben ziehen! Achten Sie auf eine gleichmäßige Atmung!

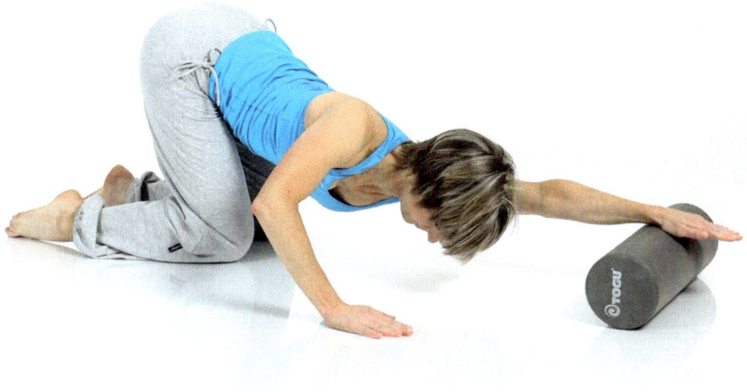

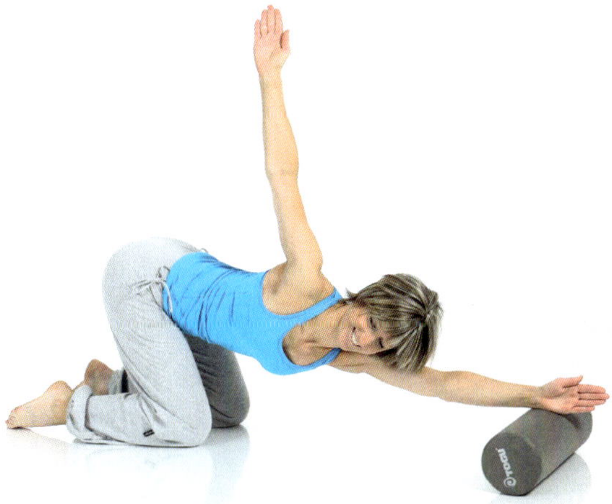

Übungsausführung: Kniestand

Das Gesäß hinter den Knien absetzen, dabei mit einer Hand auf der Rolle abstützen. Dann einen Arm nach oben aufdrehen.

Hinweis: Nehmen Sie den Blick mit, versuchen Sie so viele Winkelveränderungen wie möglich!

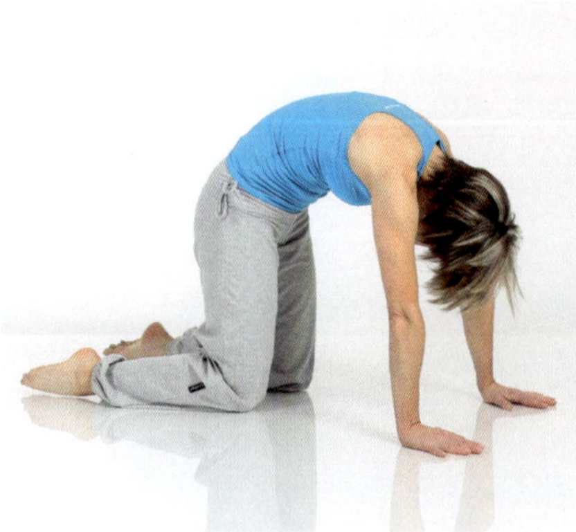

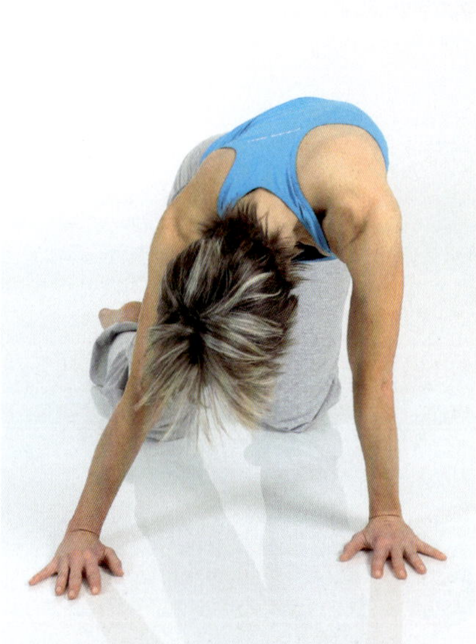

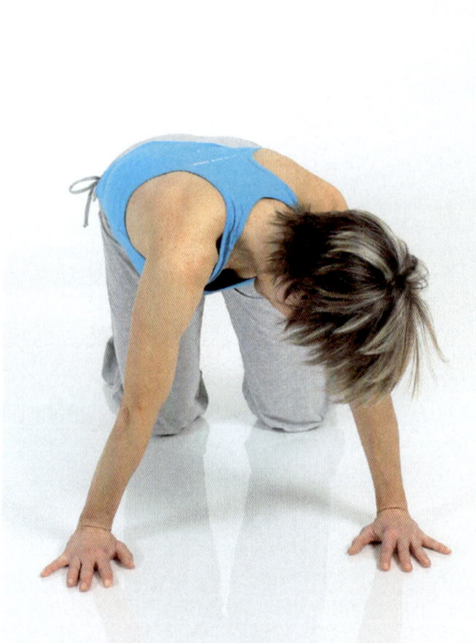

Variation: Den Rücken in alle möglichen Richtungen bewegen. Probieren Sie alle möglichen Winkelvariationen aus! Werden Sie kreativ!

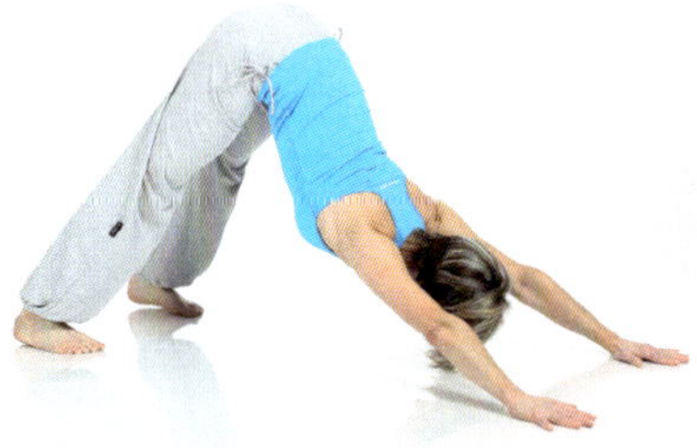

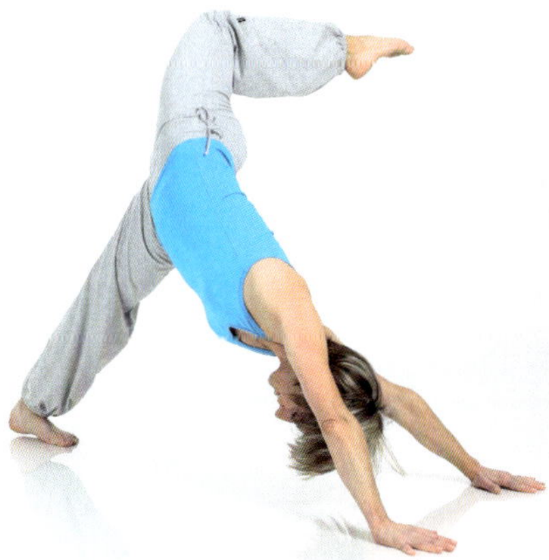

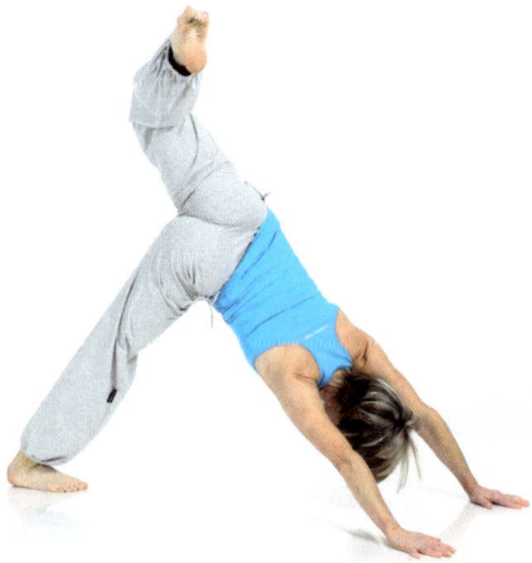

Übungsausführung: Herabschauender Hund
Aus dem Vierfüßlerstand das Steißbein in Richtung Decke schieben. Nun ein Bein nach oben strecken, die Hüfte ausdrehen und das Bein zur Seite abwinkeln.

Hinweis: Die Fersen bleiben möglichst am Boden. Den Blick gegebenenfalls mitnehmen.

Beginnen Sie so den Tag und Sie werden sich belebt fühlen!

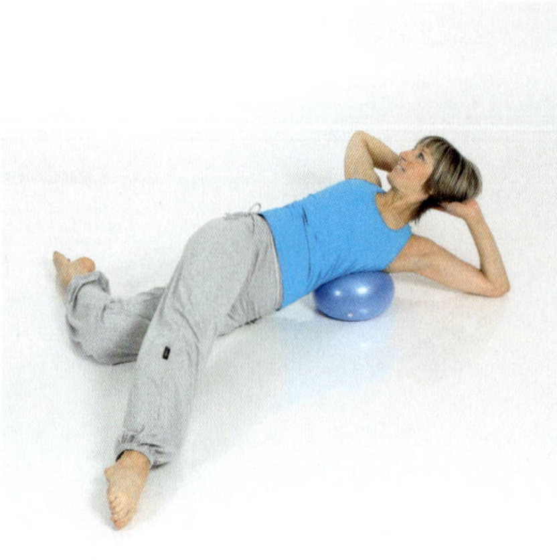

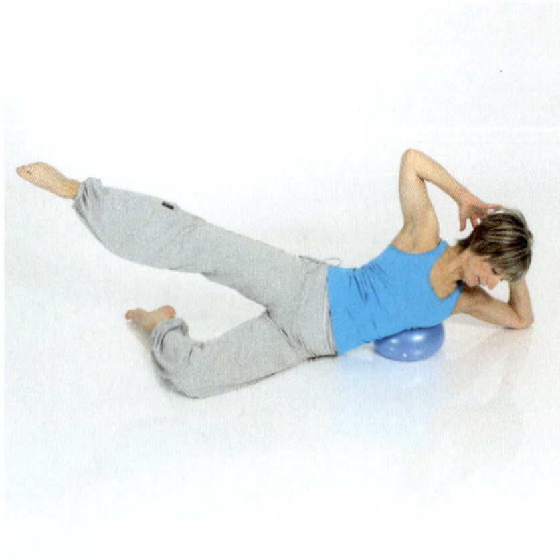

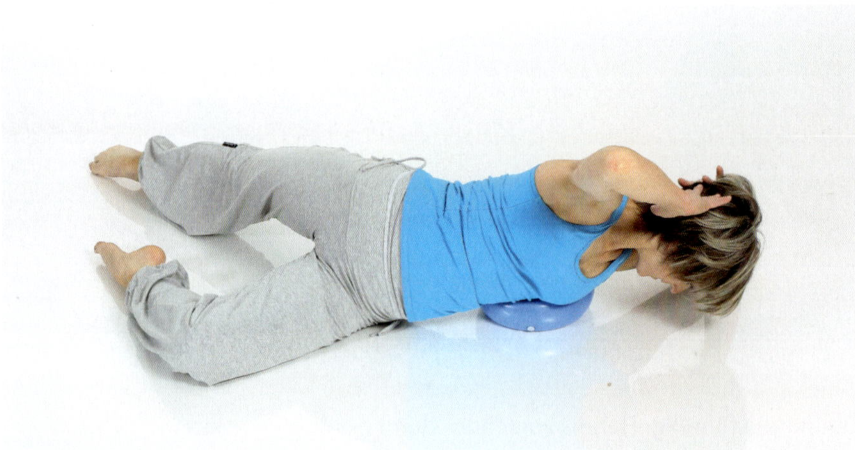

Übungsausführung: Seitlage

Einen kleinen Ball unter die Rippenbögen legen, das untere Bein nach hinten anwinkeln, den Kopf mit den Händen stützen. Dann das obere, gestreckte Bein im Bogen nach hinten zum Boden bewegen, dabei den Rumpf nach vorne drehen.

Hinweis: Achten Sie auf die stabile Mitte!

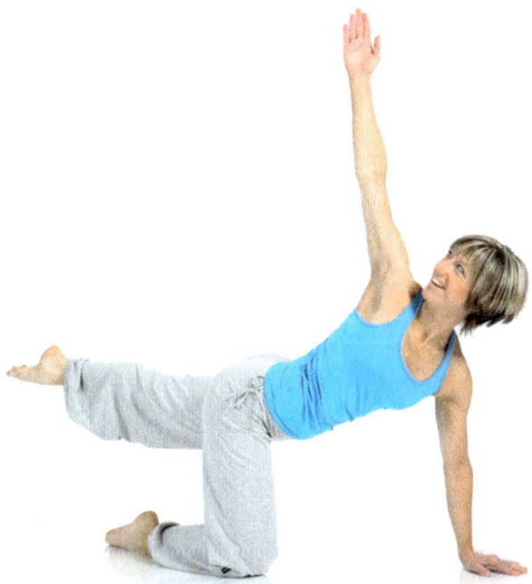

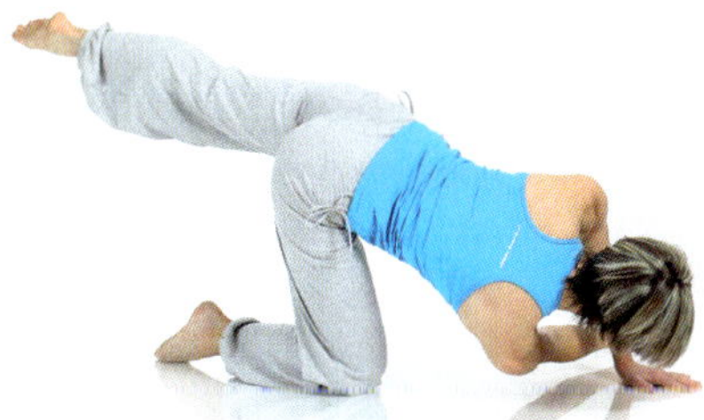

Übungsausführung: Vierfüßlerstand

Ein Bein nach hinten ausstrecken, den gegenüberliegenden Arm zur Decke strecken. Nun den freien Arm weit unter dem aufgestellten Arm durchbewegen.

Hinweis: Den Blick mitnehmen! Achten Sie auf die Bauchspannung!

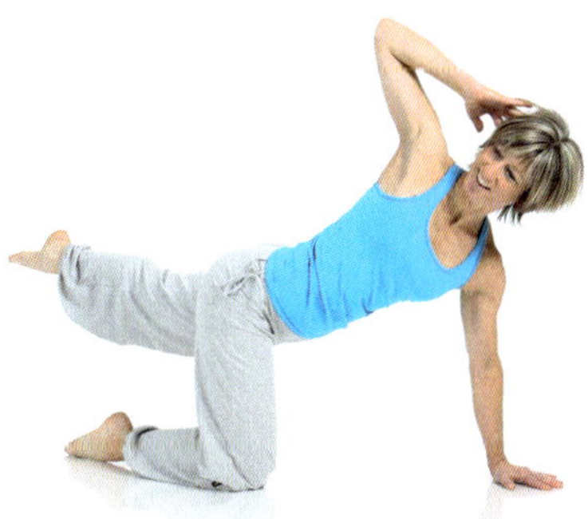

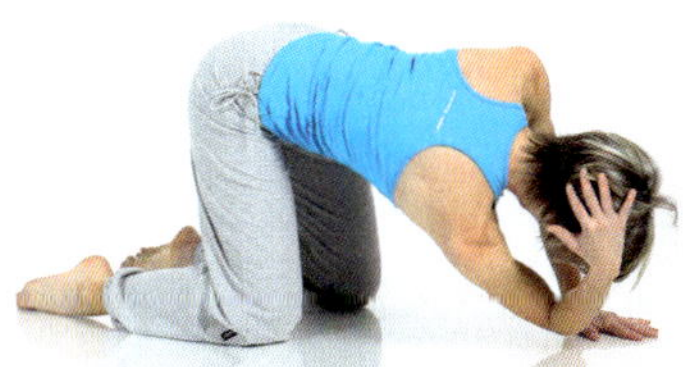

Variation: Zur Erleichterung die Hand hinter dem Kopf abstützen.

Variation: Zur Erleichterung beide Knie am Boden lassen.

3. Fascial Release und Hydration

Ziel des Ausrollens der Faszien mit Ball oder Rolle ist einerseits eine Wiederherstellung einer flexiblen, elastischen und funktionellen anatomischen Anordnung der Faserstruktur, andererseits die Wiederherstellung einer freien Gleitbeweglichkeit der unterschiedlichen Gewebeschichten.
(Quelle: 4more-education)

» Kurzzeitiges „Ausbügeln" des Bindegewebes. Anregung des natürlich durchfeuchteten Gewebes durch das Abrollen. Wie ein Schwamm wird das Gewebe ausgepresst. Wird der Druck weggenommen, kann sich das Gewebe wieder mit Flüssigkeit vollsaugen.

Zu beachten:

» Langsames Hineinschmelzen in eine Position.
» Ganz langsames Weiterbewegen entlang der Faszien in ihren parallel, längs verlaufenden Strukturen.
» Wohlschmerz, ja! Aber kein Verkrampfen, kein Verschlimmern des Schmerzes!
» Die Atmung fließen lassen!
» Bei Beschwerden sollte ein erfahrener Arzt oder Therapeut befragt werden (Wiederherstellung der Faserstrukturen durch therapeutische, fachlich gezielte Faszienbehandlung).
» Für die Heilung des Bindegewebes muss dann der Körper bewegt werden!

Beispiel:

Seitliche Oberschenkelfaszie. Ist sie verletzt, entstehen Schmerzen, ihre Stabilität und Belastbarkeit ist vermindert!
Therapie: „Bügeln" der Faserstrukturen, Wiederherstellen der auseinanderklaffenden kollagenen Fasern.

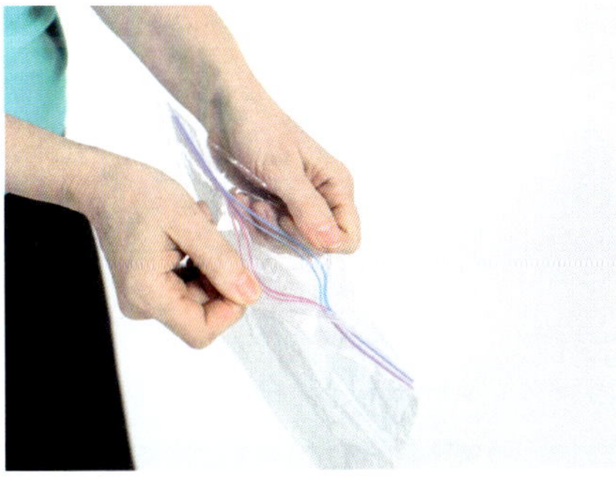

Hier ein Beispiel einer parallel, längs verlaufenden Faszienfaser, die auseinanderklafft, bildlich dargestellt anhand eines Ziploc-Beutels.

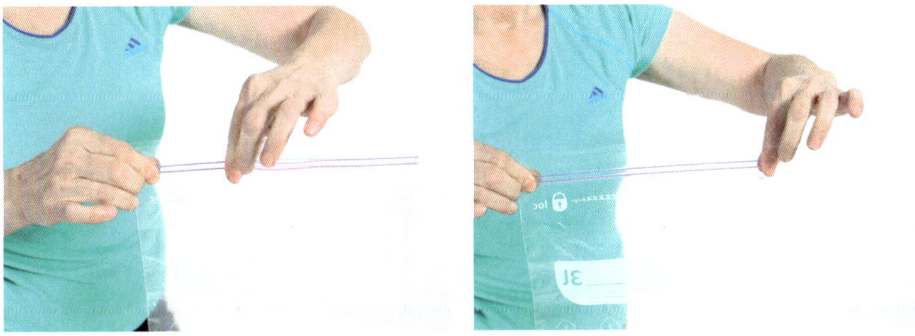

Veranschaulichung des Rollvorgangs anhand des Verschlusses

Übungsbeispiele

Ziel der Übung: Aufdehnen und Stimulieren der Plantarfaszie, Vorbereitung der weichen Gewebe

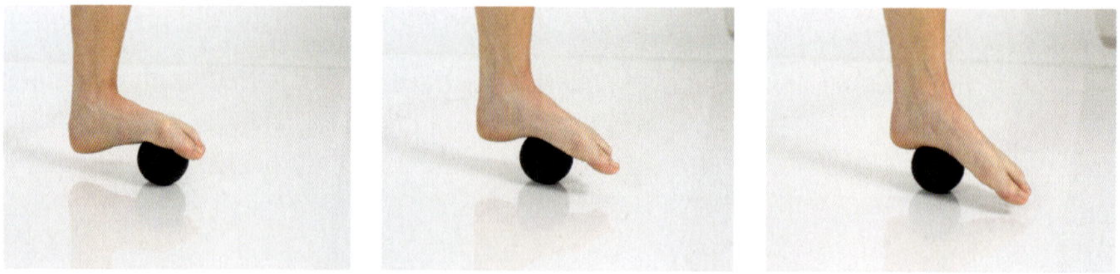

Übungsausführung: Stand mit einem Fuß auf einem kleinen Ball (der Blackroll®-Ball eignet sich sehr gut dafür, alternativ können Sie dafür einen Tennisball nutzen)

Hinweis: Ganz langsam vom Vorderfuß bis zur Ferse abrollen. Die Druckintensität bestimmen Sie selbst! Spüren Sie bewusst Ihr Längs- und Quergewölbe! Nachdem Sie einen Fuß abgerollt haben, vergleichen Sie im Stand die beiden Füße.

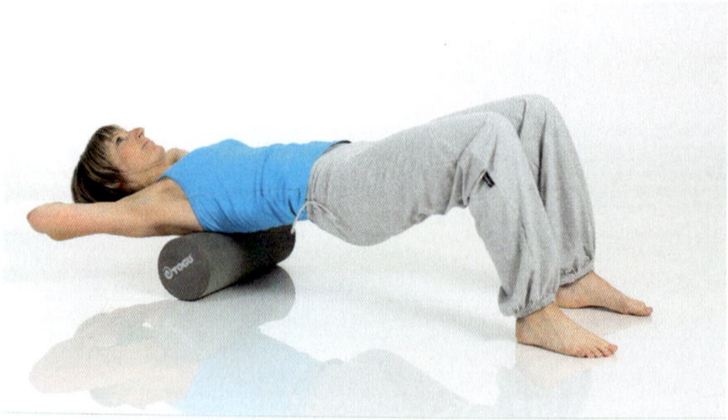

Übungsausführung: Rückenlage auf der Rolle mit aufgestellten Beinen
Um die Brustwirbelsäule abzurollen, den Rücken parallel und gestreckt zum Boden halten.

Hinweis: Achten Sie auf eine aktive Körpermitte! Spielen Sie mit Winkelvariationen! „Schieben Sie sich bewusst auf die Fußsohle!"

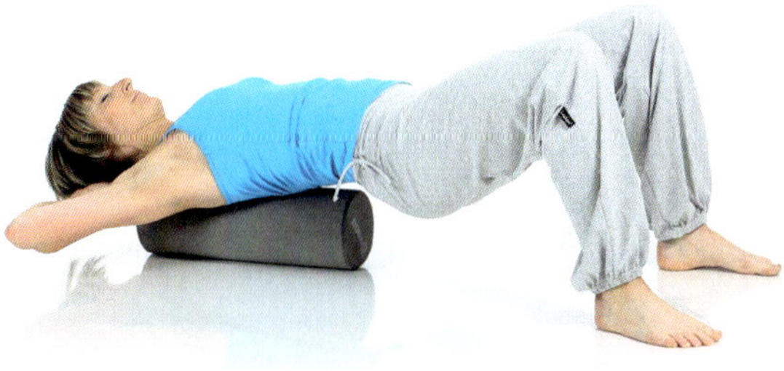

Übungsausführung: Um auch die Schulterblattmuskeln auszurollen, die Rolle parallel zur Wirbelsäule positionieren

Hinweis: Achten Sie auf eine aktive Körpermitte!

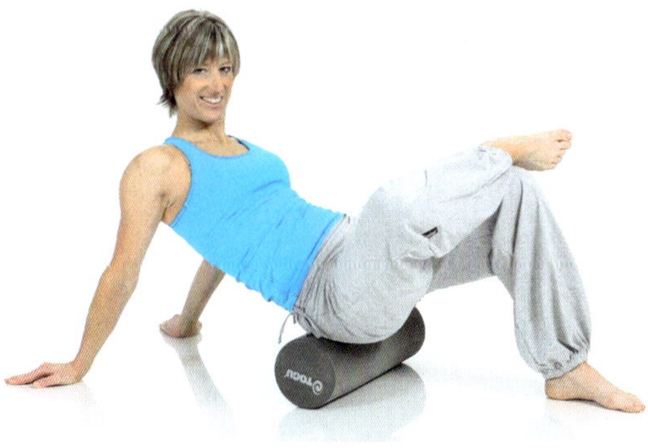

Übungsausführung: Sitz auf der Rolle

Der Gesäßmuskel richtet unser Becken auf! Gerollt wird beim Gesäßmuskel vom Beckenkamm bis zum Sitzbein.

Hinweis: Zur Erleichterung beide Beine aufstellen.

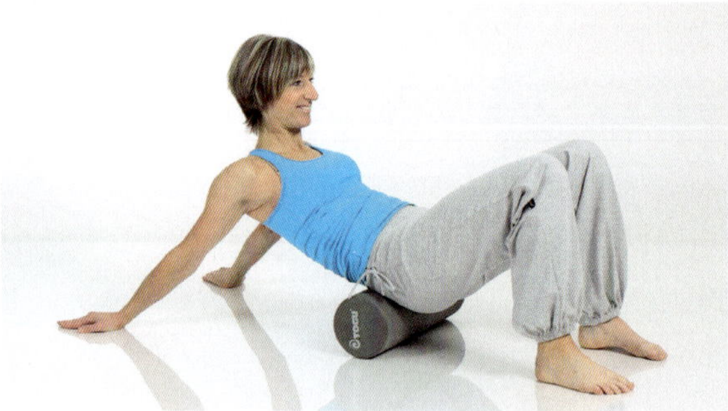

Übungsausführung: Sitz

Die Lumbalfaszie stabilisiert zusammen mit dem M. transversus unseren unteren Rücken, ist somit auch stark ausgebildet und durch unser Alltagsverhalten, wie zum Beispiel langes Sitzen im Büro, oft die Stelle von Verspannungen. Die Bewegung beim Ausrollen vom Beckenkamm bis zum Übergang Brustwirbelsäule wird hier über die Beinbewegung gesteuert.

Hinweis: Spielen Sie mit Winkelvariationen!

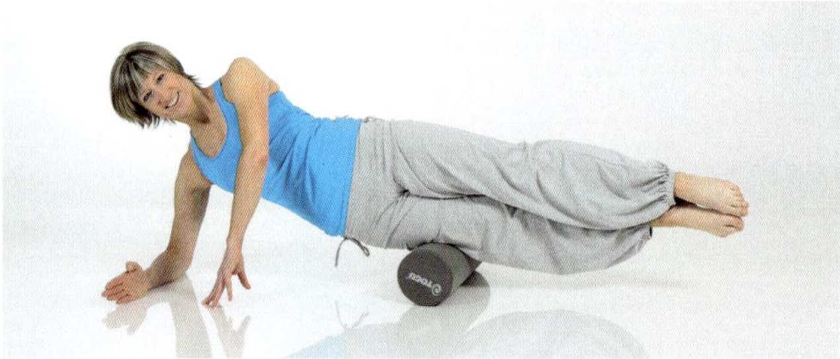

Übungsausführung: Seitlage

Die Faszie der Oberschenkelaußenseite ist, bedingt durch das evolutionäre Aufrichten aus dem Vierfüßlerstand in den aufrechten Gang, sehr ausgeprägt, oft verklebt, und beim Ausrollen oft sehr schmerzempfindlich!

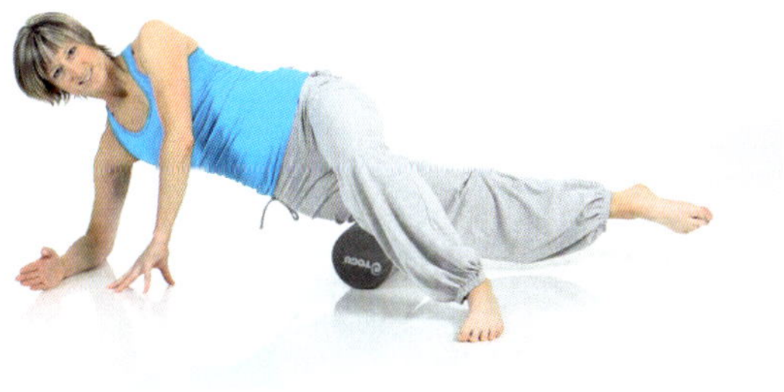

Hinweis: Seitlage. Durch das Aufstellen des oberen Beins kann der Druck auf die Faszie etwas verringert werden! Nachdem Sie eine Seite abgerollt haben, stehen Sie auf, gehen durch den Raum und nehmen den Unterschied der beiden Seiten wahr! Achten Sie auf Ihre Ausatmung!

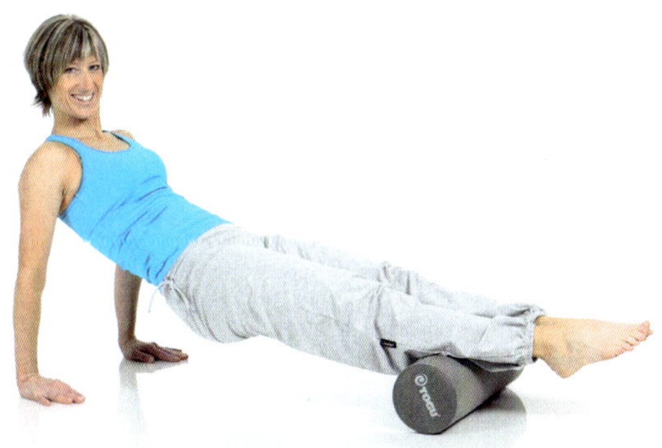

Übungsausführung: Handstütz

Beim Ausrollen der Wadenmuskulatur die Winkelung der Füße verändern und dem „Schmerz" bewusst nachspüren.

Hinweis: Um den Druck etwas zu mildern, kann auch ein Bein aufgestellt werden, um dann nur eine Wade auszurollen.

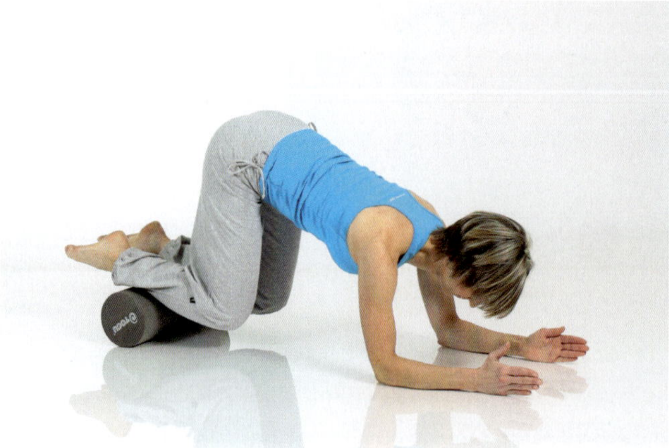

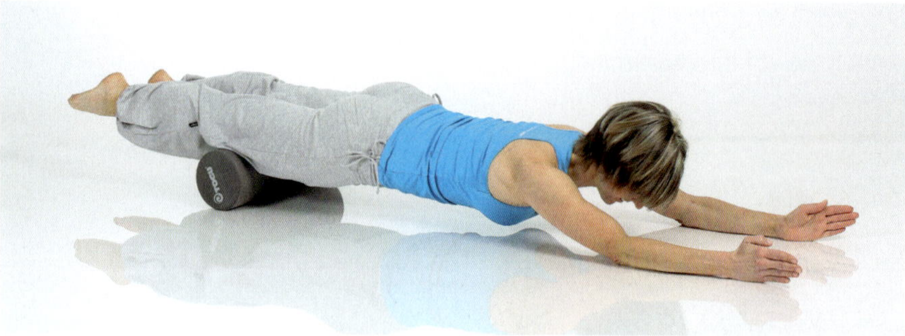

Übungsausführung: Ellbogenstütz

Die Muskulatur des Schienbeins wird oft vergessen! Doch sie ist zusammen mit der Wadenmuskulatur für das Strecken und Beugen des Fußes, also für jeden Schritt, verantwortlich! Das Ausrollen der Schienbeinmuskulatur erfordert zusätzlich eine gute Ganzkörperspannung!

Hinweis: Besonders auf eine aktive Mitte achten! Seien Sie sich Ihrer lokalen Stabilisatoren bewusst!

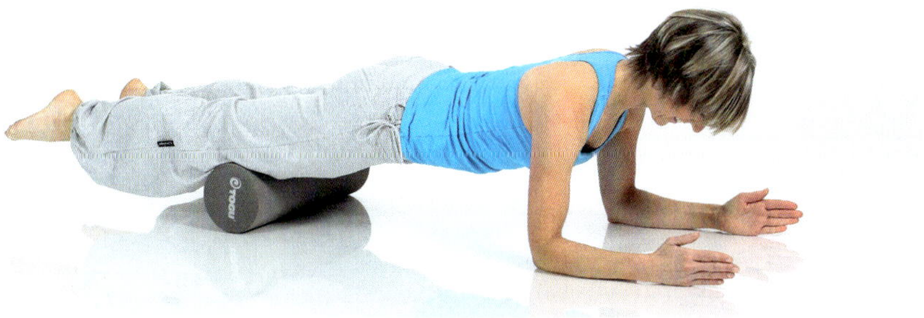

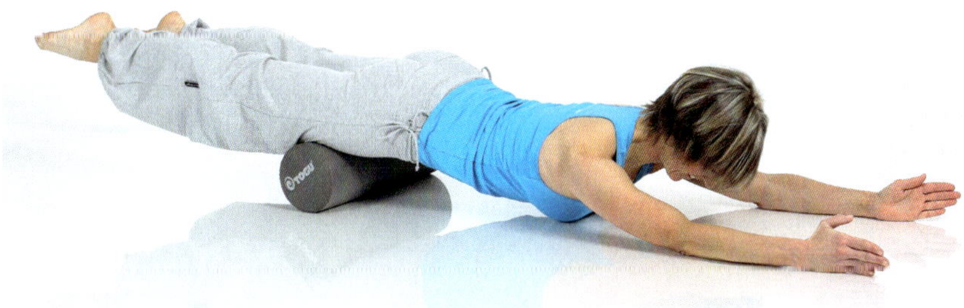

Übungsausführung: Ellbogenstütz

Ähnlich wie beim Ausrollen des Schienbeins erfordert das Ausrollen der Oberschenkelvorderseite eine sehr gute Ganzkörperspannung! Die Abbildung zeigt Ihnen eine schwierige Variation mit gestreckten Armen. Je mehr die Arme gestreckt werden, umso anspruchsvoller wird diese Übung.

Hinweis: Besonders auf eine aktive Mitte achten!

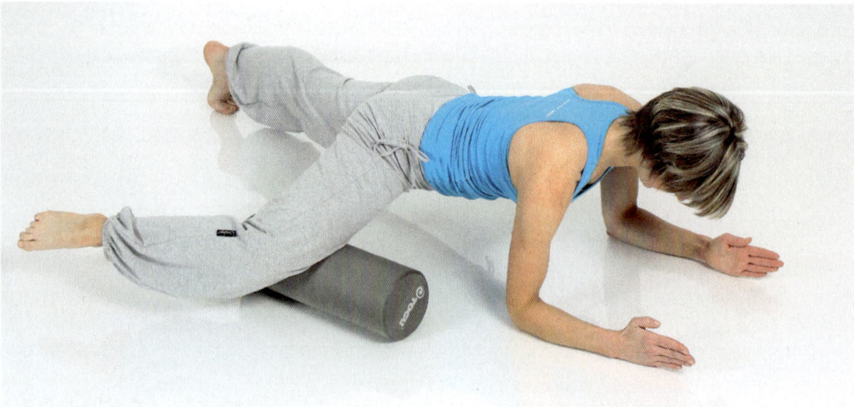

Übungsausführung: Ellbogenstütz

Die Oberschenkelinnenseite ist im Vergleich zur Außenseite weicher und weniger aktiv im Alltag, dadurch weniger schmerzempfindlich, sollte aber nicht vergessen werden! Denken Sie an eine gute Ganzkörperspannung beim Ausrollen der Faszie!

Hinweis: Besonders auf eine aktive Mitte achten! Diese Übung ist zugleich eine schöne Hüftgelenkmobilisation. Das Hüftgelenk wird außerdem besser durchblutet, die Kapsel wird gedehnt!

4. Sensory Refinement

Ein gesundes Fasziennetz und ein guter Körpersinn ist die Grundlage für jede Bewegung und Attraktivität. Inzwischen gilt es als erwiesen, dass die Faszien mit zahlreichen Sinnesrezeptoren und sensiblen Nerven bestückt sind und damit das größte Sinnesorgan bilden. **Unser „sechster Sinn"!**

Selbst kleinste Winkelveränderungen der Gelenke führen zu relativ deutlichen Spannungsänderungen der Faszienmembran. Außerdem ist sehr wahrscheinlich, dass besonders die oberflächigen Schichten mit einer größeren Dichte an mechanorezeptiven Nervenendigungen ausgestattet sind. Diese Mechanorezeptoren sollten deshalb auf abwechslungsreiche Art und Weise stimuliert werden, wie Zug-, Dehn- und Vibrationsreize: Zum Beispiel Vibrationsreize durch das Schütteln der Brasil®s.

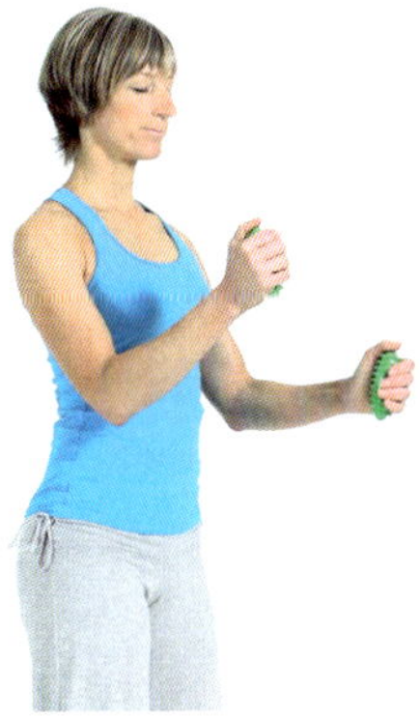

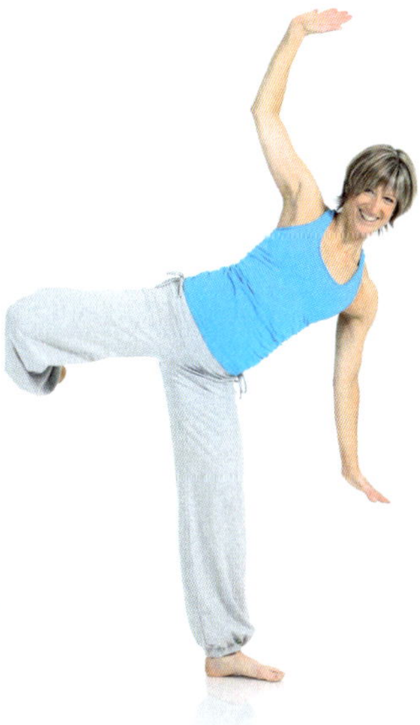

Abwechslung ist also angesagt!

Das kann sein über einen Wechsel in Geschwindigkeit, Impact, Dynamik oder Schnelligkeit. Der Kreativität sind keine Grenzen gesetzt!
(Quelle: 4more-education)

Trauen Sie sich auch einmal an ungewöhnliche Positionen!
Trainieren Sie in myofaszialen Funktionsketten!

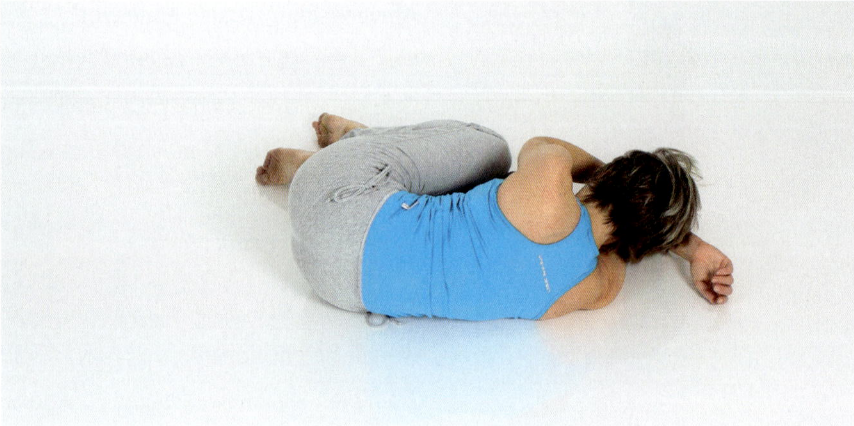

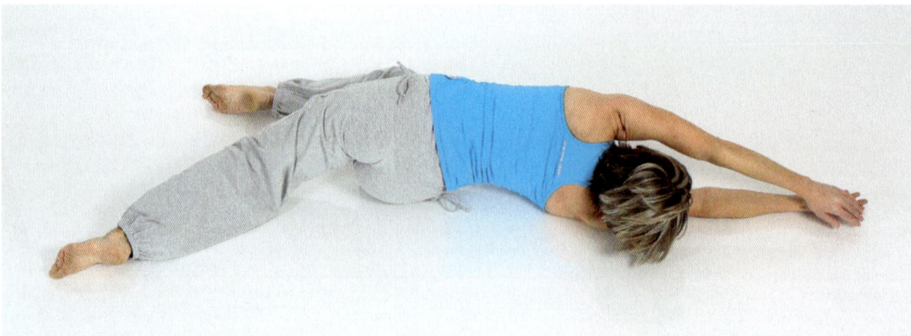

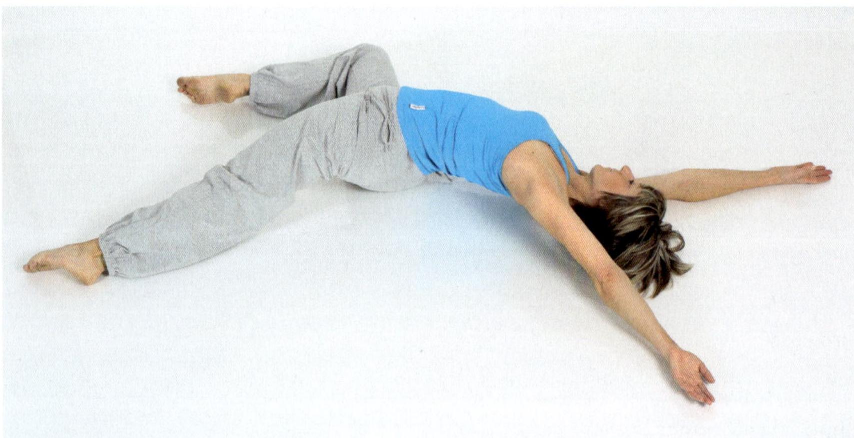

Hier geht es zum Video

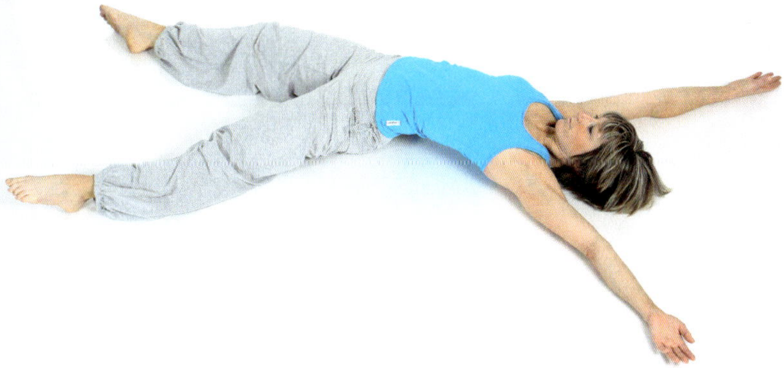

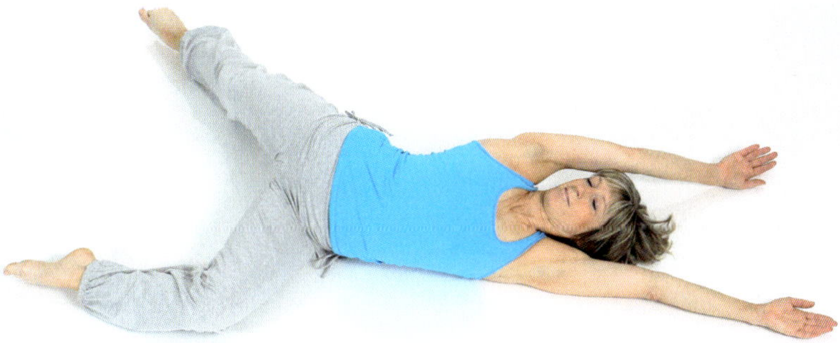

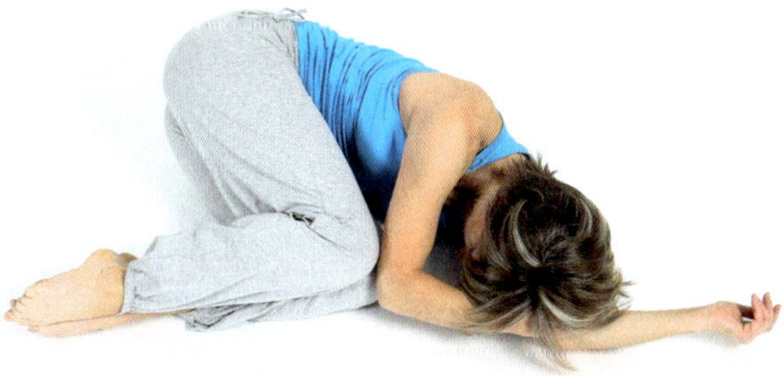

Übungsausführung:

Aus der gekrümmten Seitenlage das obere Bein und den oberen Arm strecken, der übrige Körper dreht mit. In der Rückenlage ankommen. Von hier initiiert der Beckenknochen die Bewegung, um den Körper zur anderen Seite zu befördern.

Hinweis: Lassen Sie locker! Genießen Sie die Bewegung! „Machen Sie sich frei von Sorgen!"

3 Die aufrechte Haltung in Theorie und Praxis

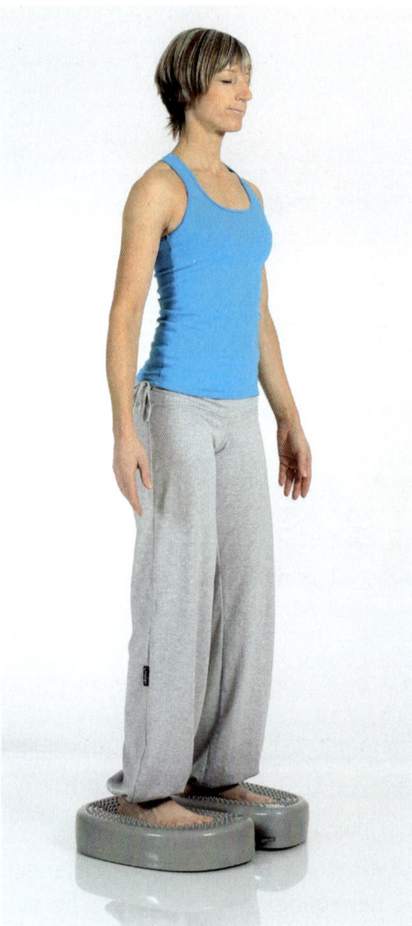

Wenn wir aufrecht stehen, wirkt die Schwerkraft optimal auf unsere ganze Muskulatur. Verändern wir diese optimale Spannung, hat das Einfluss auf unsere gesamte Statik. Außerdem verändert sich auch unser äußeres Erscheinungsbild.

Stehen wir aufrecht mit angehobenem Brustbein, streckt sich auch unsere Mitte, der Bauch wirkt flacher und straffer!

Nehmen Sie Kontakt auf mit Ihrer Wirbelsäule, sie ist unser inneres ICH - das Brustbein ist der Außenwelt zugewandt, damit gehen Sie mit der Außenwelt in Kontakt, in Konfrontation!

3.1 Fuß bis Kopf

Sie werden sich fragen, warum der Titel dieses Kapitels „Fuß bis Kopf" und nicht „Kopf bis Fuß" heißt! Diesen Titel haben wir ganz bewusst so gewählt, denn unsere Haltung beginnt bei den Füßen!

3.1.1 Füße

Unser Gesicht betrachten wir ständig im Spiegel, unsere Füße dagegen selten! Doch wir wollen, dass sie uns unser ganzes Leben tragen!

Im Alltag werden die Füße oft zur Untätigkeit gezwungen, was zur Folge hat, dass die vielen kleinen Fußmuskeln verkümmern. Die Fußwölbung verliert ihre Stützen. Der Fuß gerät aus der Form, Fußschwächen entwickeln sich, wie Hohlfuß, Plattfuß, Knickfuß oder Spreizfuß. Wenn der Fuß schief läuft, kann das Folgen für den gesamten übrigen Körper haben. Tausende Sensoren in den Füßen beeinflussen den Spannungszustand der Muskeln im ganzen Körper. Oft gehen Schmerzen in Knie, Hüfte, Rücken, Schultern oder Nacken von den Füßen aus. Viele Tastsinnesorgane in der Fußsohle stellen den Kontakt zur Bodenfläche her und lassen uns deren Beschaffenheit wahrnehmen.

Von den Füßen ausgehend, kann im Stehen die aufrechte Haltung sehr schön bewusst erarbeitet werden. Die Füße stehen hüftschmal, sind leicht nach außen gedreht. Unser Körper richtet sich auf, wenn wir versuchen, den Großzehenballen, Kleinzehenballen und die Ferse im Kontakt mit dem Boden zu halten (diese Position nennen wir *Drei-Punkt-Belastung*).

Erinnern Sie sich an das Kapitel Stabilität? Drei Punkte belastet zu haben, bedeutet, statisch bestimmt, das heißt, stabil zu stehen! Versuchen Sie, Ihre Teilnehmer öfters an diese Drei-Punkt-Belastung zu erinnern.
Das Fußgewölbe dabei leicht anheben, formen Sie einen „kurzen Fuß" nach Janda. Der *kurze Fuß* nach Janda ist das Grundelement im Konzept der sensomotorischen Faszilation nach Janda. Ziel ist es, die Fußmuskulatur zu stärken, die zu einer Verstärkung der afferenten Informationen dienen soll. Die Knie sind leicht gebeugt, um

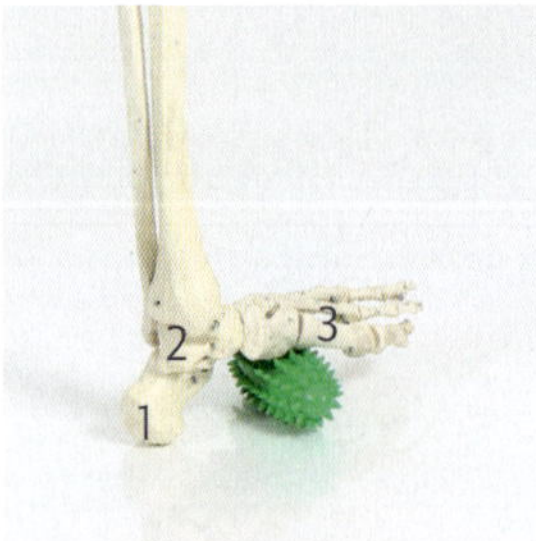

die muskuläre Stabilisation der Kniegelenke zu gewährleisten (verändert nach Kempf, 2010).

Der Fuß hat die Funktion eines Stützorgans, das die Druckkräfte aufnehmen kann. Deshalb ist das Fersenbein (1) und das Sprungbein (2), sowie der Knochen des ersten Strahls (3) besonders massiv gebaut.

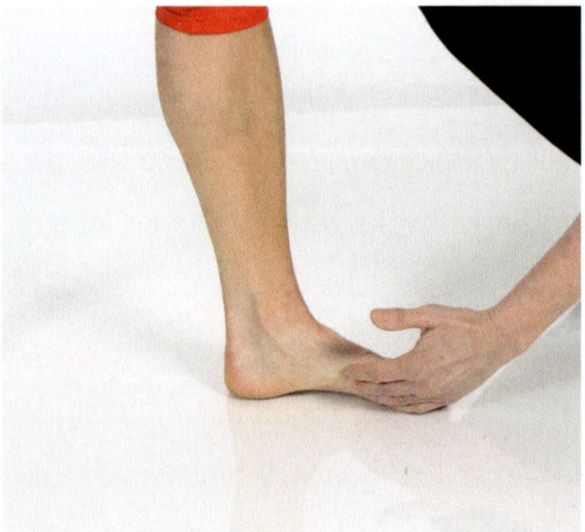

Aufgerichtetes Längsgewölbe

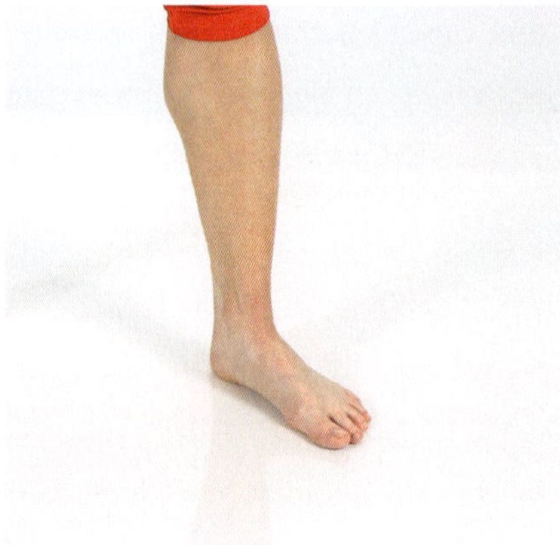

Abgesenktes Fußgewölbe

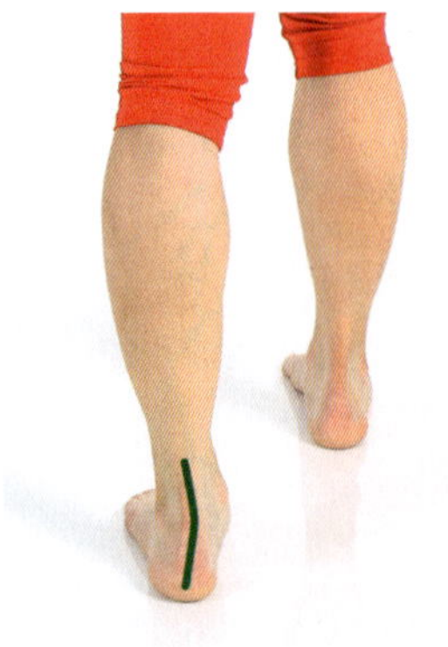

Ansicht von hinten (deutlich sichtbares Einknicken des Fußgelenks).
Folge: Fehlbelastung der Achillessehne, das kann zur Reizung führen.

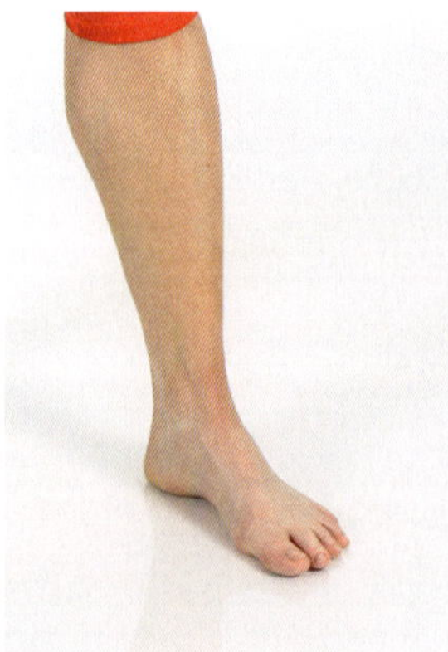

Aktivieren der Fußmuskulatur, kurzer Fuß nach Janda

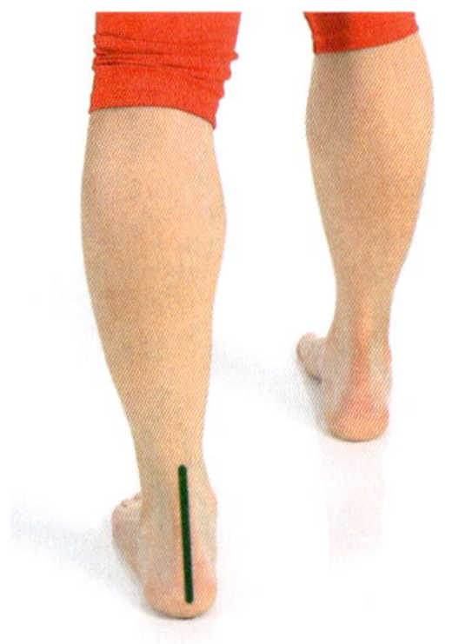

Ansicht von hinten
Stabilität im Sprunggelenk.
Aufrichtung der Fußwölbung, die Achillessehne steht in einer vertikalen Linie.

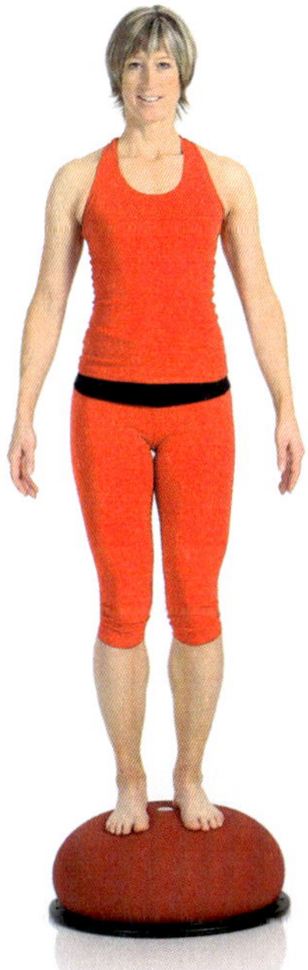

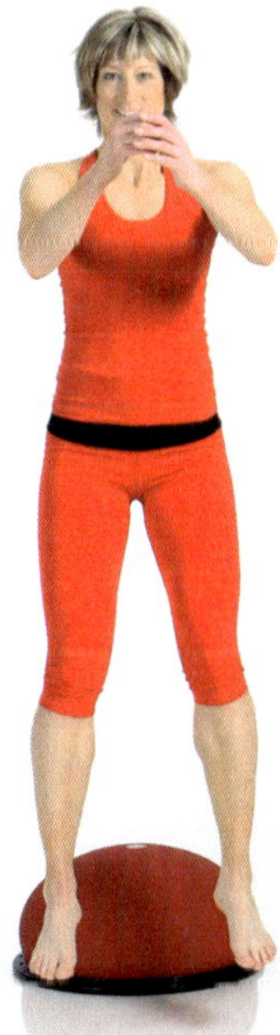

Absprung zum Beispiel von einem Jumper®

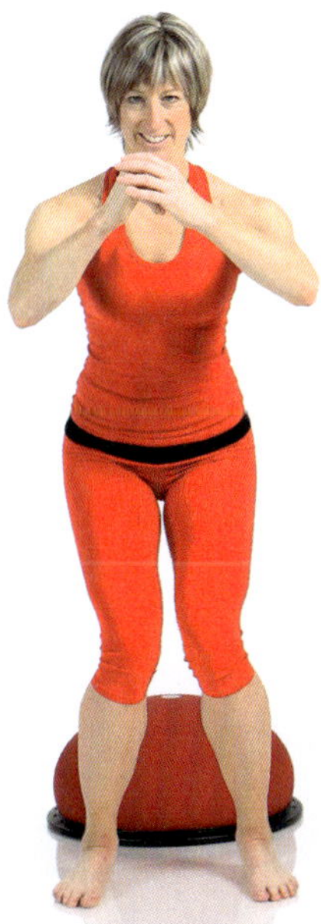

Landung ohne stabiles Fußgewölbe

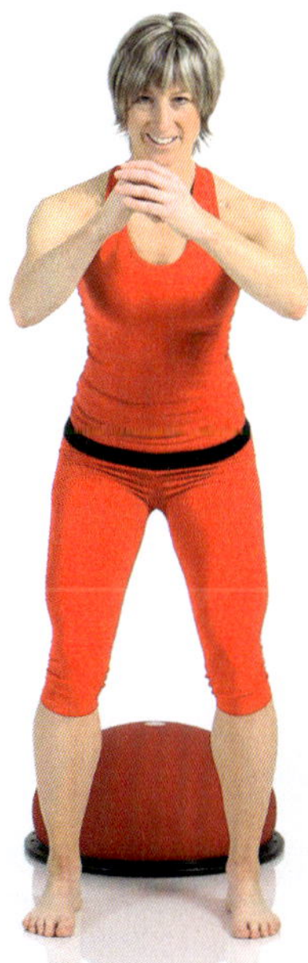

Landung mit stabilem Fußgewölbe

3.1.2 Beckenstellung

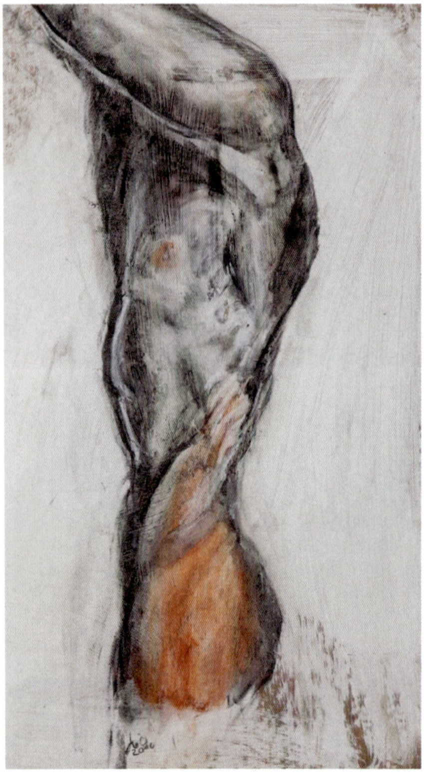

(Bild: B. Krinner, mit freundlicher Genehmigung von Lioba Siemers)

Haben Sie auch gelernt, in welcher Position das Becken perfekt ausgerichtet sein sollte? In unserer langjährigen Berufspraxis hat sich gezeigt, dass kaum jemand den Anweisungen eines Trainers folgen kann, wenn dieser die richtige Beckenstellung beschreibt. Wir haben herausgefunden, dass die einfachste Art und Weise der Erklärung Folgende ist:

» „Beugen Sie Ihre Knie ganz leicht."
» „Ziehen Sie den Bauchnabel sanft nach innen."
» „Heben Sie Ihr Brustbein diagonal nach oben an."

Damit befördert die Schwerkraft das Becken in die richtige Position und die Wirbelsäule kann ihre optimale, doppelt geschwungene S-Form einnehmen.

Probieren Sie es aus, Sie werden sehen, wie einfach es plötzlich ist, Ihre Teilnehmer in die richtige Haltung zu bringen!

3.1.3 Kopfhaltung

Die Kopfhaltung ist richtig, wenn wir den Blick in den Horizont richten, das heißt leicht nach unten. Nun den Kopf ganz leicht nach hinten in die Doppelkinnhaltung schieben, ohne das Kinn dabei anzuheben.

Probieren Sie auch einmal aus, wie unser Gemütszustand unsere Kopfhaltung beeinflusst. Sind Sie niedergeschlagen und lassen den Blick nach unten fallen, neigt sich auch Ihr Kopf. Haben Sie dagegen einen offenen Blick, sind Sie gut gelaunt, lächeln Sie *(Lächeln Sie ruhig auch mal, wenn Ihnen gar nicht danach zumute ist, das beeinflusst Ihre Stimmung unbewusst!)*, hebt sich Ihr Kopf! Dann entspannt sich auch ganz automatisch Ihr Schultergürtel.

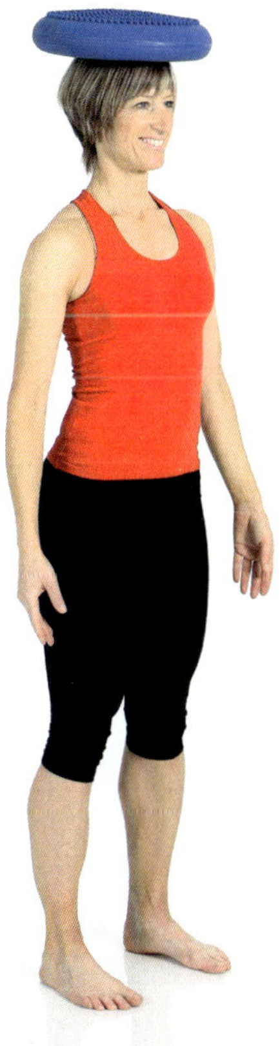

Die Kopfhaltung ist richtig, wenn Sie einen Gegenstand auf dem Kopf balancieren können! Lächeln Sie dabei!

Lassen Sie Ihre Gesichtsmuskeln spielen!

Hier geht es zum Video

4 Stundenbilder

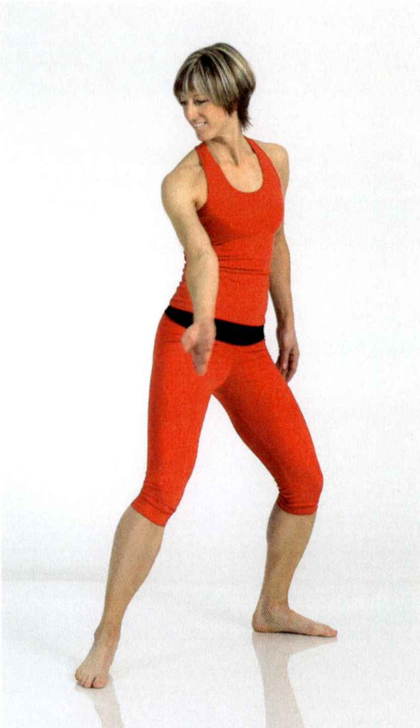

Denken Sie zu Beginn jedes Stundenbildes an ein kurzes Warm-up von etwa 5-10 min aus dem Kap. 2.2.2, zum Schluss jedes Stundenbildes an ein Cool-down aus dem Kap. 2.2.3 oder/und 2.3.

Bei statischen Übungen die Spannung ca. 10-20 s halten, bei aktiven/dynamischen Übungen 10-30 Wiederholungen ausführen.

4.1 Intelligentes Bauchtraining

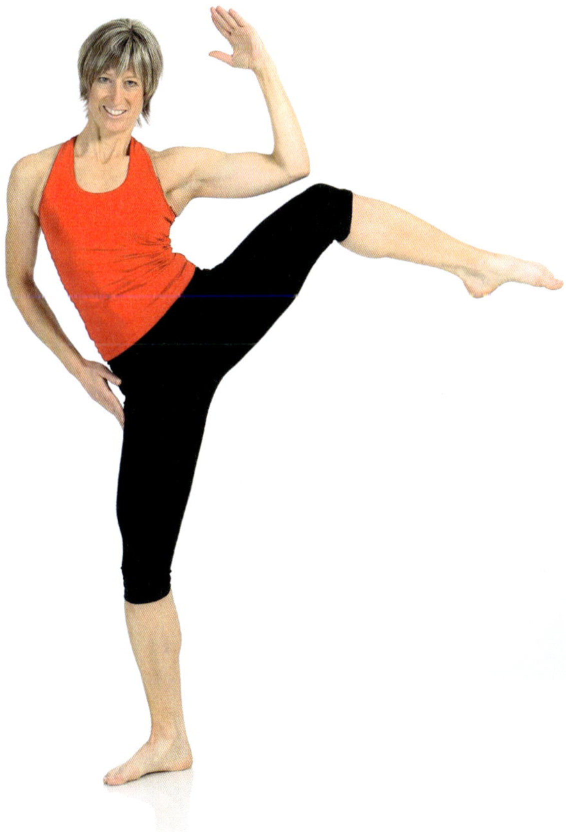

Wer hätte nicht gerne einen flachen Bauch und eine stabile Mitte?

Die oberflächliche und tiefe Bauch- und Rückenmuskulatur, die Muskulatur rund um das Becken, Haltungsaufbau, Gleichgewichtstraining, Körperwahrnehmung und Entspannung sind die Inhalte einer runden „Bauchstunde".

Bringen Sie Ihren Teilnehmern bei, jede Bewegung aus der Körpermitte zu starten, um sich so natürlich, reaktionsschnell, aufrecht und gelenkschonend zu bewegen!

Ziel der Übung: Kräftigung der tiefen Rumpfmuskulatur

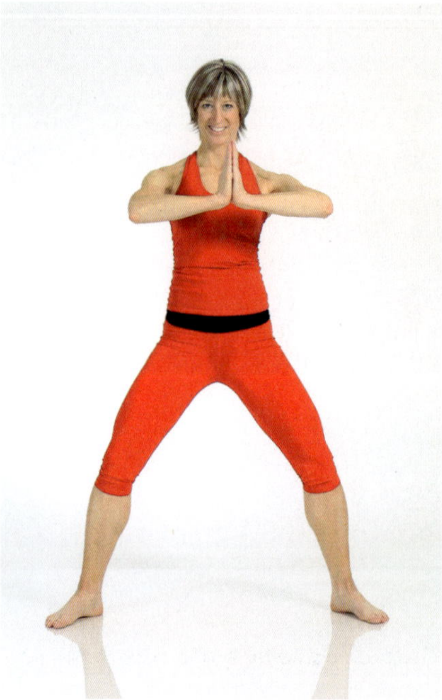

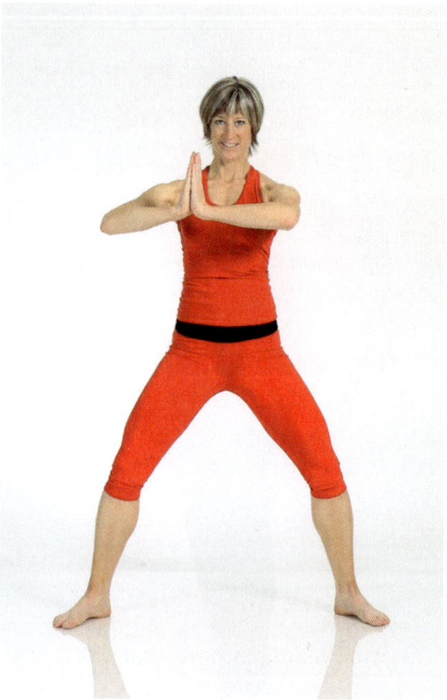

Übungsausführung: Grätschstand

Die Hände vor dem Brustbein schließen und kleine Rüttelbewegungen nach rechts und links ausführen.

Hinweis: Das Becken stabil halten! Die Schultern entspannen! Sorgen Sie für einen guten Bodenkontakt!

Ziel der Übung: Kräftigung der schrägen Bauchmuskulatur

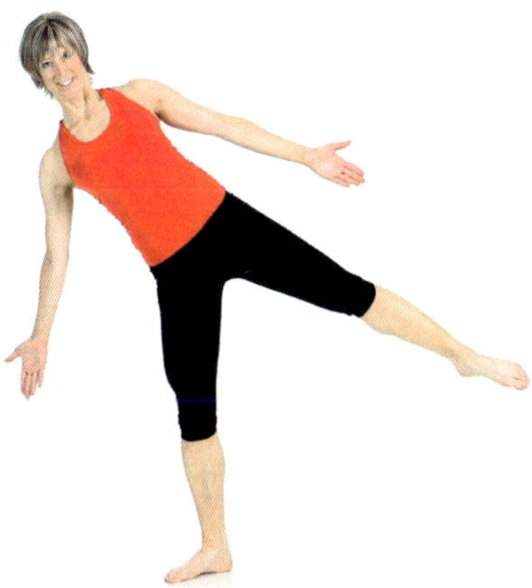

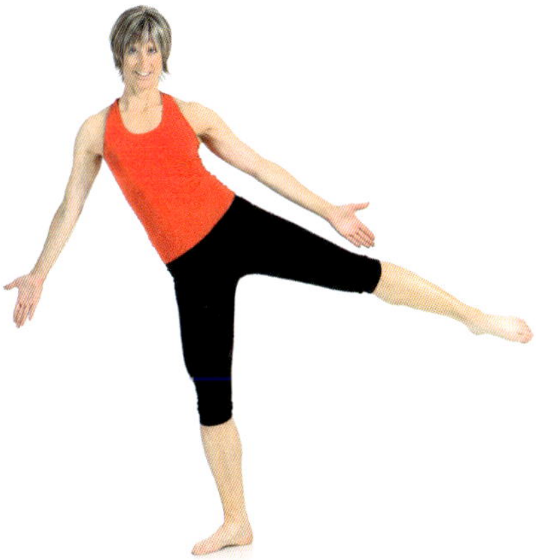

Übungsausführung: Einbeinstand

Die Arme neben dem Körper ausstrecken. Dann das Spielbein und den Oberkörper zueinander- und auseinanderführen.

Hinweis: Das Brustbein anheben!

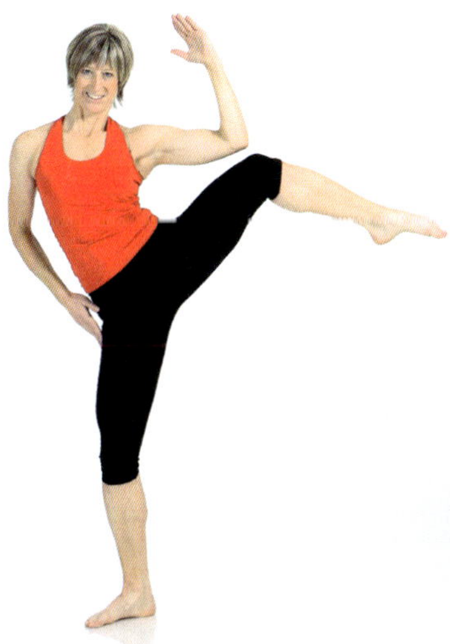

Variation: Als Steigerung den Ellbogen und das Knie zueinanderführen.

Ziel der Übung: Ansteuerung der Core-Muskulatur

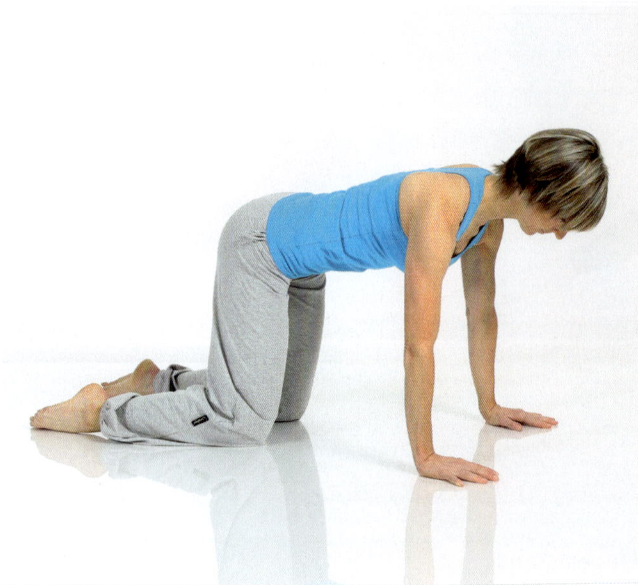

Übungsausführung: Vierfüßlerstand

Die Hände und Knie (ohne die Bewegung von außen sichtbar zu machen) zueinanderschieben.

Hinweis: Den Bauchnabel sanft nach innen ziehen. Als Variation den rechten Arm zum linken Knie, den linken Arm zum rechten Knie schieben, diese Bewegung ist von außen kaum sichtbar!

Ziel der Übung: Ansteuerung der Core-Muskulatur

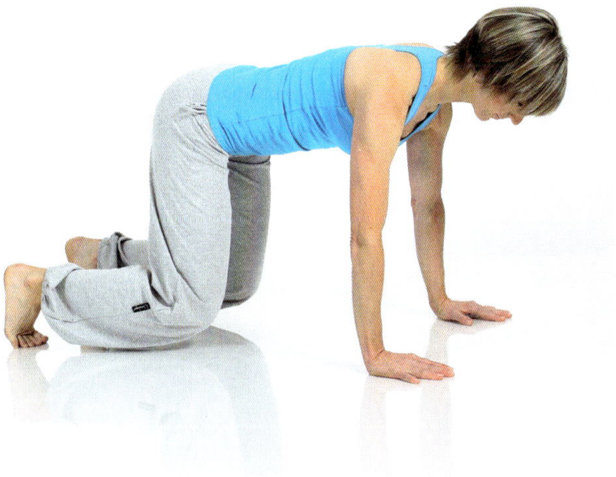

Übungsausführung: Vierfüßlerstand

Die Knie leicht vom Boden abheben und diese Position halten.

Hinweis: Die Schulterblätter auseinanderziehen! Den Bauchnabel sanft nach innen ziehen! „Spüren Sie Ihre Muskelmantelspange!"

Ziel der Übung: Kräftigung der schrägen Bauchmuskulatur, der tiefen Rückenmuskulatur

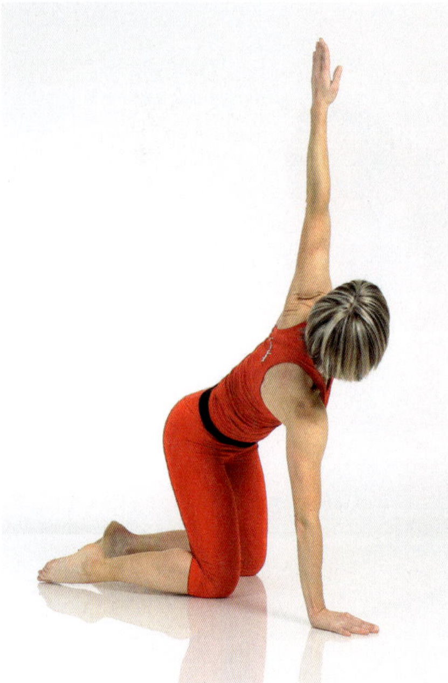

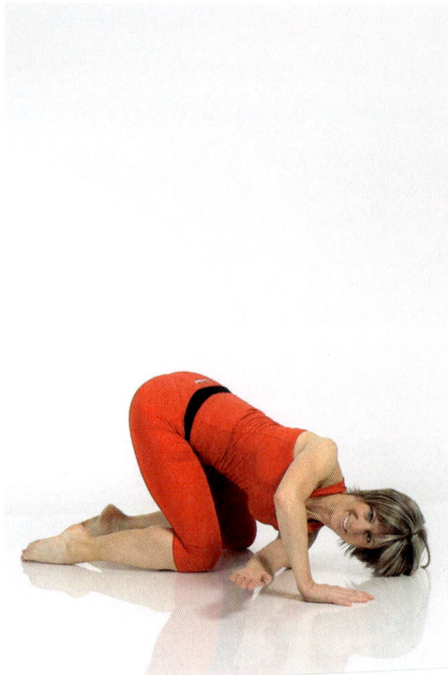

Übungsausführung: Vierfüßlerstand

Einen Arm zur Decke strecken. Den Blick mit der Hand mitnehmen. Dann den Arm so weit wie möglich unter dem aufgestellten Arm hindurchtauchen.

Hinweis: Den Bauchnabel sanft nach innen ziehen.

Ziel der Übung: Ganzkörperspannung

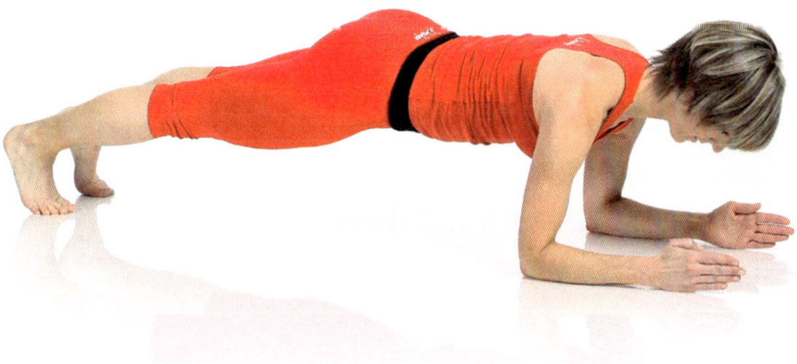

Übungsausführung: Unterarmstütz

Der Oberkörper und die Oberschenkel bilden eine Linie. Diese Position halten.

Hinweis: Den Bauchnabel sanft nach innen oben ziehen! Die Schulterblätter auseinanderziehen!

Ziel der Übung: Kräftigung der tiefen Rückenmuskulatur

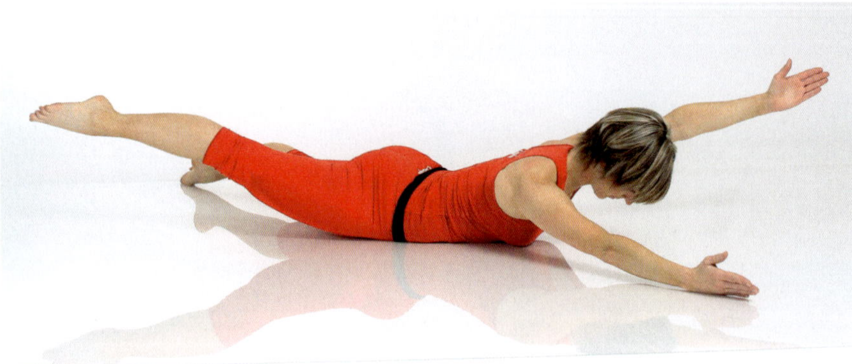

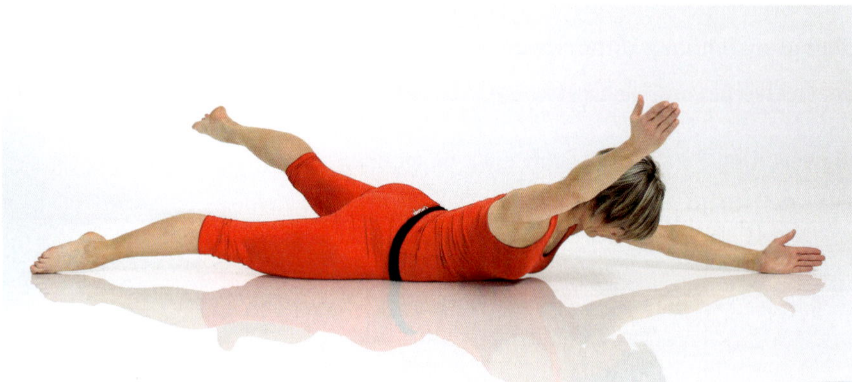

Übungsausführung: Bauchlage

Im Wechsel das rechte Bein und den linken Arm und das linke Bein und den rechten Arm anheben und senken. Die Daumen zeigen zur Decke.

Hinweis: Den Bauchnabel sanft nach innen oben ziehen! Den Kopf in Verlängerung der Wirbelsäule halten!

Ziel der Übung: Kräftigung der tiefen Bauch- und Rückenmuskulatur

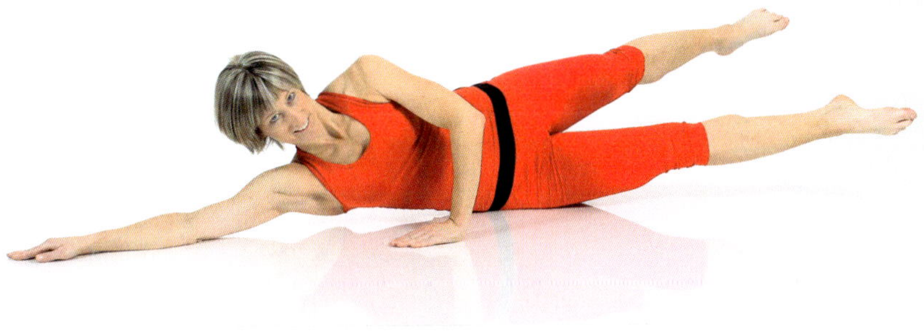

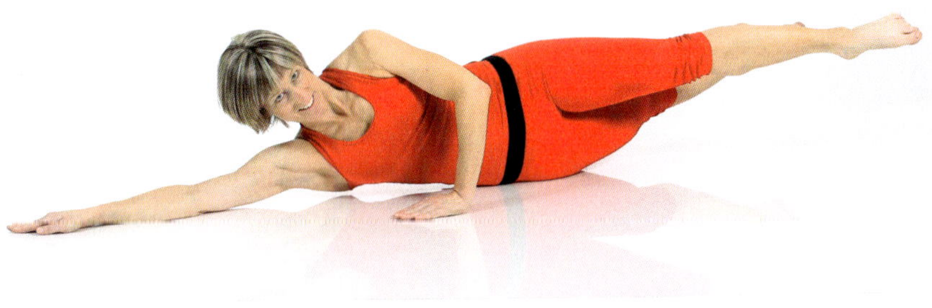

Übungsausführung: Seitlage

Beide Beine und den Kopf anheben. Mit den Beinen kleine, schnelle Bewegungen vor und zurück ausführen.

Hinweis: Den Bauchnabel sanft nach innen ziehen.

Ziel der Übung: Kräftigung der tiefen Rumpfmuskulatur

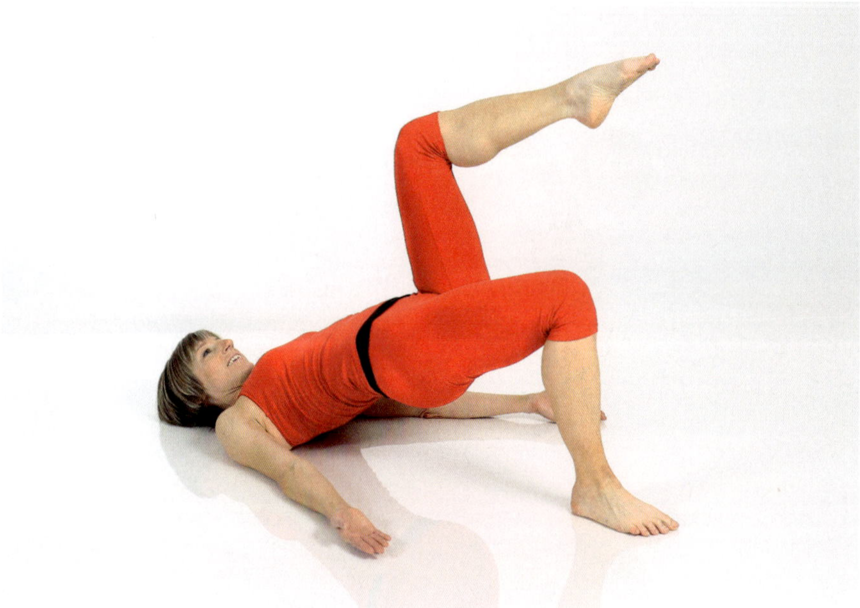

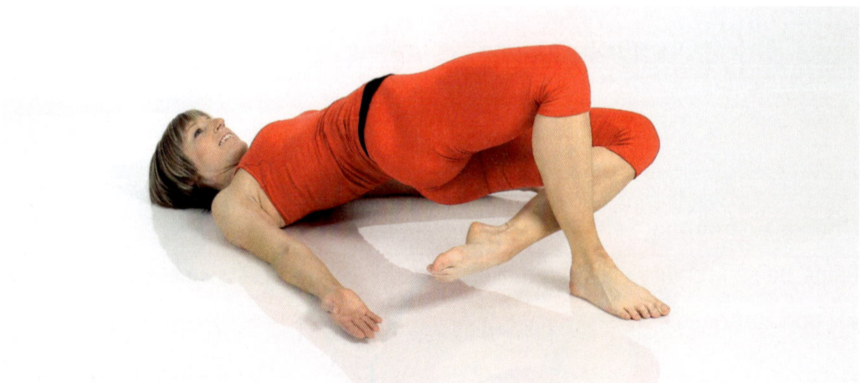

Übungsausführung: Schulterstütz

Ein Bein angewinkelt anheben und langsam unter dem aufgestellten Bein hindurchführen. Das Becken kippt auf die Seite des Spielbeins.

Hinweis: Den Bauchnabel sanft nach innen ziehen.

Ziel der Übung: Kräftigung der schrägen Bauchmuskulatur

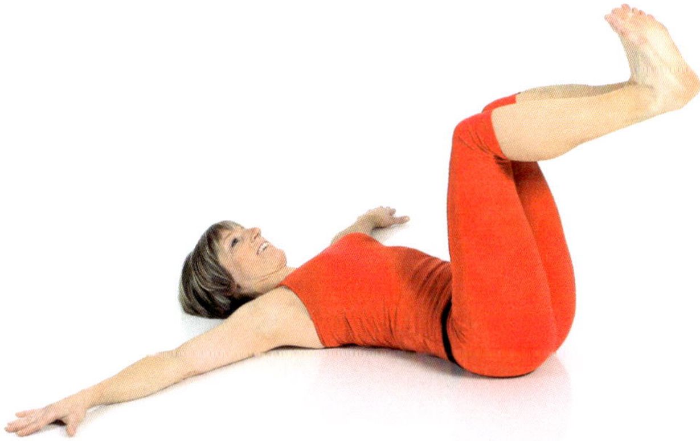

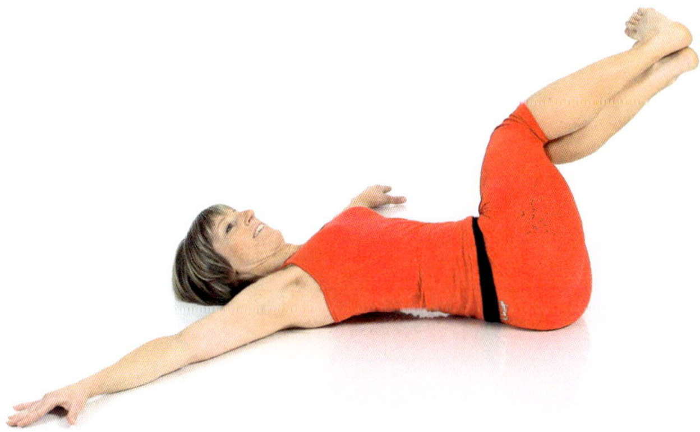

Übungsausführung: Rückenlage

Die Beine angewinkelt anheben und von rechts nach links pendeln.

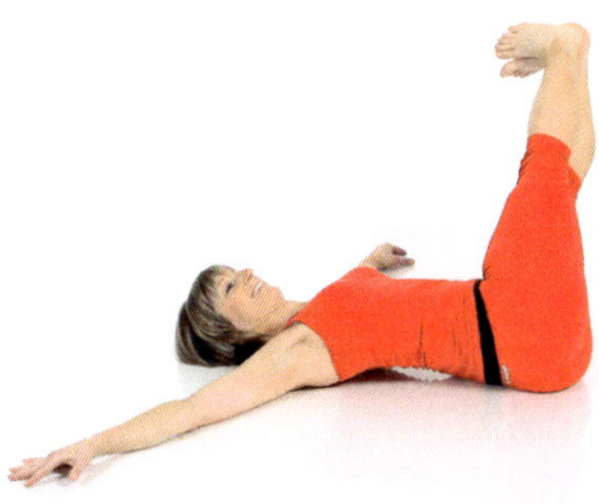

Hinweis: Die Schulterblätter am Boden fixieren!

Variation: Als Steigerung die Beine ausstrecken.

Ziel der Übung: Kräftigung der oberflächlichen Bauchmuskulatur

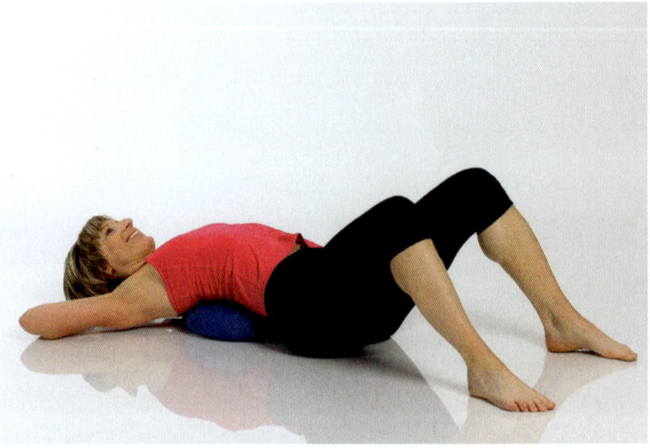

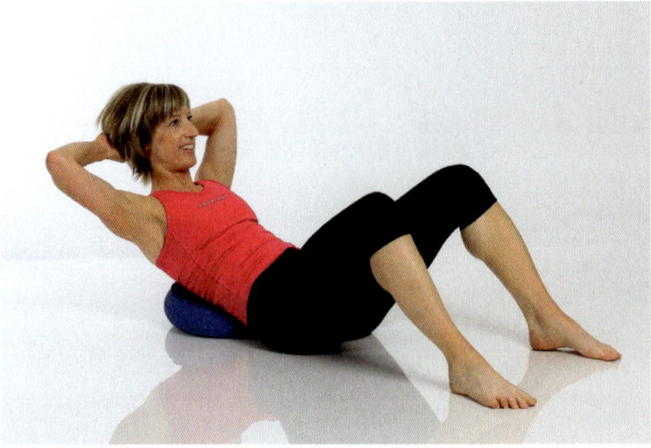

Übungsausführung: Rückenlage

Die Beine sind aufgestellt. Als Lordosestütze in den unteren Rücken ein zusammengerolltes Handtuch oder wie auf dem Bild ein Dynair® legen. Die Hände stützen leicht den Kopf. Nun den Rumpf aus der Vordehnung der Bauchmuskulatur anheben und senken.

Hinweis: Den Bauchnabel vor der Übung sanft nach innen ziehen! Etwas Platz zwischen Kinn und Brustbein halten!

Ziel der Übung: Kräftigung der schrägen Bauchmuskulatur

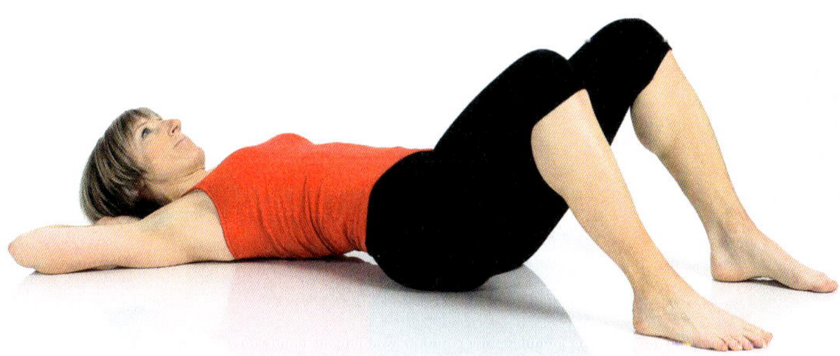

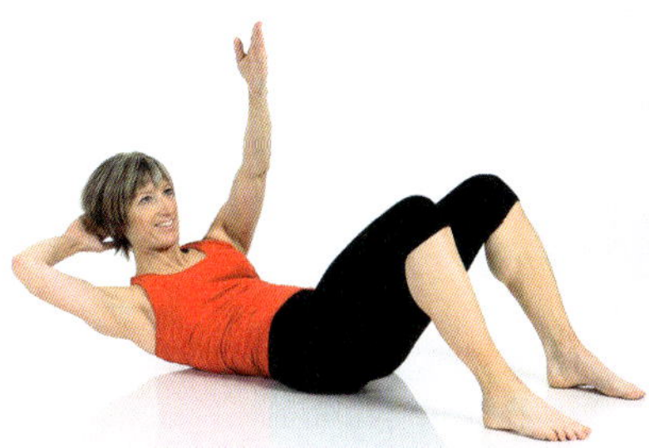

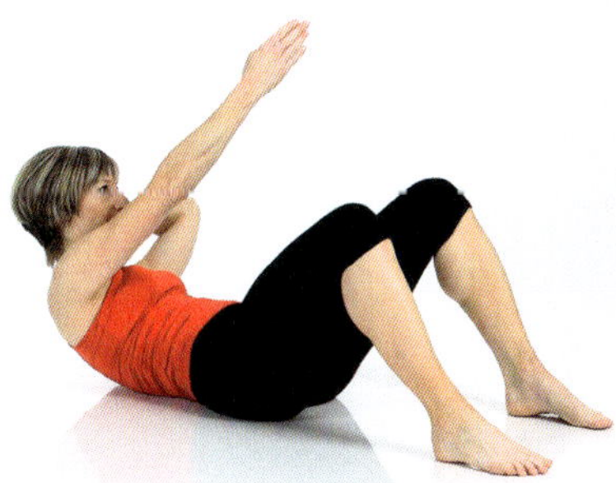

Übungsausführung: Rückenlage

Die Beine sind aufgestellt. Nun im Wechsel mit den Armen diagonal nach rechts und links oben ziehen.

Hinweis: Das Becken bleibt am Boden fixiert!

Variation: Als Steigerung ein Bein über dem Boden ausgestreckt halten.

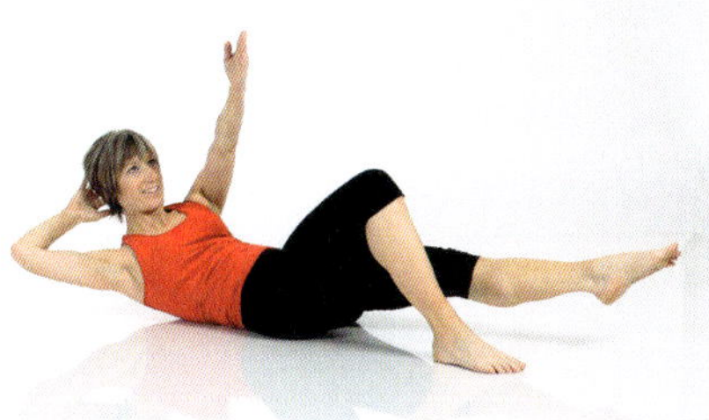

Ziel der Übung: Dehnung der gesamten Bauchmuskulatur. Entspannung

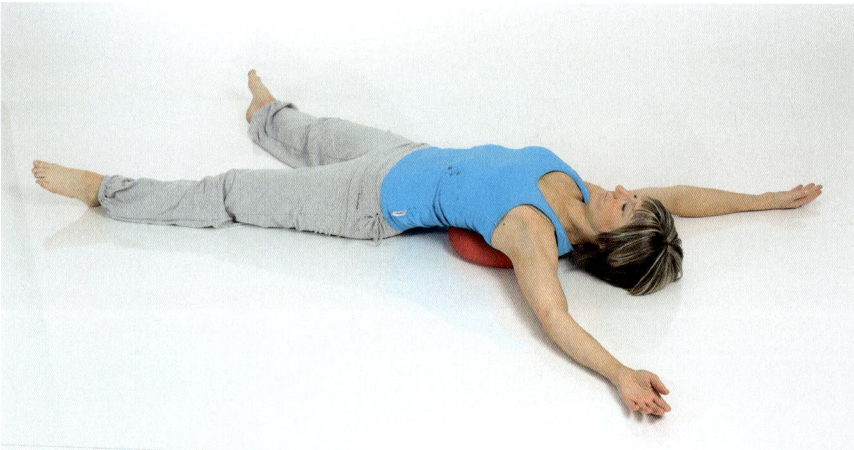

Übungsausführung: Rückenlage

Die Arme und Beine in einem großen X ablegen. Gegebenenfalls ein Dynair® unter dem Brustkorb platzieren.

Hinweis: Den Körper fallen lassen und tief in den Bauch ein- und ausatmen!

4.2 Rückentraining

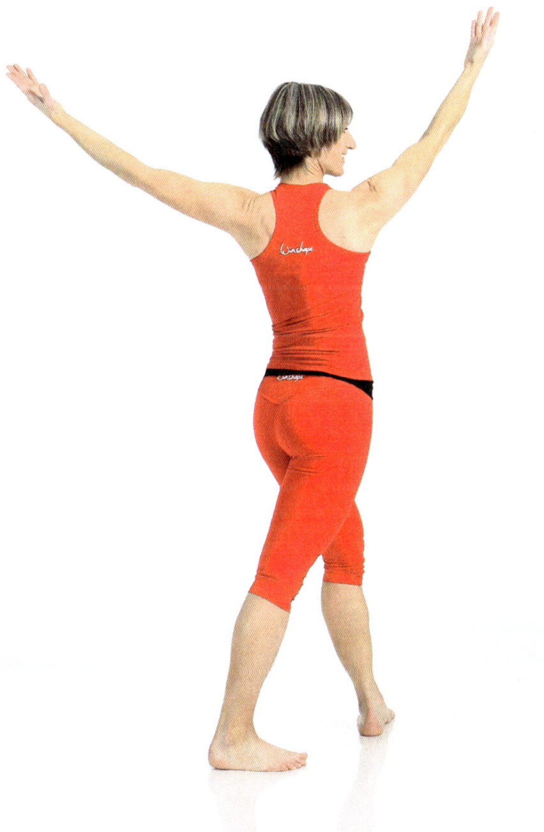

„Das Kreuz mit dem Kreuz".

Rückenkurse sind zu Recht sehr beliebte Kursformate! Es gibt bestimmt wenige Ihrer Kursteilnehmer, die von sich sagen können, noch nie Rückenschmerzen gehabt zu haben.

Bei fast allen Rückenschmerzen gilt: Schonen Sie sich nicht, denn das führt dazu, dass Ihre Rumpfmuskulatur immer mehr geschwächt wird.

Fordern Sie sich, aber überfordern Sie sich nicht!

Ziel der Übung: Schulung der Gleichgewichtsfähigkeit. Kräftigung der Bauch- und Rückenmuskulatur

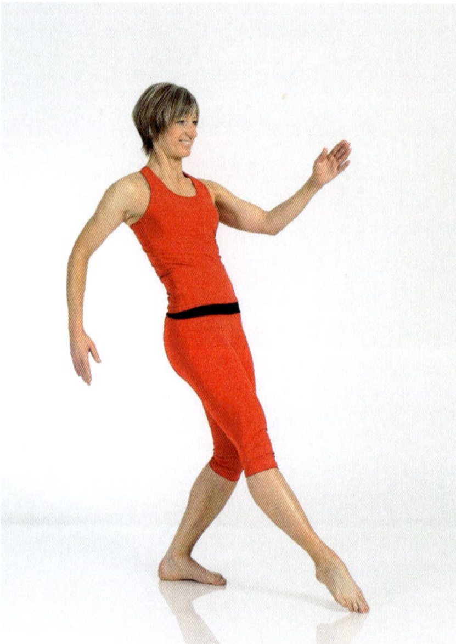

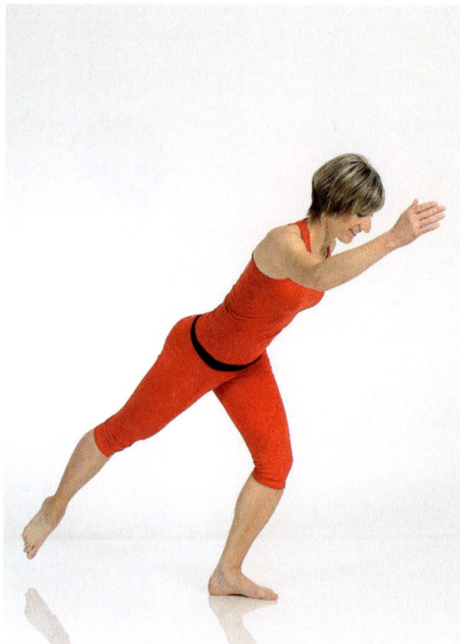

Übungsausführung: Einbeinstand

Mit dem Spielbein so weit wie möglich vor und hinter dem Körper auftippen.

Hinweis: Die Spannung in der Körpermitte halten!

Ziel der Übung: Kräftigung der seitlichen Rumpfmuskulatur

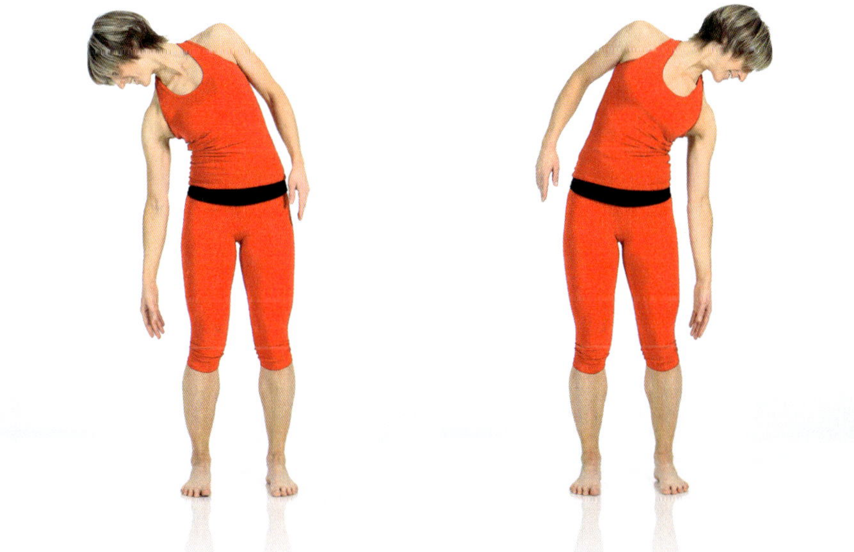

Übungsausführung: Stand

Den Rumpf so weit wie möglich nach rechts und links neigen. Der Blick folgt der Hand.

Hinweis: Die Knie sind leicht angebeugt! Das Brustbein ist angehoben!

Ziel der Übung: Kräftigung der schrägen Bauchmuskulatur und der tiefen Rumpfmuskulatur. Schulung der Gleichgewichtsfähigkeit

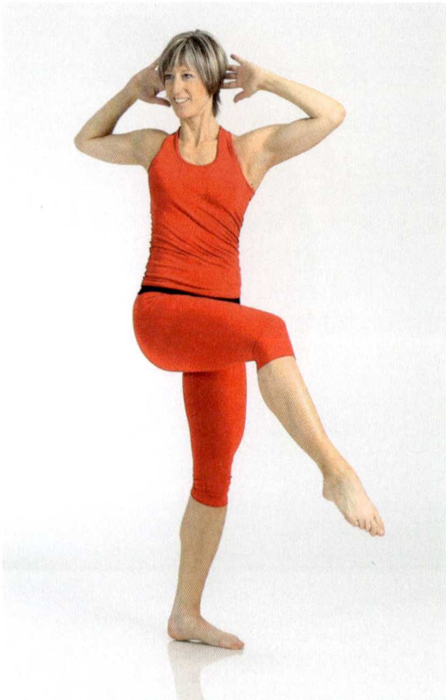

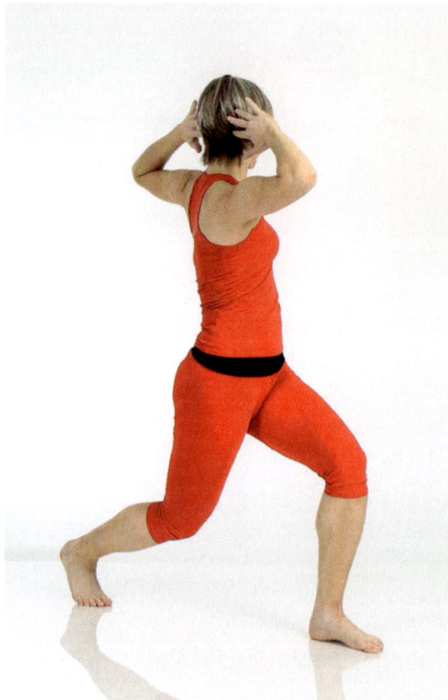

Übungsausführung: Ausfallschritt

Im Ausfallschritt den Oberkörper zum vorderen Knie rotieren. Nun das hintere Bein mit dem Knie nach vorne bewegen. Dabei den Rumpf zur anderen Seite drehen.

Hinweis: Das vordere Knie sollte sich über der Ferse befinden! Den Bauchnabel sanft nach innen ziehen.

Ziel der Übung: Kräftigung der tiefen Rumpfmuskulatur

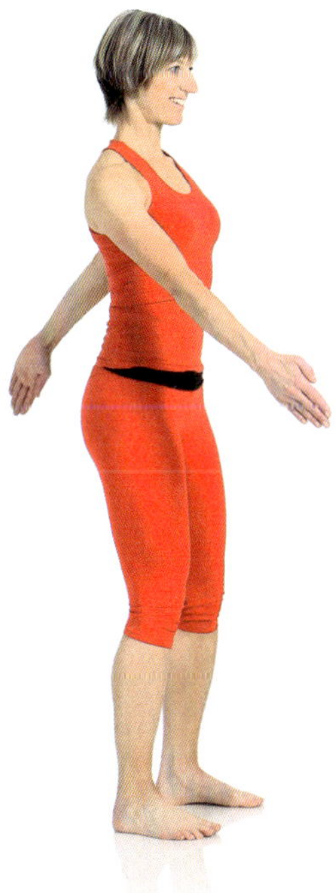

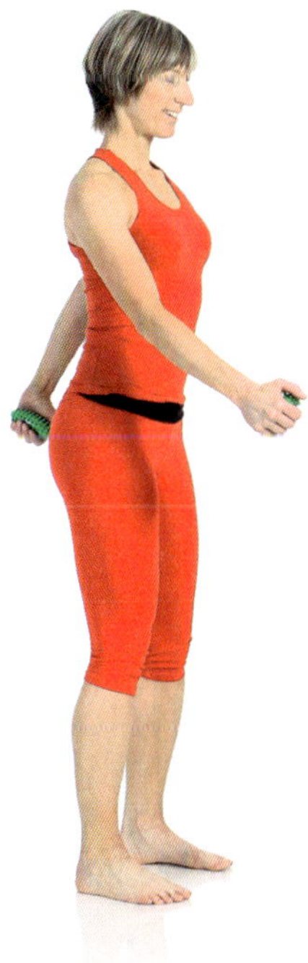

Übungsausführung: Stand

Das Brustbein anheben. Die Arme sind gestreckt neben dem Körper. Dann kleine, schnelle Hackbewegungen neben dem Körper ausführen. Gegebenenfalls Brasil®s in die Hände nehmen (siehe Bild 2).

Hinweis: Den Bauchnabel sanft nach innen ziehen. Die Knie sind leicht gebeugt!

Ziel der Übung: Schulung der Gleichgewichtsfähigkeit. Kräftigung der Rückenstreckmuskulatur

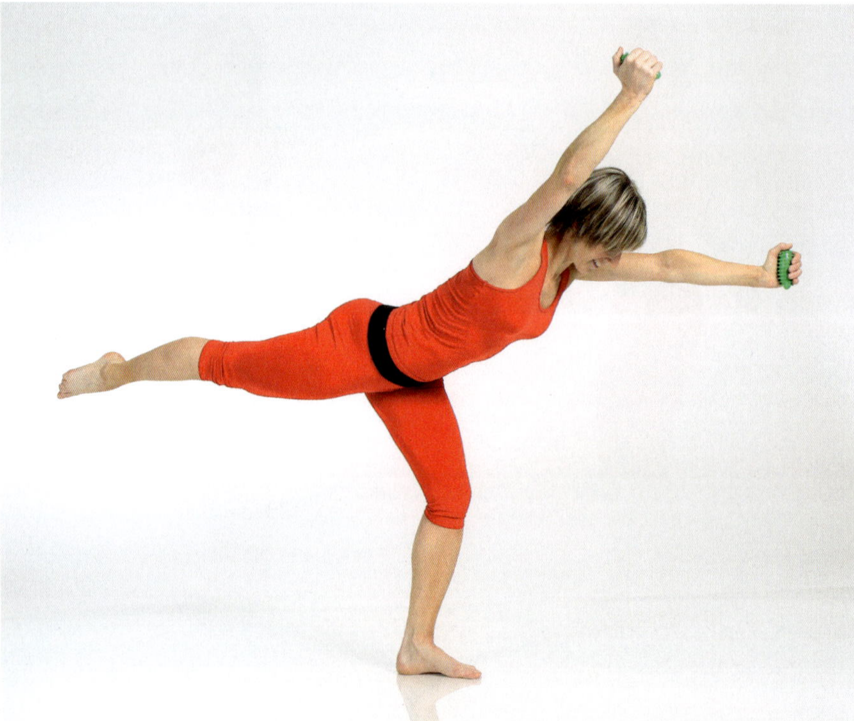

Übungsausführung: Einbeinstand

Das Spielbein nach hinten oben anheben. Die Arme in Verlängerung des Oberkörpers nach vorne strecken. Dann kleine, schnelle Hackbewegungen ausführen. Gegebenenfalls Brasil®s in die Hände nehmen (siehe Bild).

Hinweis: Das Standknie gebeugt halten. Den Bauchnabel nach innen oben ziehen. Die Schultern weit von den Ohren wegbewegen.

Ziel der Übung: Kräftigung der tiefen Bauch- und Rückenmuskulatur

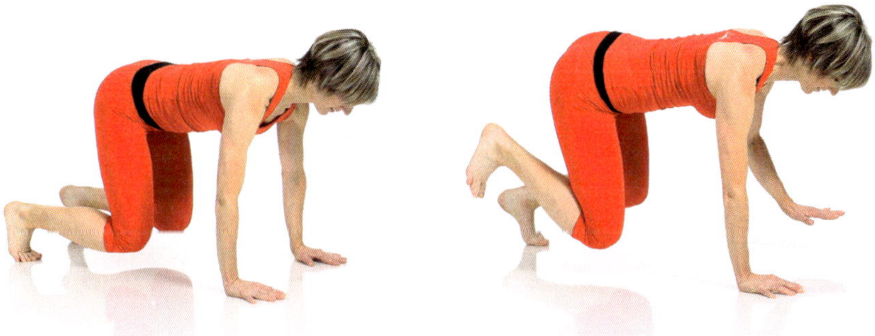

Übungsausführung: Vierfüßlerstand

Im Wechsel das rechte Bein und den linken Arm und das linke Bein und den rechten Arm vom Boden abheben.

Hinweis: Achten Sie auf die Bauchspannung!

Ziel der Übung: Kräftigung der tiefen Rückenmuskulatur

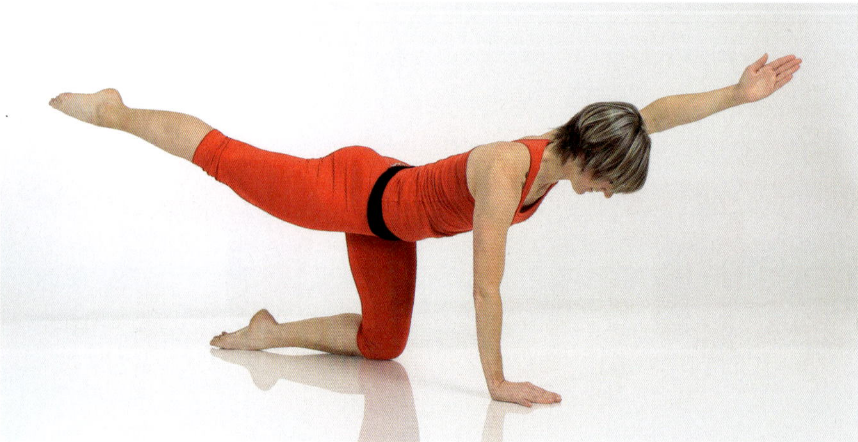

Übungsausführung: Vierfüßlerstand

Ein Bein und den gegenüberliegenden Arm abheben und in kleinen Bewegungen Richtung Decke führen.

Hinweis: Den Bauchnabel sanft nach innen oben ziehen! Der Rücken bleibt ruhig, das Becken bleibt fixiert!

Ziel der Übung: Ganzkörperstabilisation

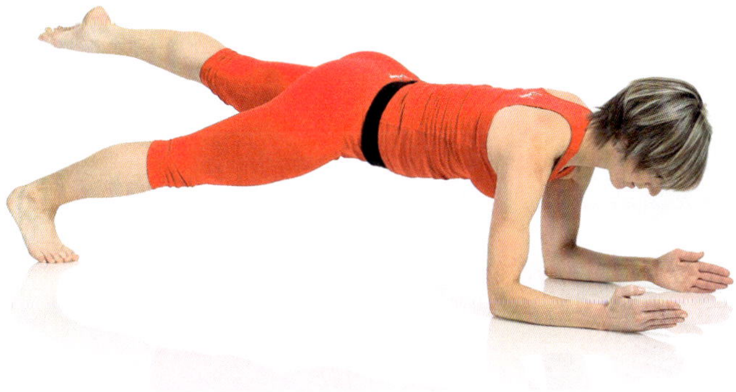

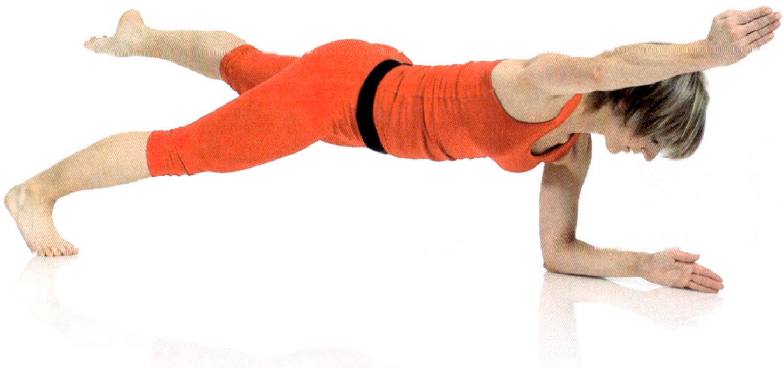

Übungsausführung: Ellbogenstütz

Zuerst ein Bein vom Boden, dann den gegenüberliegenden Arm dazu anheben.

Hinweis: Auf eine stabile Körpermitte achten!

Ziel der Übung: Kräftigung der tiefen Rückenmuskulatur

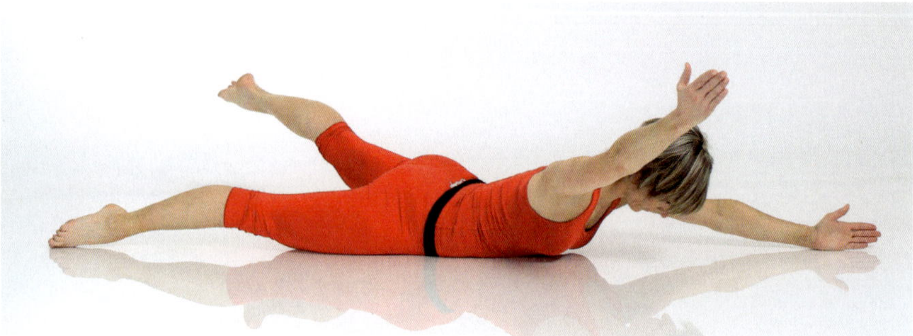

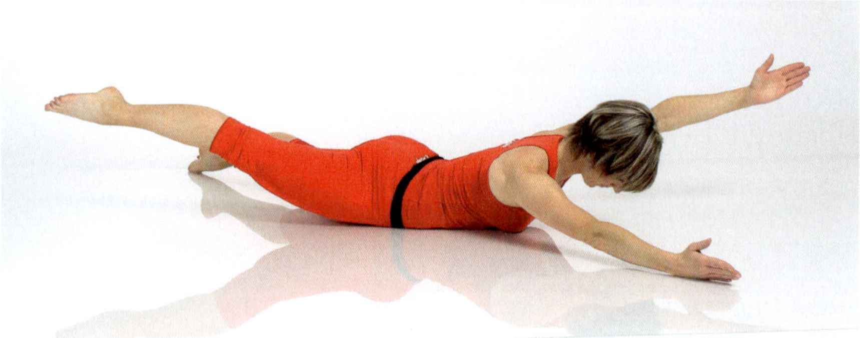

Übungsausführung: Bauchlage

Im Wechsel das rechte Bein und den linken Arm und das linke Bein und den rechten Arm anheben und senken. Die Daumen zeigen zur Decke.

Hinweis: Den Bauchnabel sanft nach innen oben ziehen! Den Kopf in Verlängerung der Wirbelsäule halten!

Ziel der Übung: Mobilisation der Wirbelsäule, Kräftigung der Rückenmuskulatur

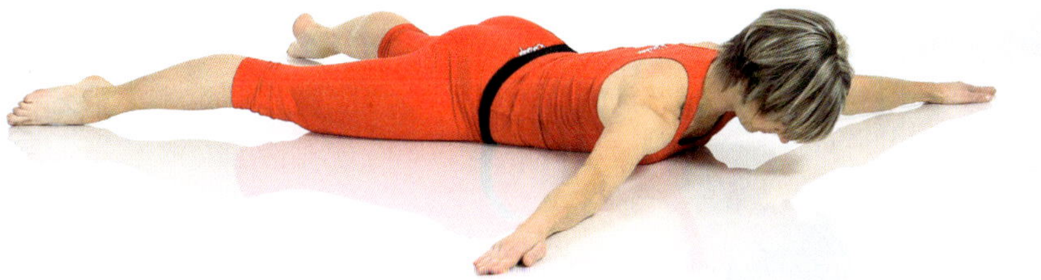

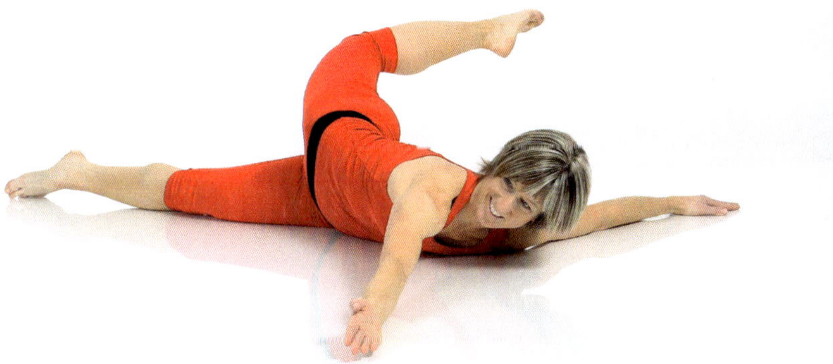

Übungsausführung: Bauchlage

Arme und Beine sind zu einem großen X geöffnet. Nun ein Bein abheben und über oben zur anderen Seite bewegen. Wenn möglich, tippt die Fußspitze auf dem Boden auf.

Hinweis: Den Blick zur geöffneten Hand richten. Die Hände bleiben am Boden!

Ziel der Übung: Kräftigung der tiefen Bauch- und Rückenmuskulatur

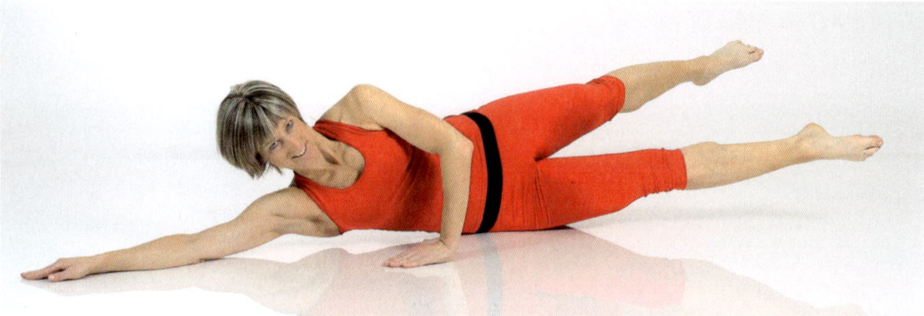

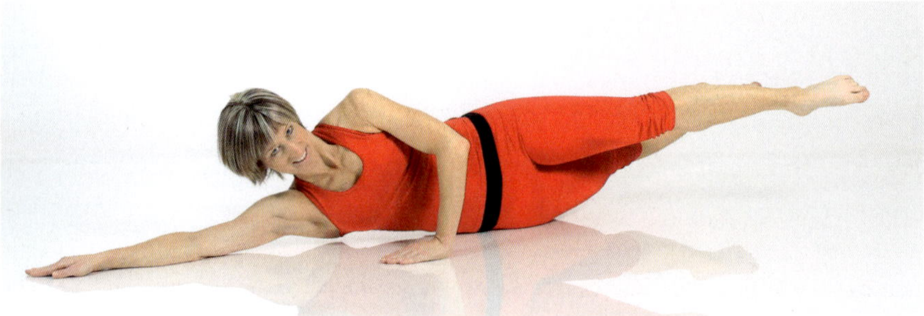

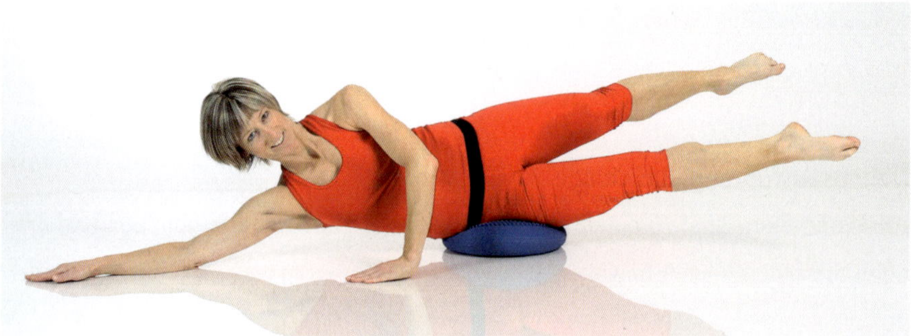

Übungsausführung: Seitlage

Beide Beine und den Kopf anheben. Mit den Beinen kleine, schnelle Bewegungen vor und zurück ausführen. Gegebenfalls ein Dynair® unter das Becken legen.

Hinweis: Den Bauchnabel sanft nach innen ziehen.

Ziel der Übung: Kräftigung der tiefen Rumpfmuskulatur. Stabilisation des Beckens

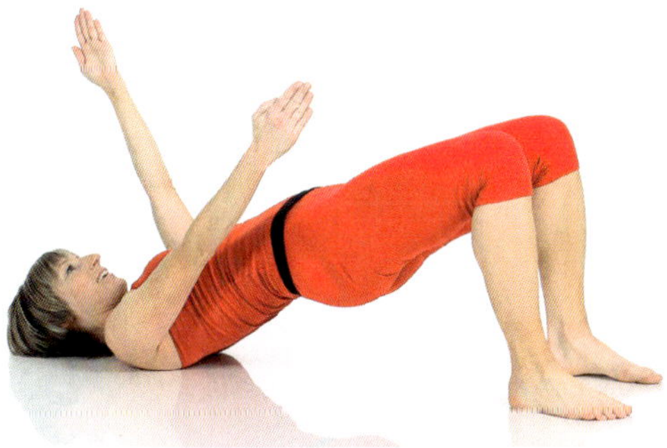

Übungsausführung: Schulterstütz

In der Rückenlage sind beide Beine hüftbreit aufgestellt. Nun das Becken anheben und die Arme über das Brustbein heben. Kleine *mini moves* mit den Armen über dem Brustbein ausführen.

Hinweis: Achten Sie auf die Bauchspannung! Der Oberkörper und die Oberschenkel bilden eine Linie.

Variation: Als Steigerung ein Bein diagonal nach vorne strecken.

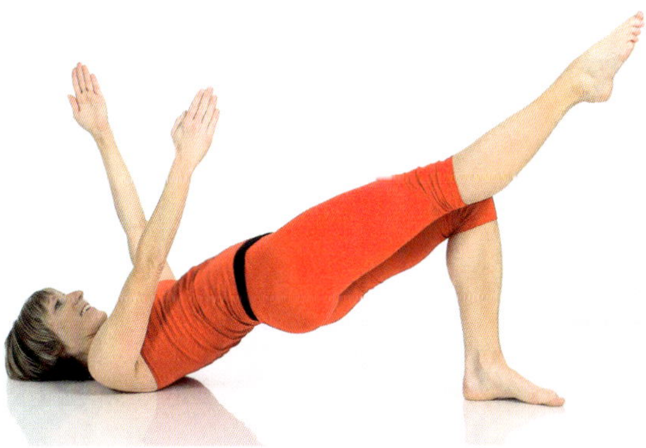

Ziel der Übung: Kräftigung der tiefen Bauch- und Rückenmuskulatur

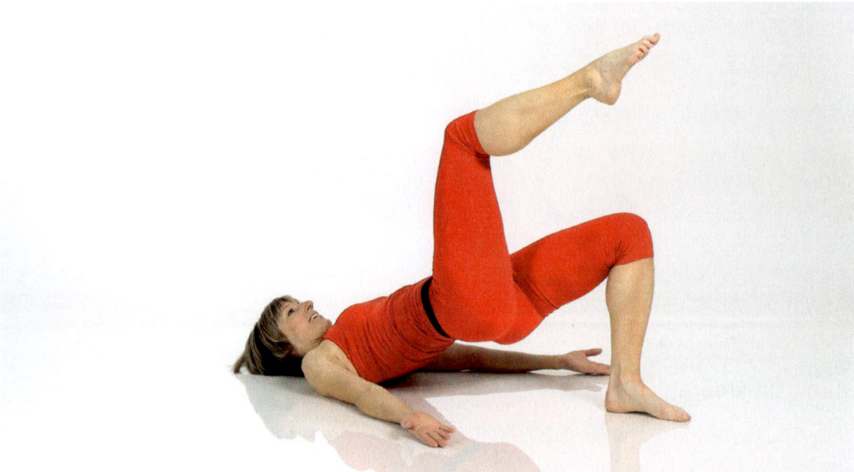

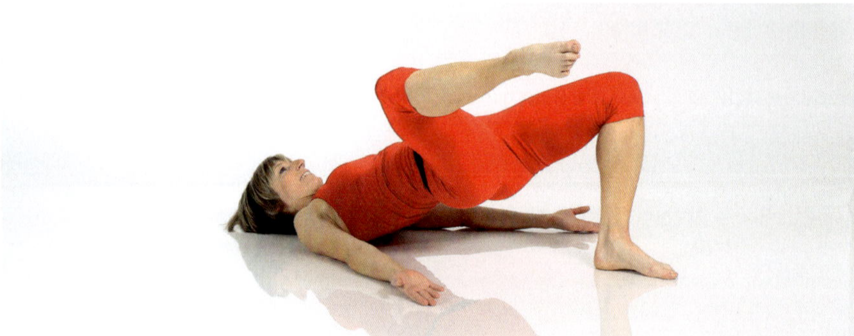

Übungsausführung: Schulterstütz

Ein Bein angewinkelt anheben und das Knie nach außen fallen lassen.

Hinweis: Das Becken stabilisieren! Achten Sie auf eine stabile Mitte!

4.3 Training der Körpermitte mit dem TOPANGA®

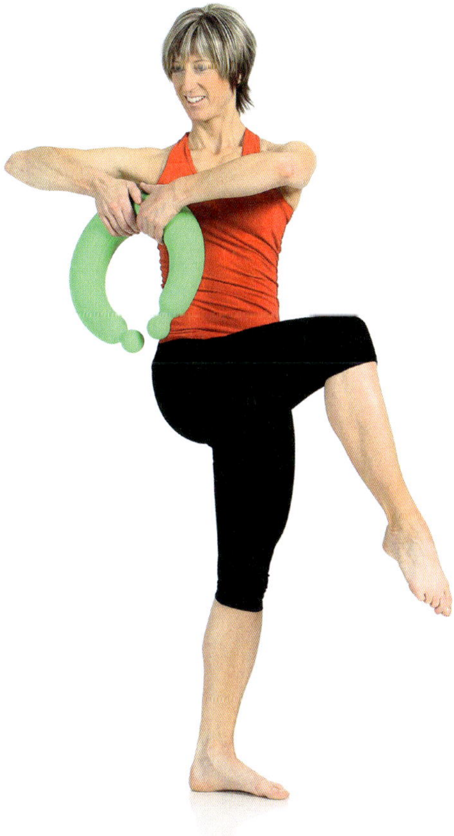

Der TOPANGA®, es gibt ihn mit 3 kg (grün) oder 4 kg (schwarz) Gewicht, ist ein sehr geeigneter Partner beim Training der Körpermitte!

Übungen mit dem TOPANGA® orientieren sich an den Bedingungen des Alltags oder einer Sportart. In natürlichen Bewegungsabläufen werden mit dem TOPANGA® auf den Schultern, um die Hüfte oder in den Händen gleichzeitig mehrere Muskelgruppen angesprochen. Die Körpermitte muss dabei ständig aktiv sein, um den eigenen Körper in den verschiedenen Stellungen zu stabilisieren und aufrecht zu halten.

Der TOPANGA® stabilisiert, stützt und entlastet!

Ziel der Übung: Kräftigung der Rumpfvorder- und Rumpfrückseite

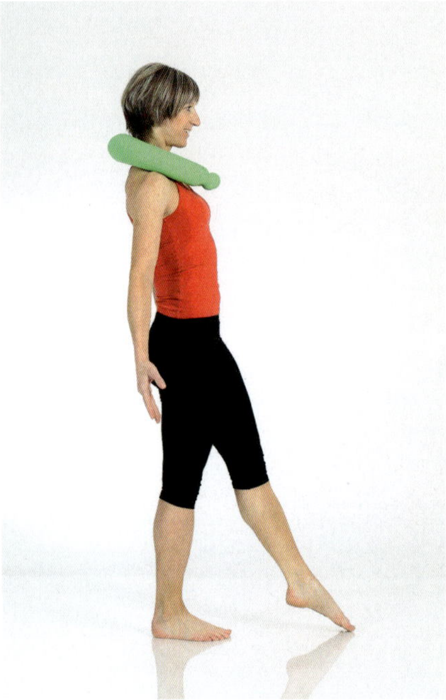

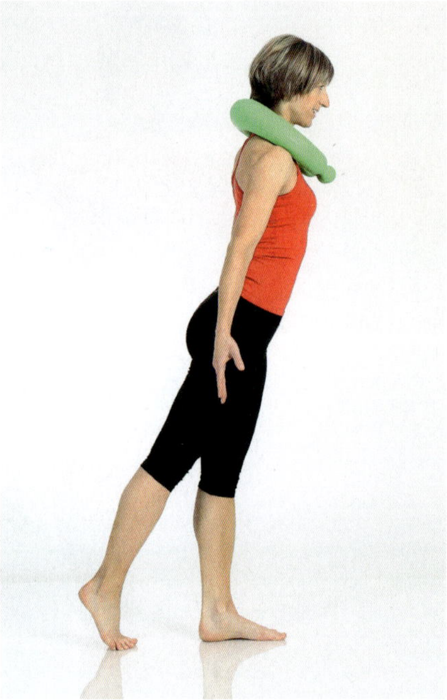

Übungsausführung: Schrittstellung

Den TOPANGA® auf den Schultern ablegen und das Körpergewicht nach vorne und nach hinten verlagern.

Hinweis: Wahrnehmen, wie die Bauch- bzw. Rückenmuskulatur aktiv wird. Das Brustbein anheben!

Durch den Druck des TOPANGAS® von oben wird unsere Körperwahrnehmung geschärft! Die propriozeptiven Sensoren in Muskeln und Gelenken werden stimuliert! Dieses Gefühl wirkt beruhigend und fördert ein positives Wahrnehmungsempfinden!

Ziel der Übung: Kräftigung der seitlichen Rumpfmuskulatur

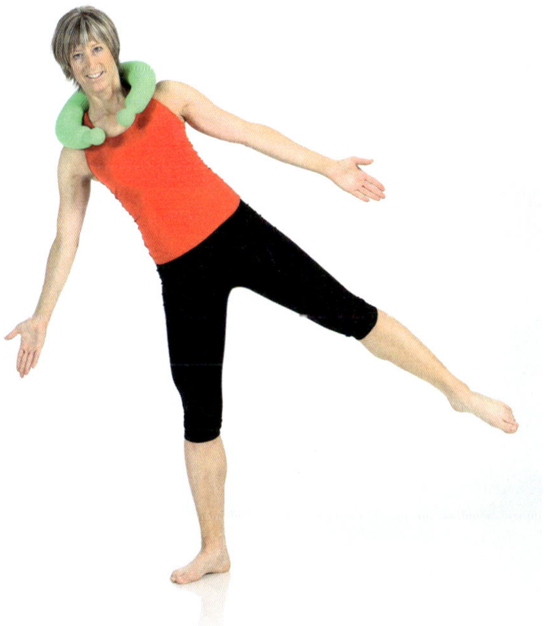

Übungsausführung: Einbeinstand

Den TOPANGA® auf den Schultern ablegen und das Körpergewicht im Wechsel auf den rechten und linken Fuß verlagen.

Hinweis: Wahrnehmen, wie die seitliche Rumpfmuskulatur aktiv wird! Das Brustbein anheben!

Ziel der Übung: Schulung der Gleichgewichtsfähigkeit

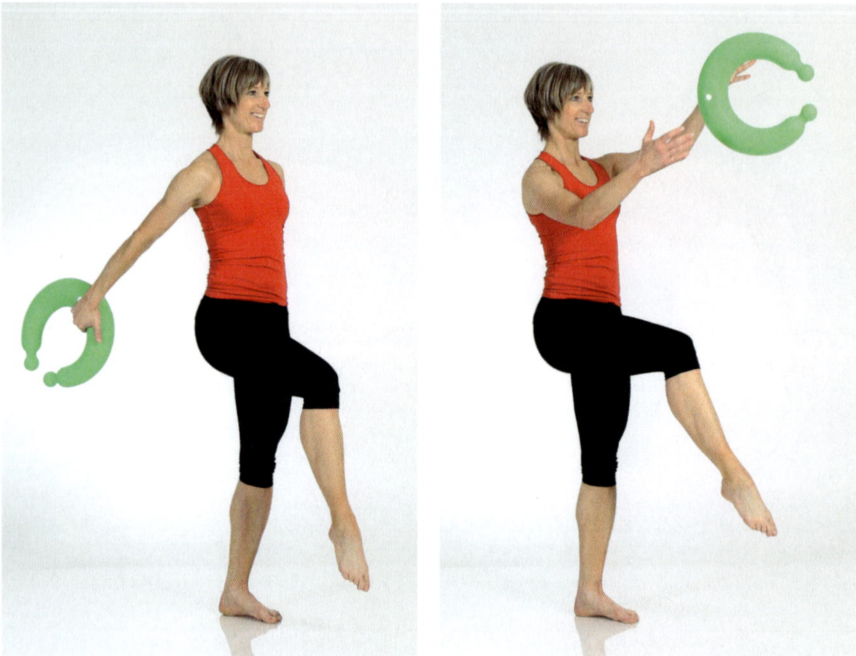

Übungsausführung: Einbeinstand

Ein Knie anheben und halten. Den TOPANGA® zurückschwingen und vorne in die andere Hand übergeben.

Hinweis: Das Brustbein heben, die Körpermitte aktivieren! Der TOPANGA® darf auch geworfen werden! (Wenn er auf den Boden fällt, ist er nicht laut und kann nicht kaputtgehen!)

Ziel der Übung: Kräftigung der schrägen Bauchmuskeln, der tiefen Rumpfmuskulatur. Wiedergewinnen einer beweglichen und geschmeidigen Wirbelsäule

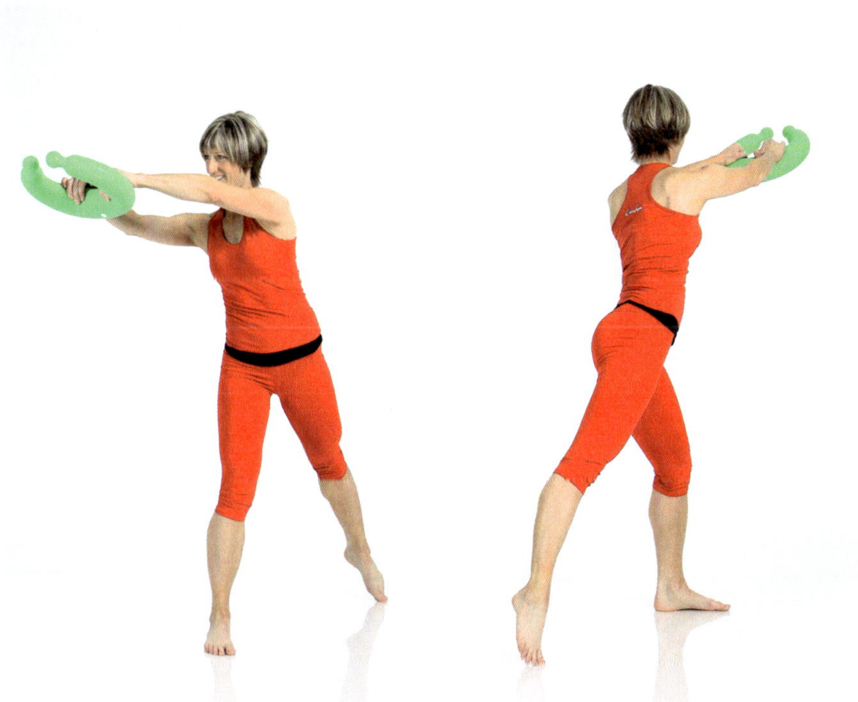

Übungsausführung: Side to Side

Den TOPANGA® schwungvoll nach rechts und links bewegen.

Hinweis: Die Körpermitte aktivieren! Auf der Seite das Gewicht abbremsen und dann die Bewegung in die andere Richtung fortsetzen!

Ziel der Übung: Kräftigung der schrägen Bauchmuskeln, der tiefen Rumpfmuskulatur

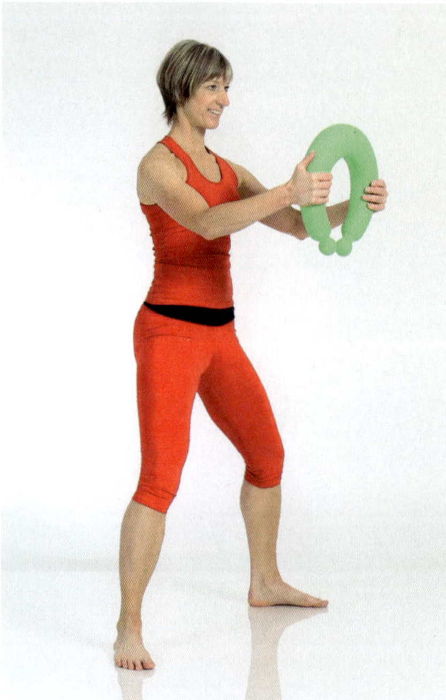

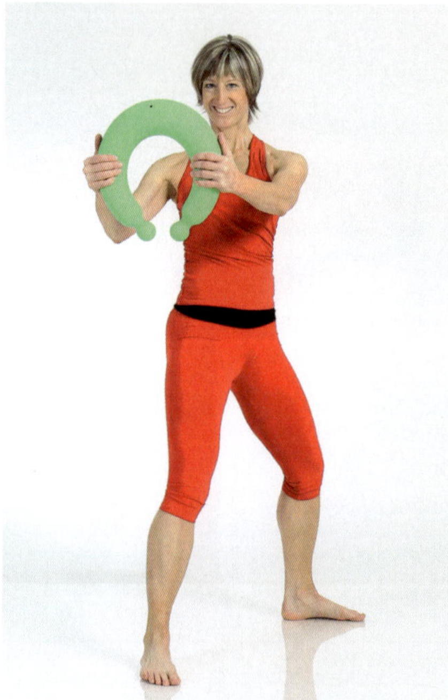

Übungsausführung: Grätschstand

Den TOPANGA® zur Seite führen und mit Dynamik in der Mitte abbremsen. Dann zur anderen Seite führen und dynamisch zur Mitte zurück.

Hinweis: Die Körpermitte aktivieren! Das Becken und die Knie bleiben stabil!

Ziel der Übung: Schulung der Gleichgewichtsfähigkeit, der Rumpfstabilität. Kräftigung der Gesäßmuskulatur, der Schultermuskulatur

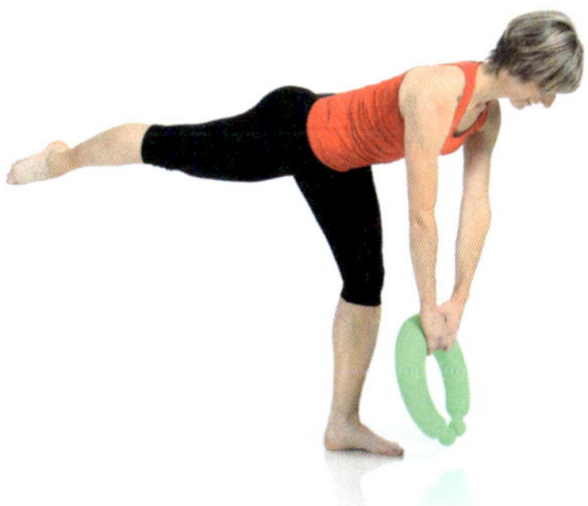

Übungsausführung: Einbeinstand

Den TOPANGA® mit beiden Händen fassen und den Körper in eine Standwaage bringen. Sich dann wieder aufrichten und den Rumpf zum angehobenen Knie aufdrehen.

Hinweis: Den Schultergürtel entspannen! Das Standknie ist leicht gebeugt!

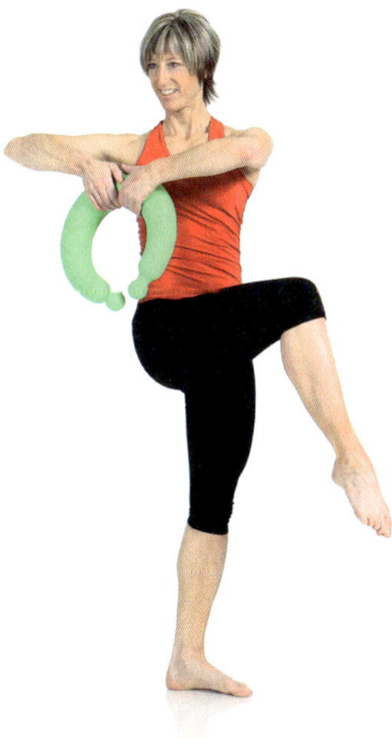

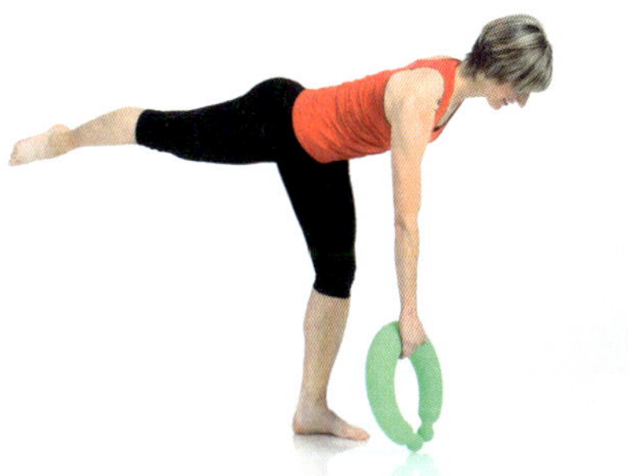

Variation: Als Steigerung diese Übung mit einem Arm ausführen.

Ziel der Übung: Kräftigung der schrägen Bauchmuskulatur, der tiefen Rücken- und Bauchmuskulatur. Schulung der Gleichgewichtsfähigkeit

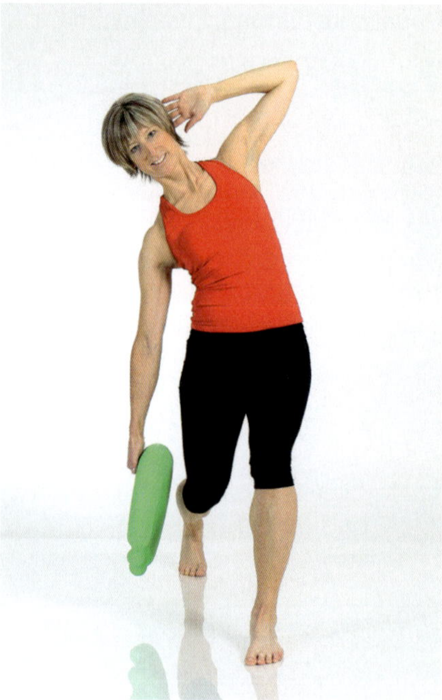

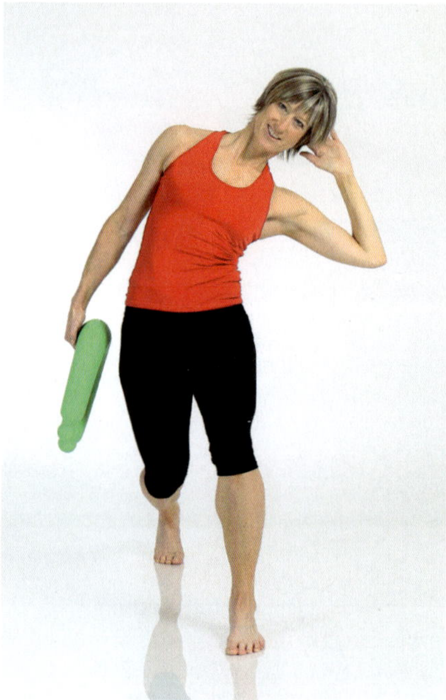

Übungsausführung: Ausfallschritt

Den TOPANGA® in eine Hand nehmen, die andere Hand hinter den Kopf. Nun den Rumpf nach rechts und links neigen.

Hinweis: Das vordere Knie über der Ferse fixieren! Das Brustbein anheben und das Becken stabilisieren!

Ziel der Übung: Kräftigung der schrägen Bauchmuskulatur

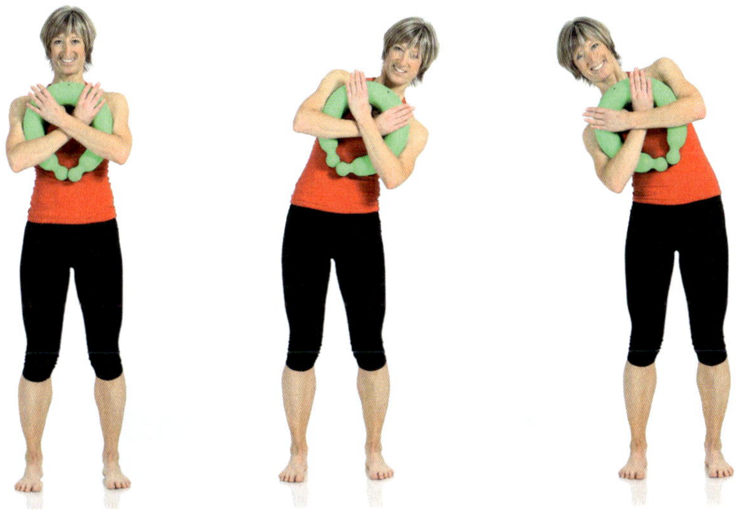

Übungsausführung: Stand hüftbreit

Den TOPANGA® mit beiden Händen an den Brustkorb drücken. Nun den Rumpf nach rechts und links neigen.

Hinweis: Die Knie sind leicht gebeugt! Das Becken bleibt fixiert!

Ziel der Übung: Schulung der Gleichgewichtsfähigkeit, Kräftigung der Bein-, Gesäß- und Rumpfmuskulatur

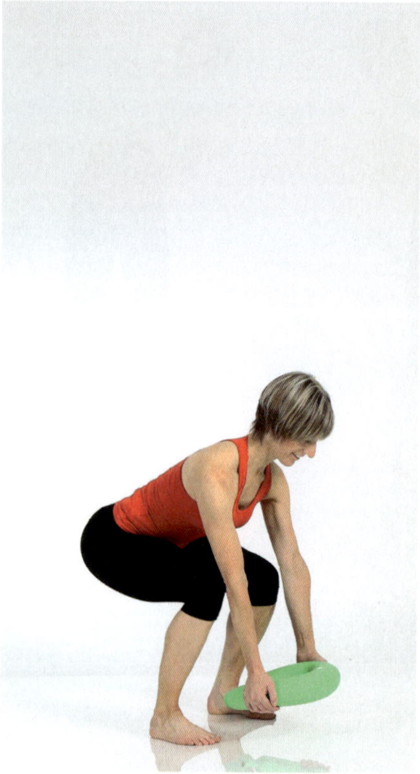

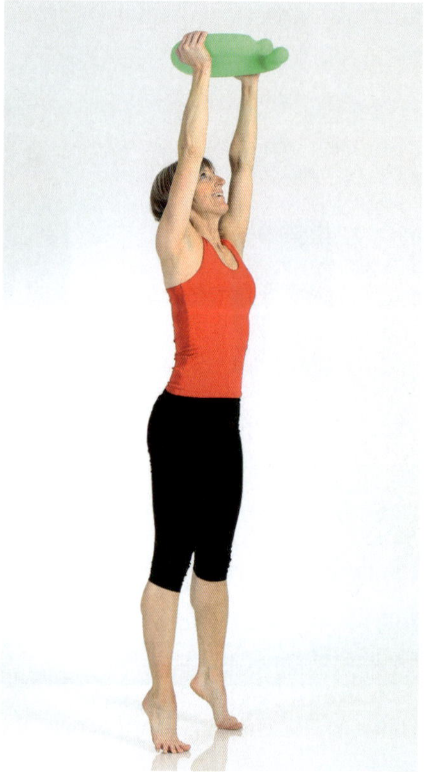

Übungsausführung: Stand

Den TOPANGA® in beide Hände nehmen und von unten nach oben führen. Dabei den Körper auf die Zehenspitzen heben.

Hinweis: In der tiefen Hocke dürfen die Oberschenkel sich parallel zum Boden befinden, die Knie maximal über den Fußspitzen.

Ziel der Übung: Kräftigung der unteren Rückenmuskulatur

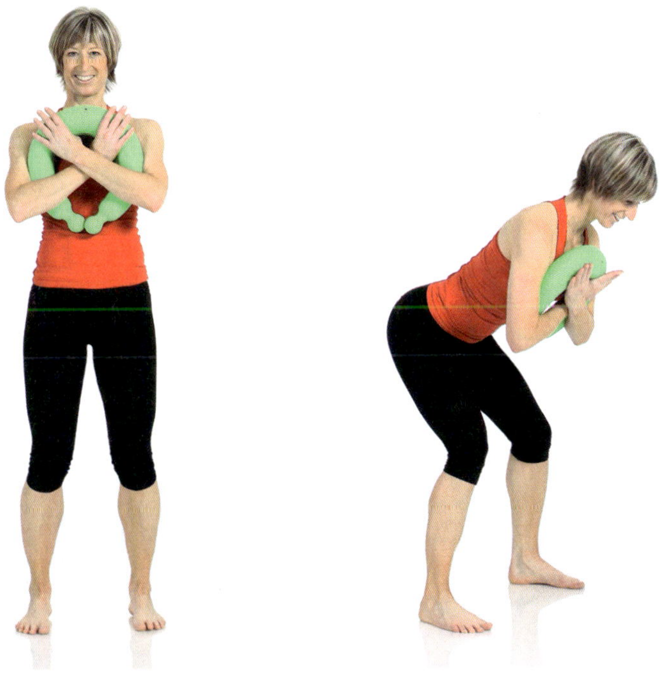

Übungsausführung: Stand hüftbreit

Den TOPANGA® mit beiden Händen an den Brustkorb drücken. Nun den Oberkörper diagonal nach vorne neigen und sich wieder aufrichten.

Hinweis: Der Rücken bleibt während der gesamten Bewegung gerade! Den Bauchnabel sanft nach innen ziehen! „Lasten heben“.

Ziel der Übung: Kräftigung der Rumpfmuskulatur, der Gesäßmuskulatur

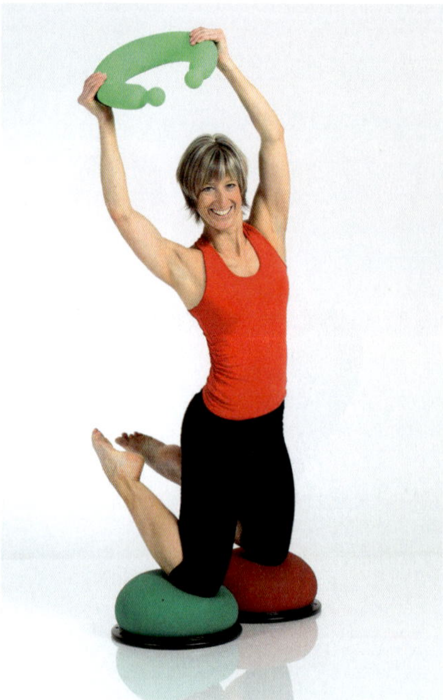

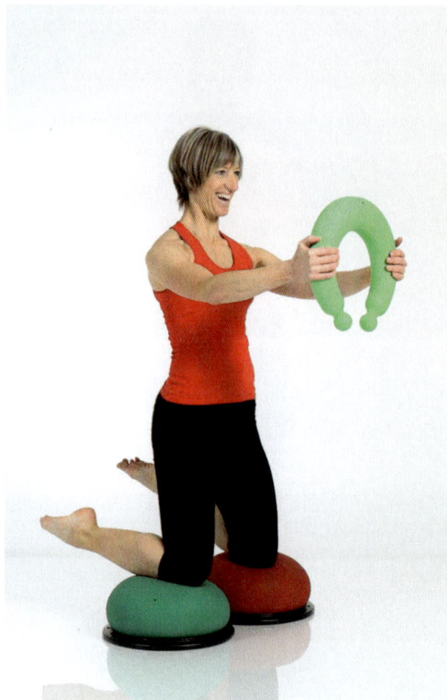

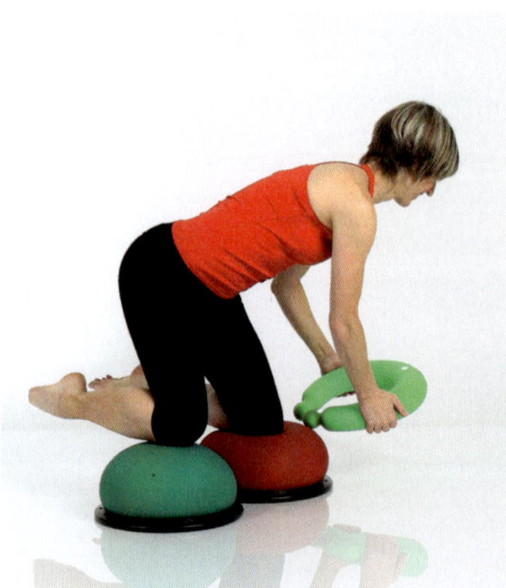

Übungsausführung: Kniestand

Auf zwei Mini Jumpern® knien, alternativ auf einer zusammengerollten Matte, den TOPANGA® von diagonal oben nach diagonal unten bewegen.

Hinweis: Die Fußspitzen vom Boden lösen! Die Körpermitte aktivieren!

Ziel der Übung: Kräftigung der seitlichen Rumpfmuskulatur, Ganzkörperspannung

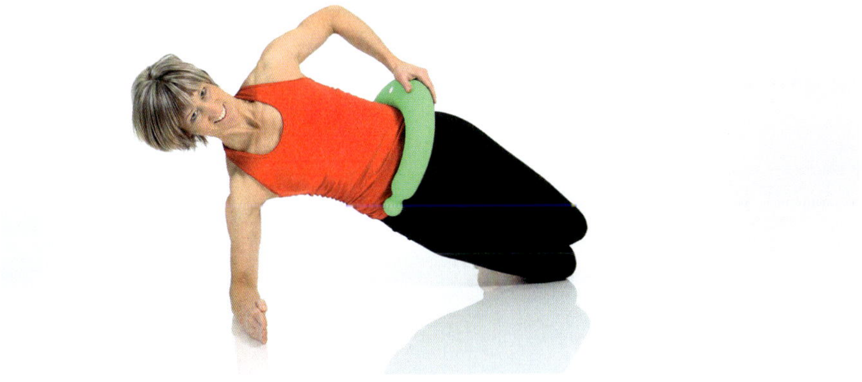

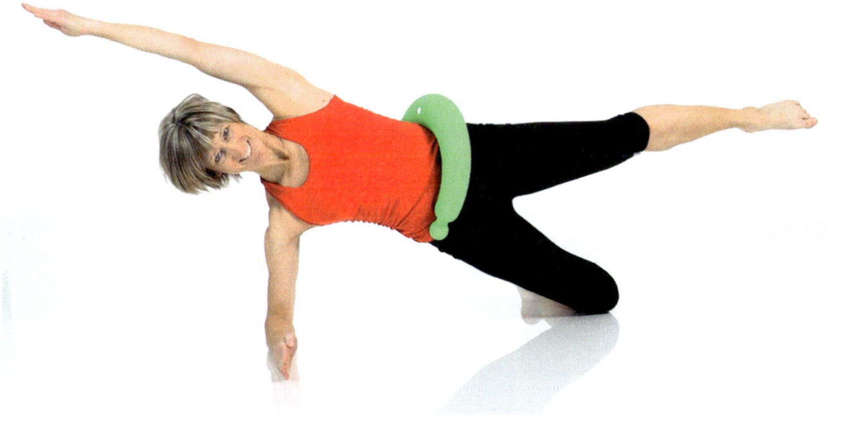

Übungsausführung: Seitlicher Unterarmstütz

Den TOPANGA® um die Taille legen. Das obere Bein und den oberen Arm strecken. Diese Position halten.

Hinweis: Den Bauchnabel sanft nach innen ziehen. Den Oberkörper aus der Schulter „raus-"ziehen („Haben Sie das Gefühl, Sie möchten den Unterarm etwas zum Körper heranziehen.").

Ziel der Übung: Kräftigung der schrägen Bauchmuskulatur

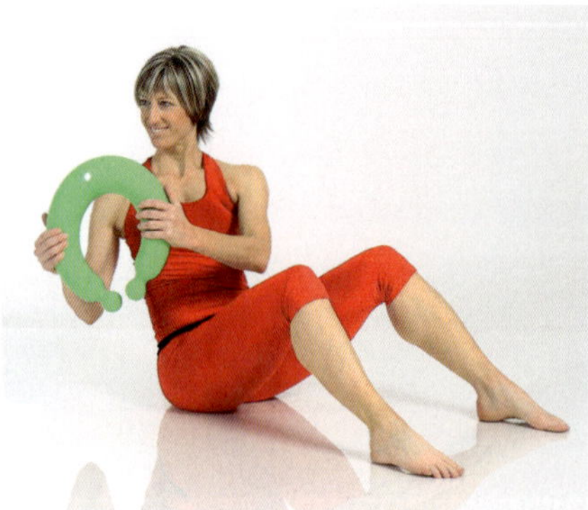

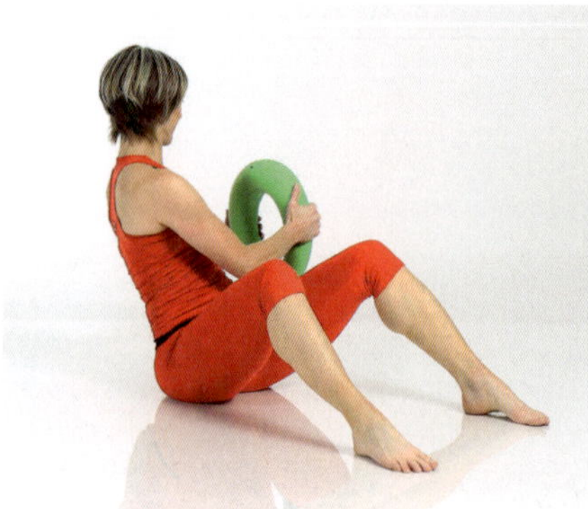

Übungsausführung: Sitz

Aufrecht sitzen, den TOPANGA® in beide Hände nehmen. Nun den Oberkörper leicht nach hinten neigen und den TOPANGA® in einem Halbkreis nach rechts und links neben den Körper bewegen.

Hinweis: Das Brustbein anheben! Den Bauchnabel sanft nach innen ziehen!

Ziel der Übung: Kräftigung der tiefen Bauch- und Rückenmuskulatur, der Oberschenkelrückseite, der Gesäßmuskulatur. Geschicklichkeit

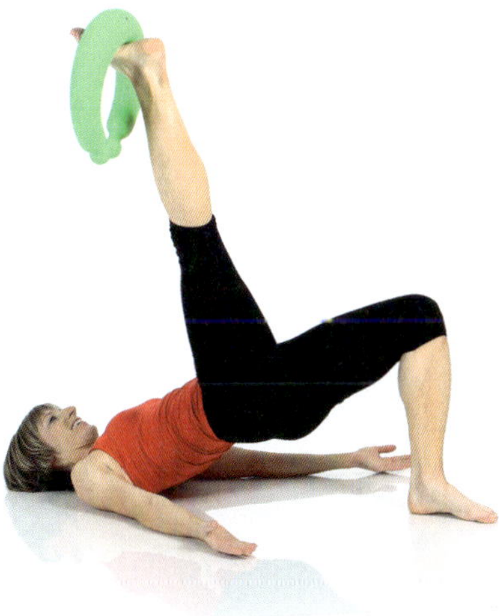

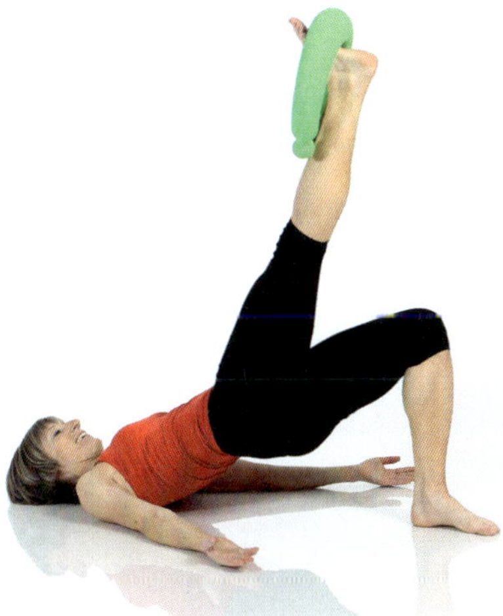

Übungsausführung: Schulterstütz

Das Becken anheben bis zu den Schulterblattspitzen. Ein Bein nach oben strecken und mit dem TOPANGA® beschweren. Nun kleine Kreise mit dem Bein ausführen.

Hinweis: Das Becken bleibt stabil!

Ziel der Übung: Kräftigung der tiefen Bauchmuskulatur

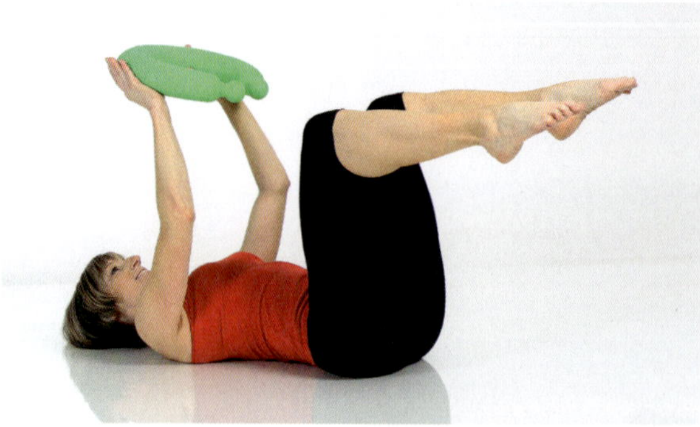

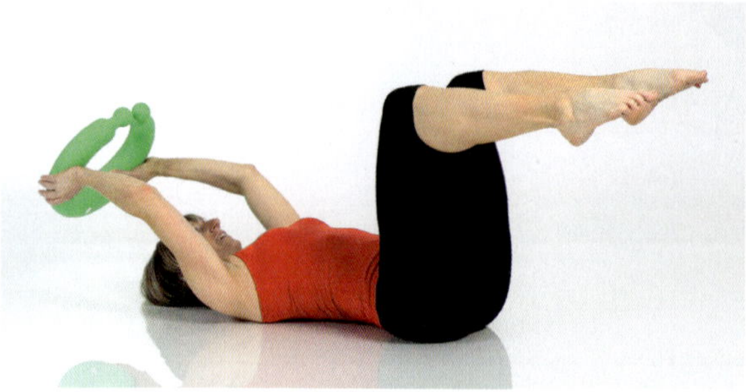

Übungsausführung: Rückenlage

Beide Beine angewinkelt anheben und den TOPANGA® über dem Brustbein halten. Nun den TOPANGA® hinter den Kopf führen.

Hinweis: Die Wirbelsäule liegt in neutraler Position! Den Bauchnabel sanft nach innen ziehen!

Variation: Als Steigerung gleichzeitig ein Bein nach unten strecken.

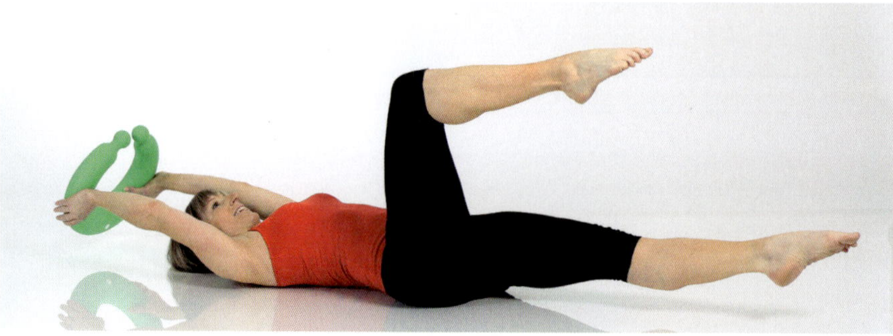

4.4 Training der Körpermitte mit dem kleinen Ball

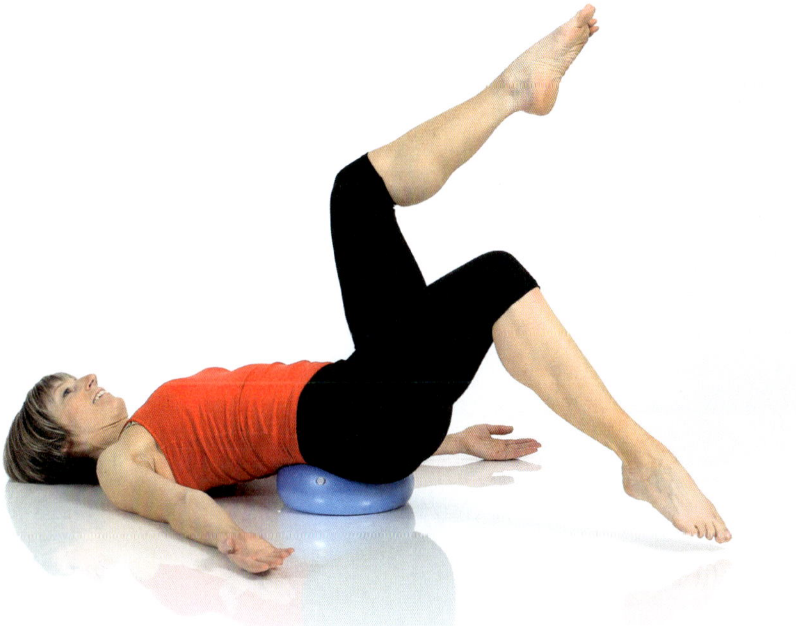

Der Redondo®-Ball, ein sehr beliebtes und vielseitig einsetzbares Kleingerät!

Er darf natürlich beim Training der Körpermitte nicht fehlen.

Pumpen Sie ihn so fest auf, wie es für Sie in der jeweiligen Übung angenehm ist!

Ziel der Übung: Wahrnehmung der Körpermitte

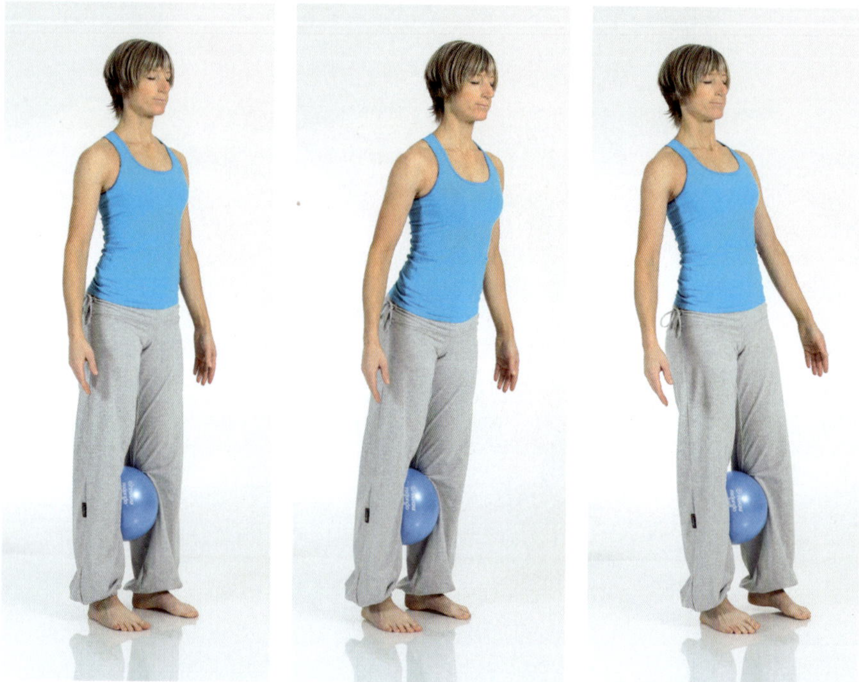

Übungsausführung: Stand

Den Redondo®-Ball zwischen die Unterschenkel klemmen und sanft zusammendrücken. Nun den Körper kreisen.

Hinweis: Der Rumpf bleibt stabil! Die Körperspannung erhalten!

Ziel der Übung: Kräftigung der schrägen Bauchmuskulatur

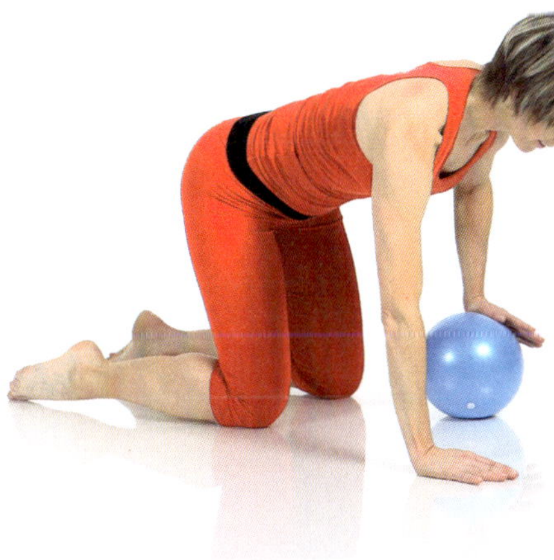

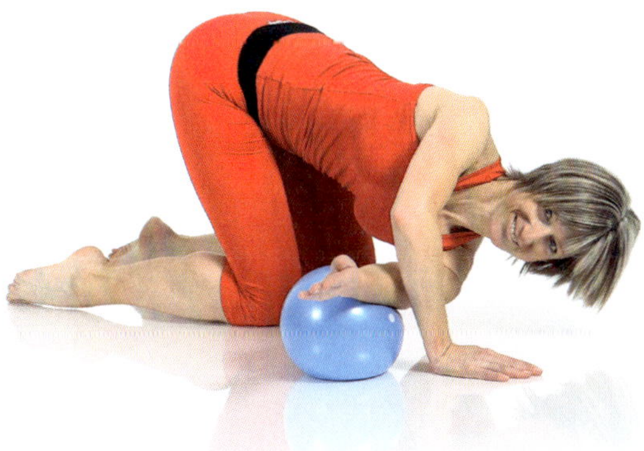

Übungsausführung: Vierfüßlerstand

Eine Hand stützt sich leicht auf den Redondo®-Ball und rollt ihn unter dem aufgestellten Arm hindurch und wieder zurück.

Hinweis: So weit wie möglich rollen! Den Bauchnabel sanft nach innen oben ziehen!

Ziel der Übung: Ganzkörperstabilisation

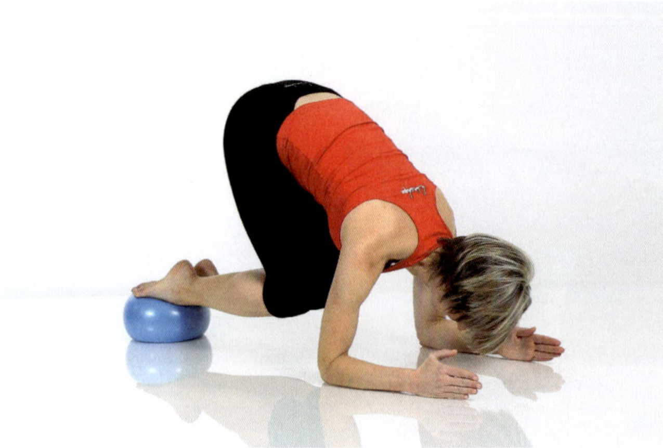

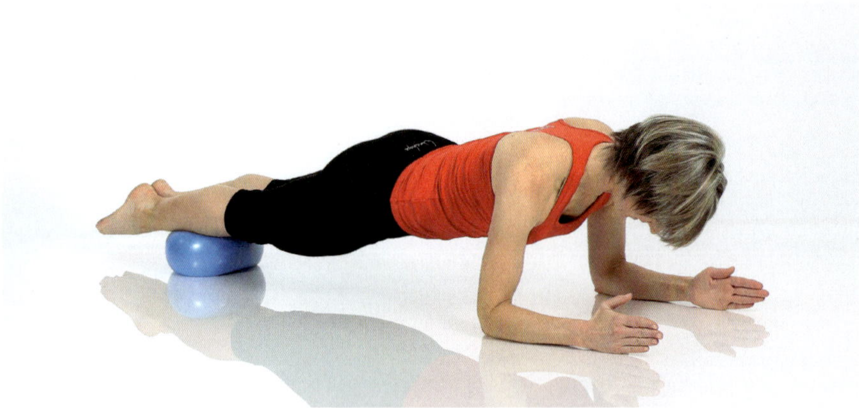

Übungsausführung: Unterarmstütz

Die Knie anziehen und den Redondo®-Ball unter den Füßen platzieren. Nun den Ball mit dem Einatmen wegschieben, mit dem Ausatmen heranziehen.

Hinweis: Achten Sie auf eine gute Bauchspannung!

Ziel der Übung: Kräftigung der tiefen Rumpfmuskulatur

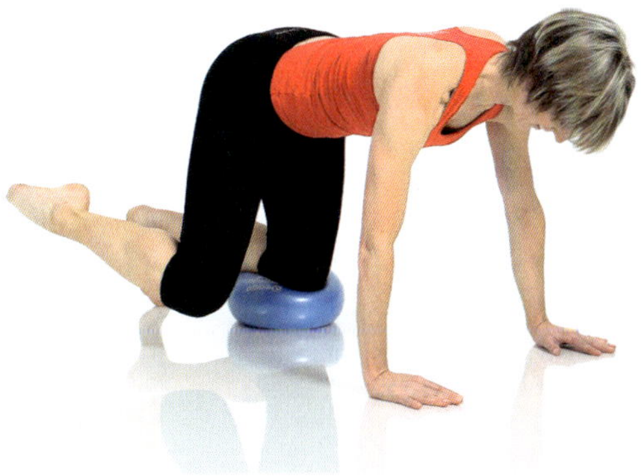

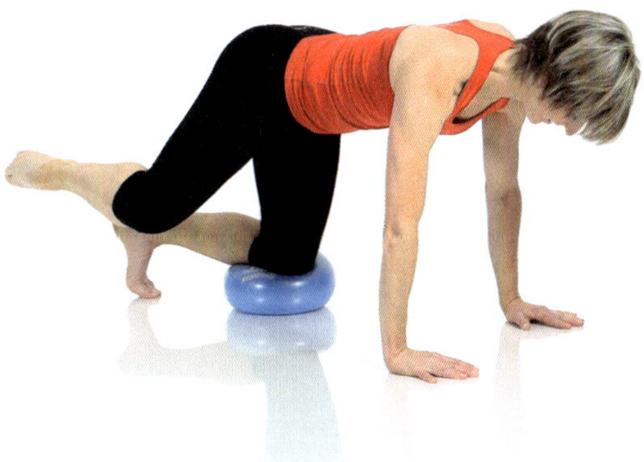

Übungsausführung: Vierfüßlerstand mit einem Knie auf dem Redondo®-Ball
Das Spielbein zur Seite führen, die Fußspitze ist abgehoben. Nun das Spielbein gebeugt etwas zur Seite abheben und zurück.

Hinweis: Die Lendenwirbelsäule in neutraler Position halten. Achten Sie auf die Bauchspannung! Das Becken bleibt parallel zum Boden.

Ziel der Übung: Kräftigung der Gesäßmuskulatur

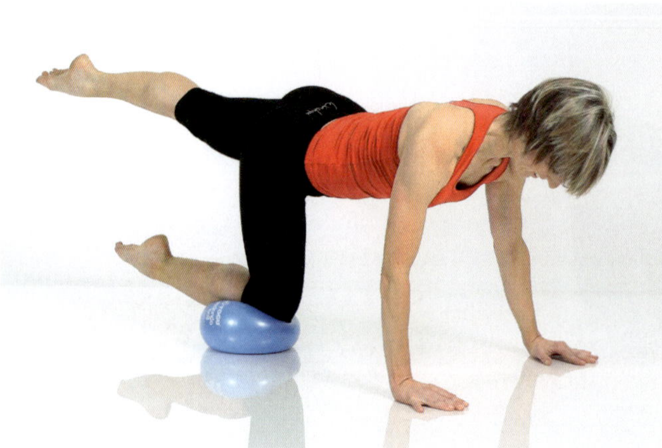

Übungsausführung: Vierfüßlerstand

Den Redondo®-Ball unter ein Knie legen. Nun das Spielbein vom Boden abheben und waagerecht nach hinten strecken und wieder heranziehen.

Hinweis: Das aufgestellte Bein mit dem Fuß vom Boden abheben, ist natürlich nicht einfach. Zur Erleichterung die Fußspitze aufstellen! Den Bauchnabel sanft nach innen oben ziehen!

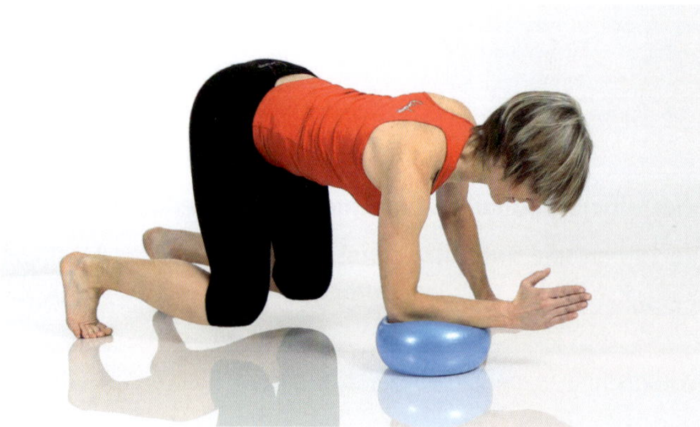

Variation: Der Redondo®-Ball kann natürlich auch unter dem Unterarm platziert werden!

Ziel der Übung: Kräftigung der tiefen Rumpfmuskulatur, der Gesäßmuskulatur

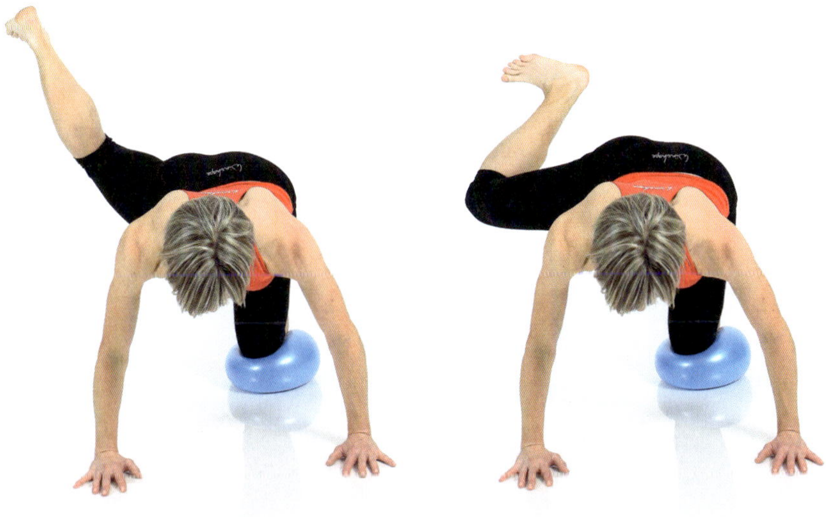

Übungsausführung: Vierfüßlerstand

Den Redondo®-Ball unter einem Knie platzieren. Das Spielbein angewinkelt abheben und ein- und ausdrehen.

Hinweis: Den Bauchnabel sanft nach innen ziehen! Das Becken bleibt stabil!

Ziel der Übung: Ganzkörperstabilität

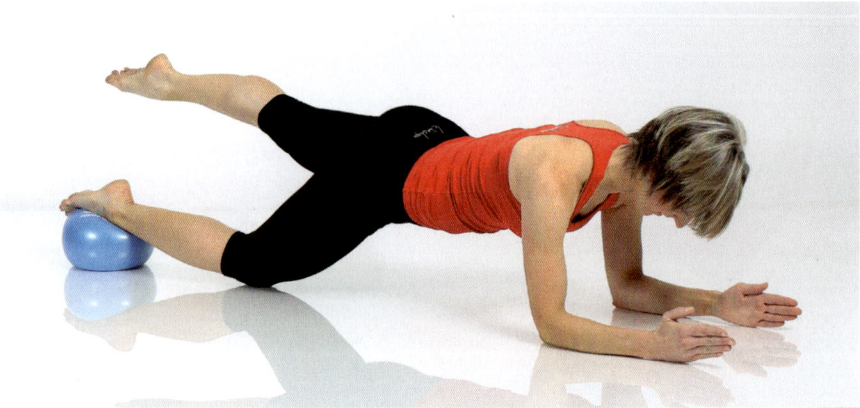

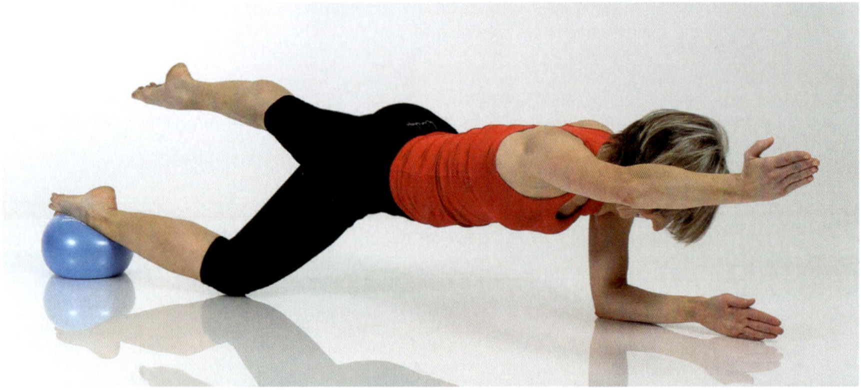

Übungsausführung: Unterarmstütz

Den Redondo®-Ball unter einen Fußrist legen. Mit den Ellbogen weit nach vorne rutschen (so weit, wie die Körperspannung gehalten werden kann). Das Spielbein abheben und, wenn möglich, auch den gegenüberliegenden Arm nach vorne strecken.

Hinweis: Achten Sie auf die Körperspannung!

Ziel der Übung: Ganzkörperspannung

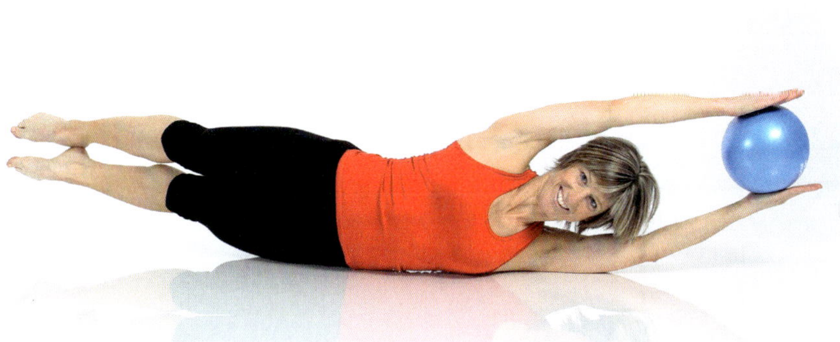

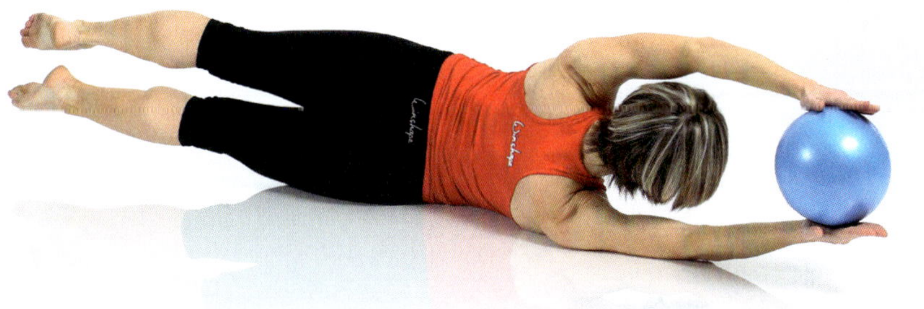

Übungsausführung: Seitlage

Den Redondo®-Ball zwischen die Hände nehmen. Den Körper ganz ausstrecken und mit Körperspannung von der einen zur anderen Seite rollen.

Hinweis: Achten Sie auf eine gute Körperspannung! Den Redondo®-Ball mit den Handballen nehmen, die Finger strecken, somit entspannt sich der Schultergürtel!

Ziel der Übung: Kräftigung der Rückenstreckmuskulatur

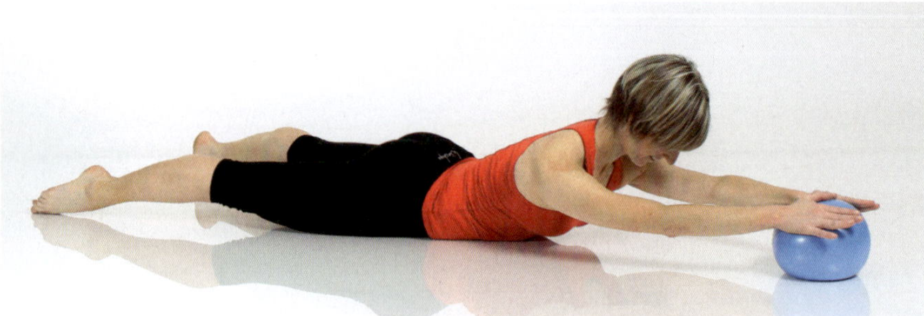

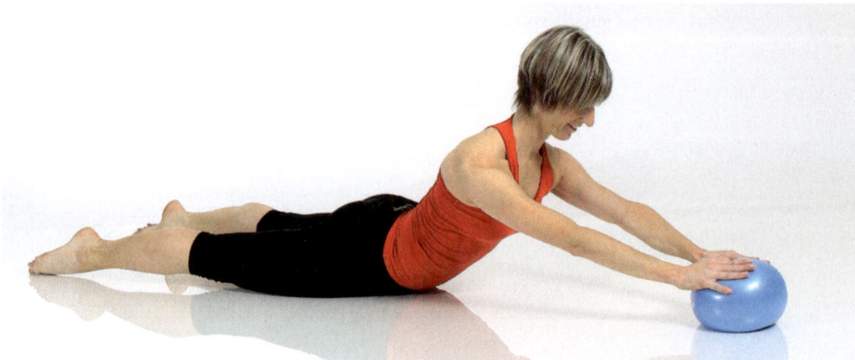

Übungsausführung: Bauchlage

Den Redondo®-Ball unter die Hände legen, die Arme weit nach vorne strecken, die Ellbogen vom Boden lösen. Nun den Oberkörper etwas anheben, dabei den Ball rollen und wieder senken.

Hinweis: Den Bauchnabel sanft nach innen oben ziehen! Das Schambein etwas in den Boden drücken.

Ziel der Übung: Ganzkörperspannung

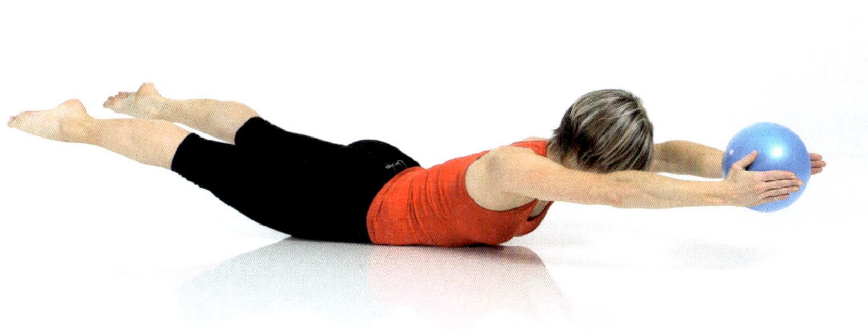

Übungsausführung: Bauchlage

Den Redondo®-Ball mit beiden Händen fassen. Die gestreckten Arme und Beine vom Boden abheben und diese Position halten.

Hinweis: Den Bauchnabel sanft nach innen oben ziehen!

Ziel der Übung: Kräftigung der gesamten rückseitigen Muskulatur

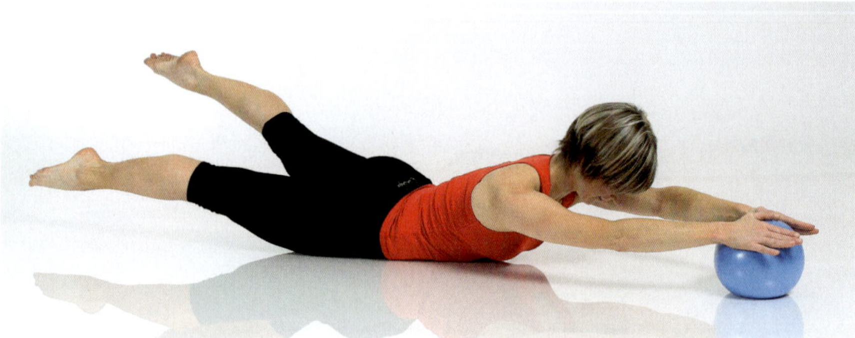

Übungsausführung: Bauchlage

Beide Hände sind auf dem Redondo®-Ball abgelegt. Die Arme und Beine vom Boden abheben und ausstrecken. Nun mit den Beinen im Wechsel kleine Bewegungen hoch und tief ausführen.

Hinweis: Den Bauchnabel sanft nach innen oben ziehen!

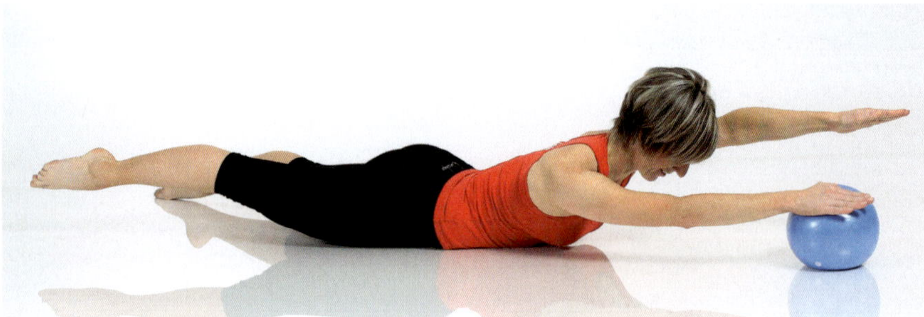

Variation: Als Steigerung zusätzlich die gegenüberliegende Hand vom Ball abheben.

Ziel der Übung: Beckenstabilisation, Kräftigung der Gesäßmuskulatur und Oberschenkelaußenseite

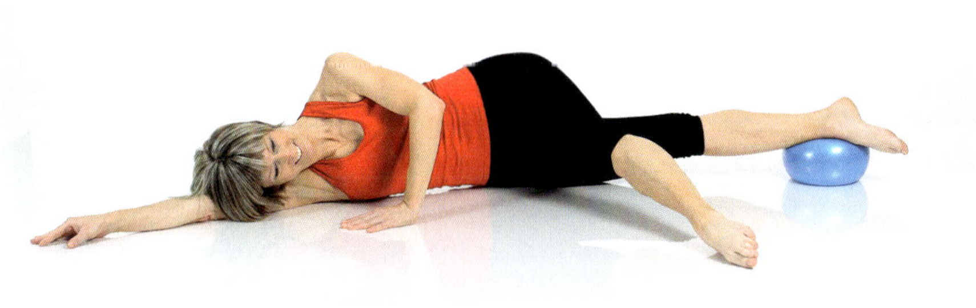

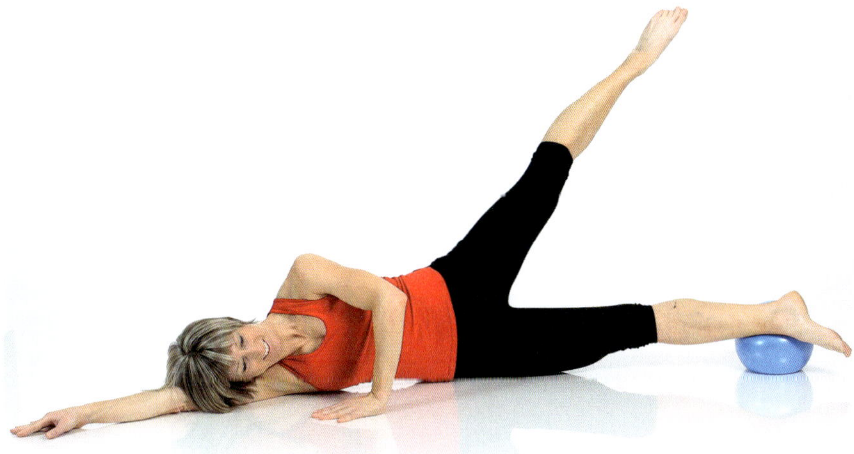

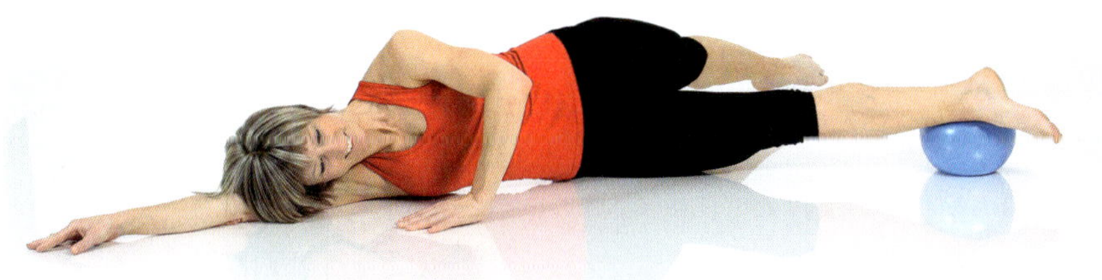

Übungsausführung: Seitlage

Das untere Bein etwa 30° nach vorne abwinkeln und gestreckt auf den Redondo®-Ball legen. Nun das Spielbein in einem großen Bogen vor dem Ball und hinter dem Ball auftippen.

Hinweis: Den Rumpf stabil halten! Unter der Taille ist etwas Luft!

Ziel der Übung: Beckenstabilisation, Kräftigung der Gesäßmuskulatur

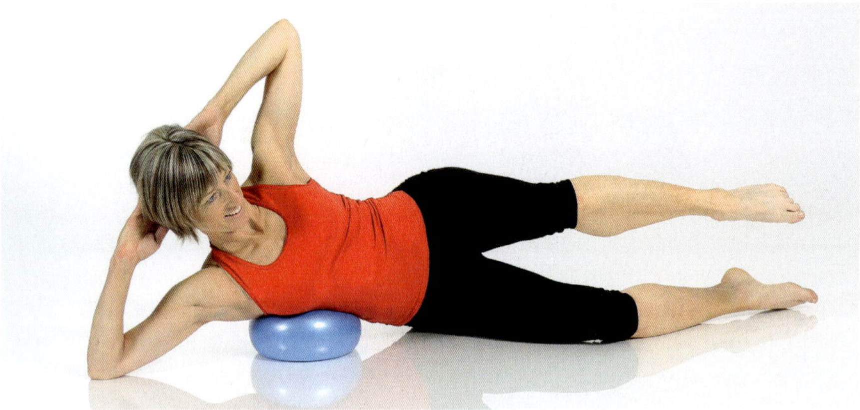

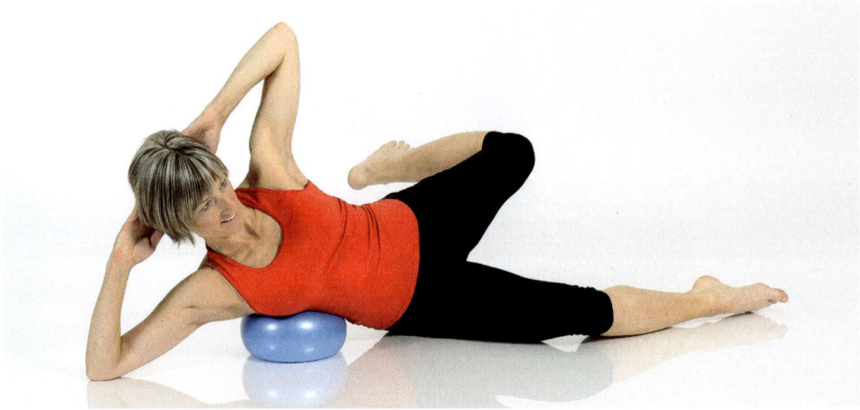

Übungsausführung: Seitlage mit angewinkelten Knien

Der Redondo®-Ball liegt unter den Rippenbögen. Den Kopf mit den Händen stützen. Nun das obere Bein angewinkelt vor und zurück bewegen. Nach vorne mit Fuß point, zurück mit Fuß flex.

Hinweis: Den Rumpf stabil halten!

Ziel der Übung: Kräftigung der tiefen Bauchmuskulatur

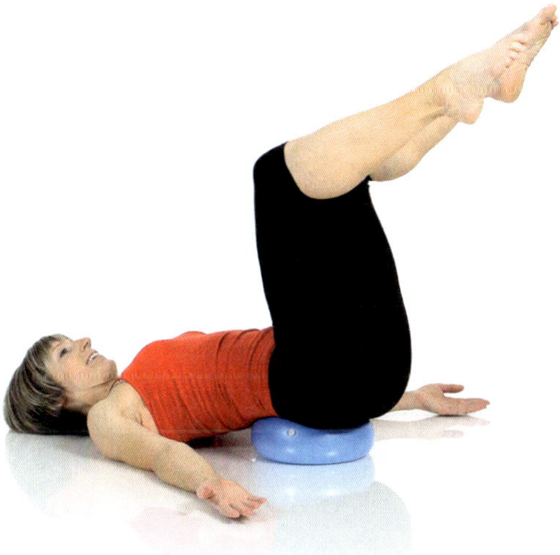

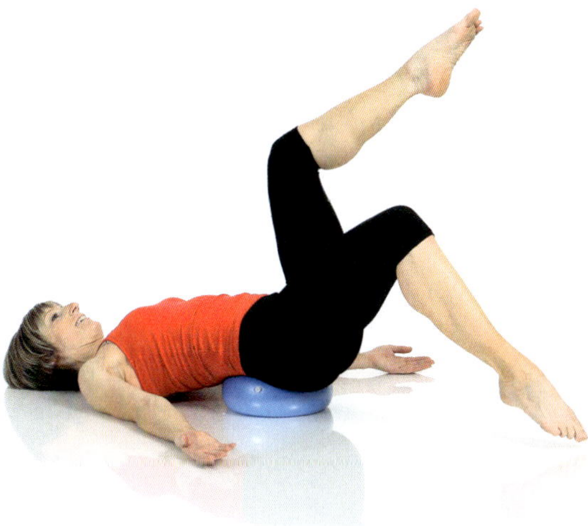

Übungsausführung: Rückenlage mit angehobenen Beinen

Der Redondo®-Ball liegt unter dem Kreuzbein. Im Wechsel das rechte und linke angewinkelte Bein zum Boden tippen. Die Arme liegen entspannt neben dem Körper.

Hinweis: Den Bauchnabel sanft nach innen ziehen. Den Schultergürtel entspannen, die Wirbelsäule bleibt in der neutralen Position.

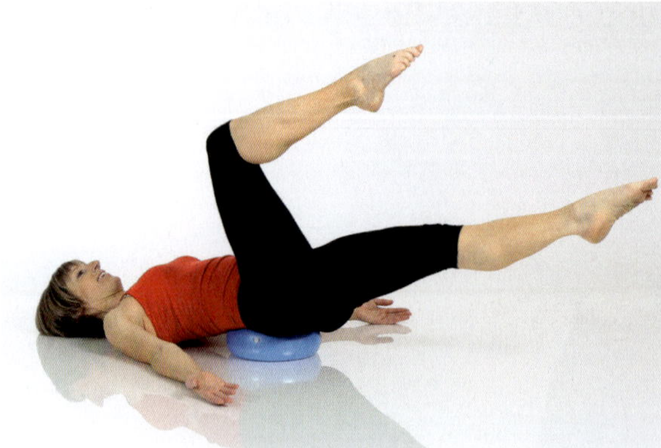

Variation: Als Steigerung die Beine diagonal nach unten strecken.

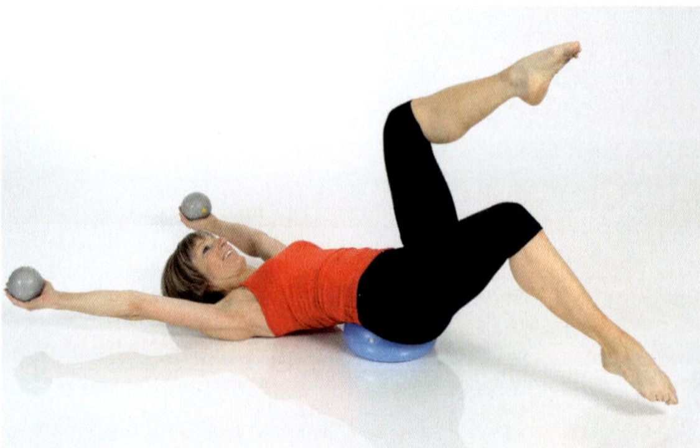

Variation: Als Steigerung Stonies in die Hände nehmen und die Arme hinter dem Kopf ausstrecken. Nur für ambitionierte Sportler!

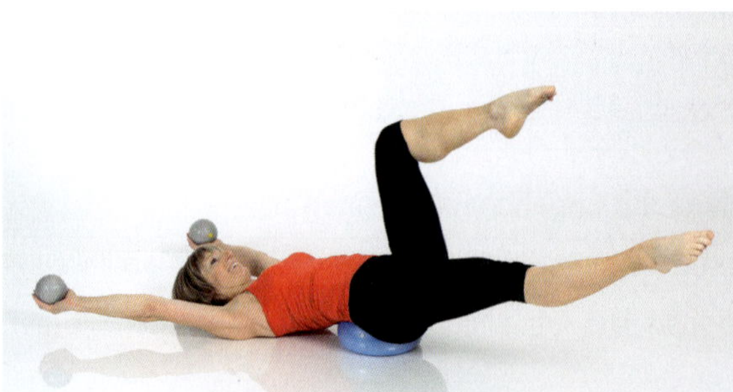

Variation: Als Steigerung die Beine nacheinander diagonal nach vorne ausstrecken. Nur für ambitionierte Sportler!

Ziel der Übung: Kräftigung der geraden Bauchmuskulatur

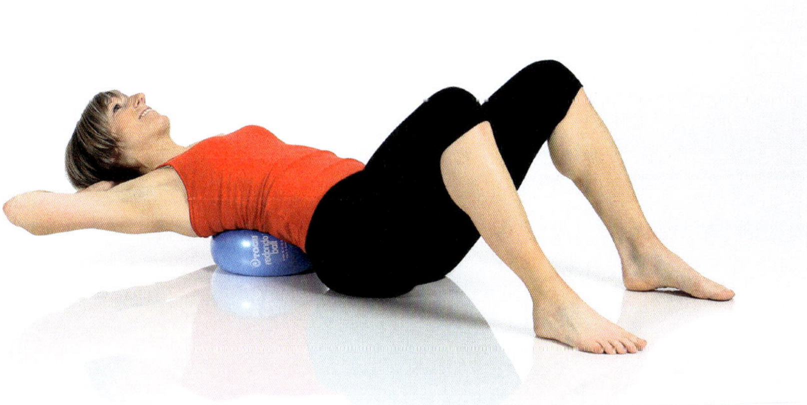

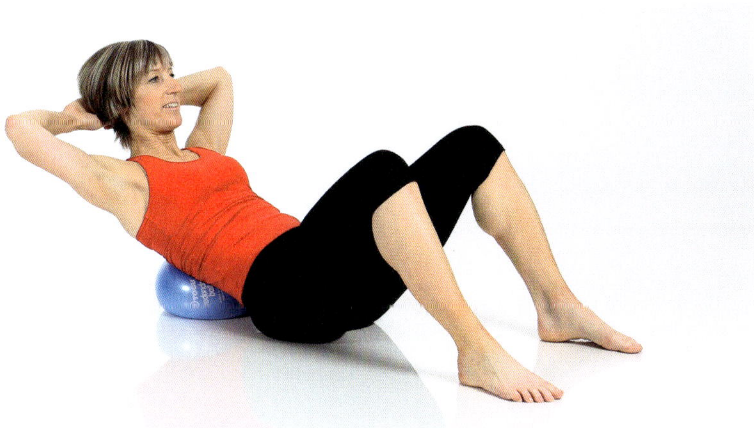

Übungsausführung: Rückenlage

Die Beine aufstellen, den Redondo®-Ball unter der Brustwirbelsäule platzieren. Nun aus der Vordehnung der Bauchmuskulatur den Oberkörper anheben und wieder senken.

Hinweis: Vor dem Aufrichten den Bauchnabel sanft nach innen ziehen und die tiefe Bauchmukulatur aktivieren!

4.5 Training der Körpermitte mit dem großen Ball

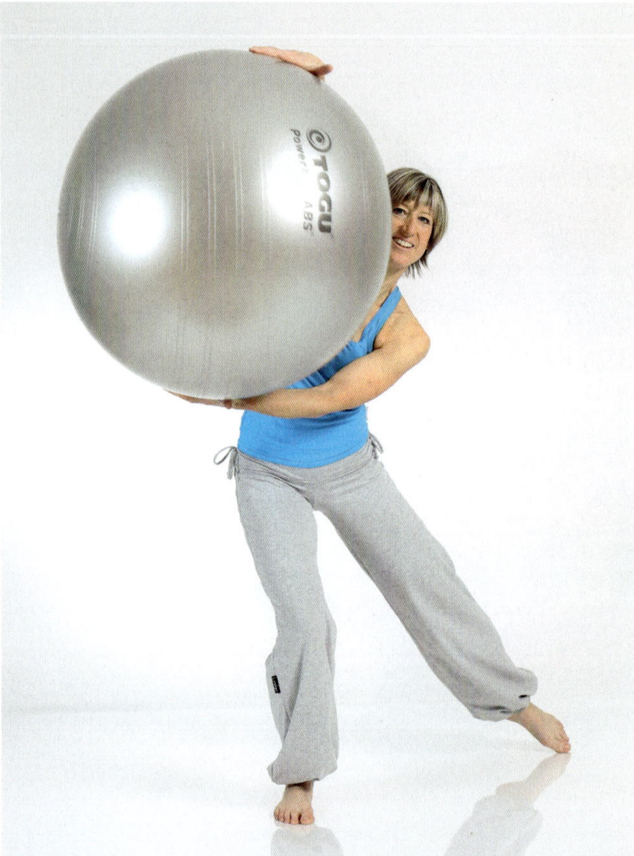

Der große Ball, der „Dinosaurier" unter den Trainingsgeräten!

Da der Ball in vielen Vereinen oder Studios als Trainingsgerät vorhanden ist und der Spaßfaktor beim Training mit dem Ball sehr hoch ist, wollen wir auch eine Beispielkursstunde für die Körpermitte mit dem Ball nicht vergessen.

Ziel der Übung: Mobilisation des ganzen Körpers

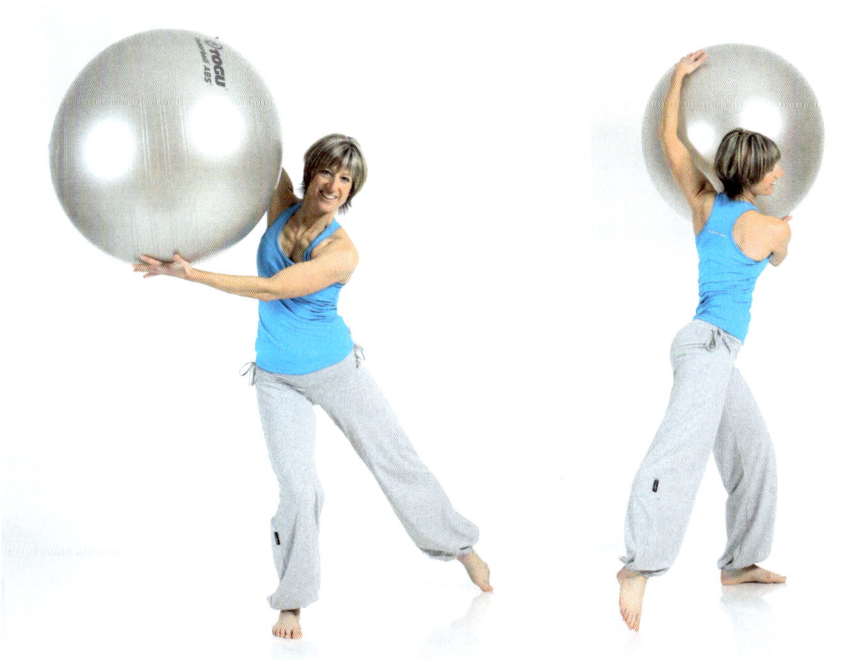

Übungsausführung: Side to Side

Den Powerball® schwungvoll nach rechts und links bewegen.

Hinweis: Achten Sie auf die Bauchspannung!

Ziel der Übung: Mobilisation des Oberkörpers

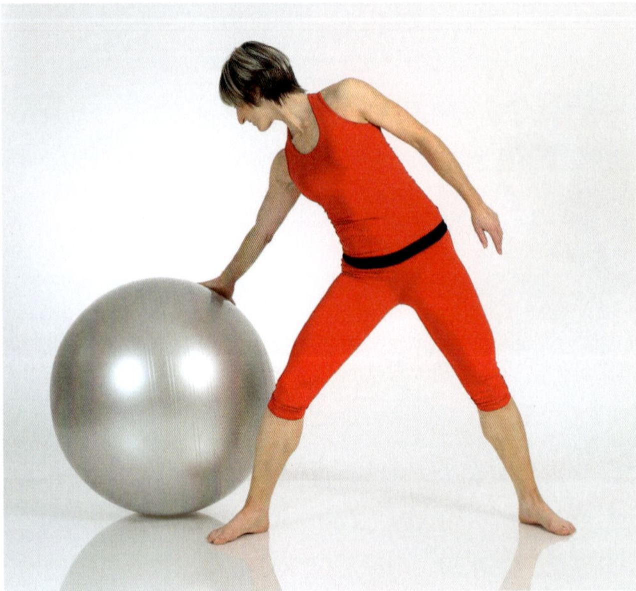

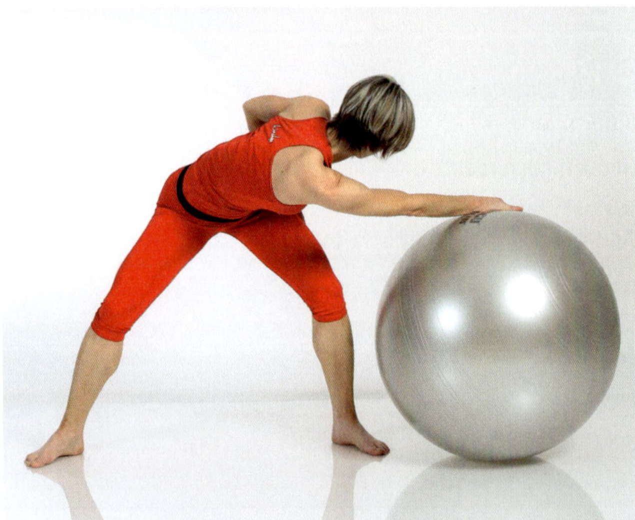

Übungsausführung: Grätschstand

Den Powerball® weit um den Körper herumbewegen.

Hinweis: Das Becken und die Knie bleiben stabil stehen!

Ziel der Übung: Aktivierung der tiefen Bauch- und Rückenmuskulatur

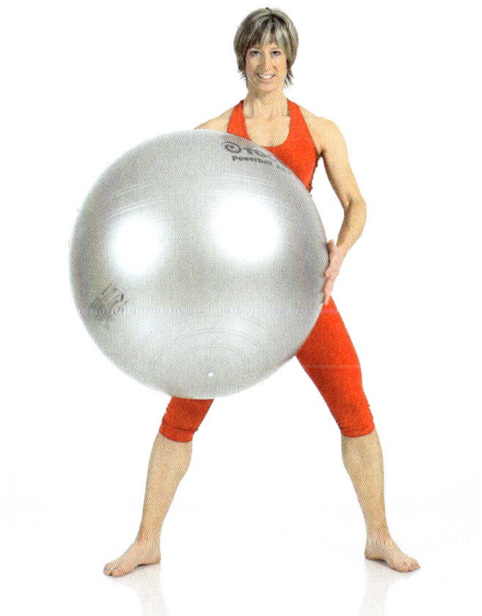

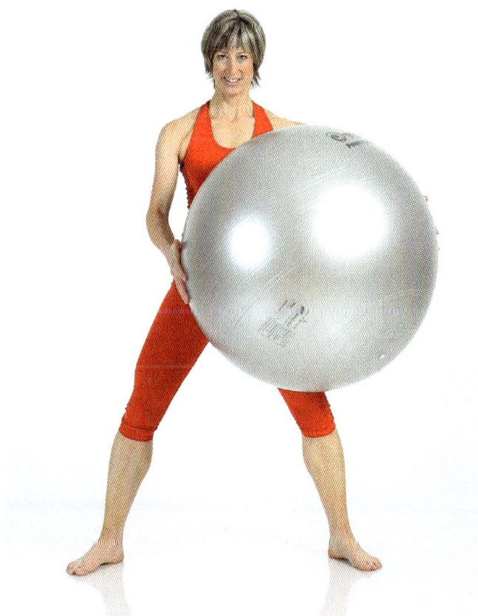

Übungsausführung: Grätschstand

Den Powerball® vor dem Körper halten und kleine, schnelle Bewegungen mit dem Ball nach rechts und links ausführen (Bild: „Puderzucker über einen Kuchen sieben").

Hinweis: Achten Sie auf die Bauchspannung! Das Brustbein anheben. Die Knie sind leicht gebeugt.

Ziel der Übung: Kräftigung der schrägen Bauchmuskulatur und der tiefen Rumpfmuskulatur. Schulung der Gleichgewichtsfähigkeit

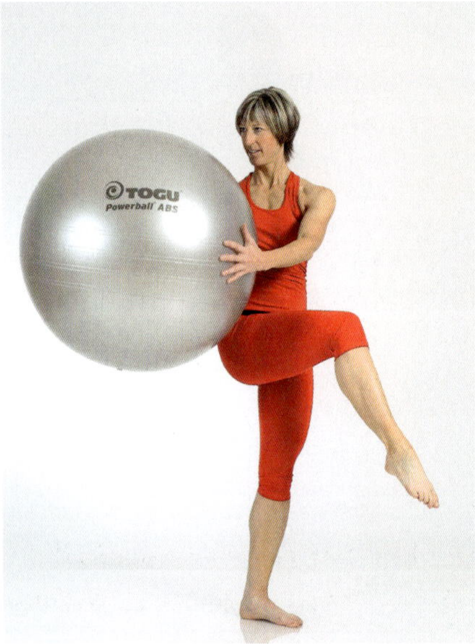

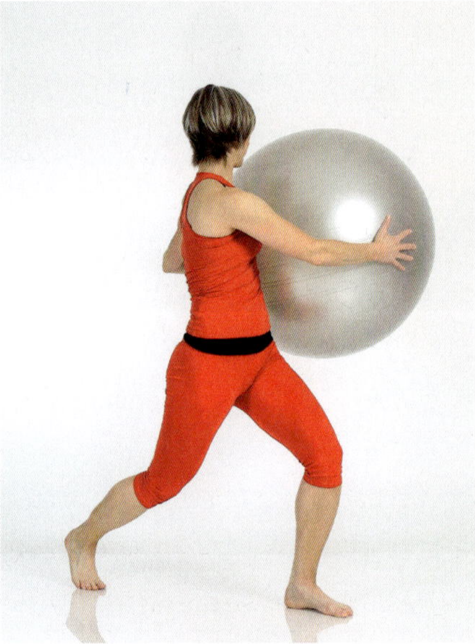

Übungsausführung: Ausfallschritt

Den Powerball® zum vorderen Knie bewegen. Nun das hintere Bein nach vorne anheben und den Powerball® zum angehobenen Knie führen.

Hinweis: Das Brustbein anheben! Das vordere Knie über der Ferse behalten!

Ziel der Übung: Kräftigung der Bauchmuskulatur

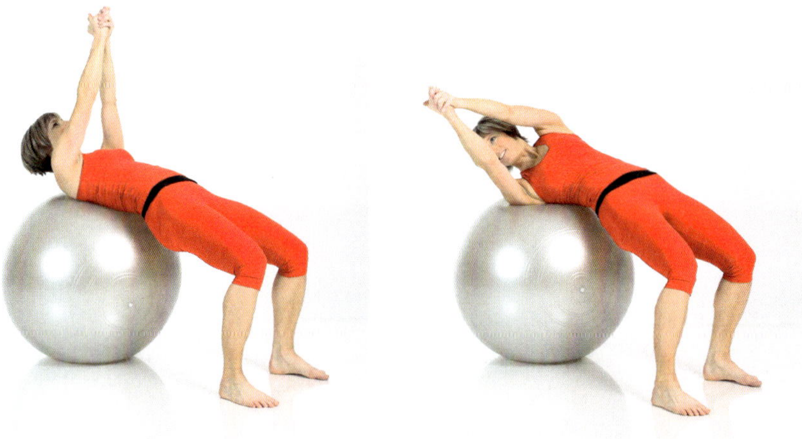

Übungsausführung: Schulterstütz auf dem Powerball®

Aus der stabilen Rückenlage von der rechten auf die linke Schulter rollen. Die Beine sind hüftbreit aufgestellt, der Schultergürtel liegt auf dem Ball, die Hände sind über dem Brustbein gefaltet.

Hinweis: Den Bauchnabel sanft nach innen ziehen! Als Erleichterung höher rutschen und den unteren Rücken auf dem Ball ablegen!

Ziel der Übung: Schulung der Gleichgewichtsfähigkeit. Kräftigung der tiefen Rumpfmuskulatur

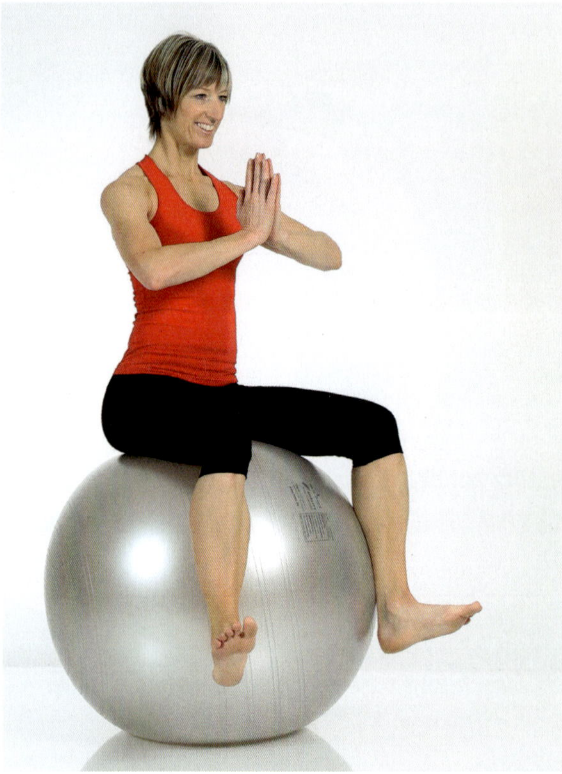

Übungsausführung: Schwebesitz auf dem Powerball®

Die Hände vor dem Brustbein schließen. Nun kleine, schnelle Bewegungen mit den Armen nach rechts und links ausführen.

Hinweis: Das Brustbein anheben!

Ziel der Übung: Kräftigung der tiefen Rumpfmuskulatur

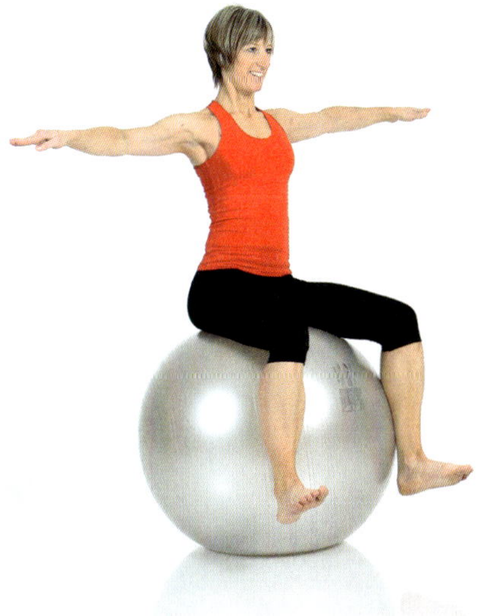

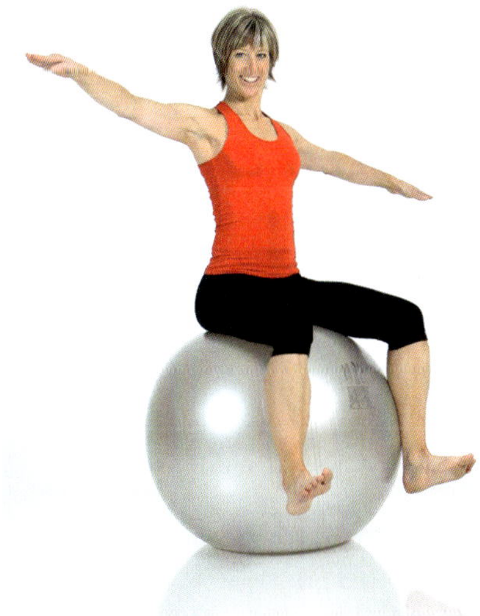

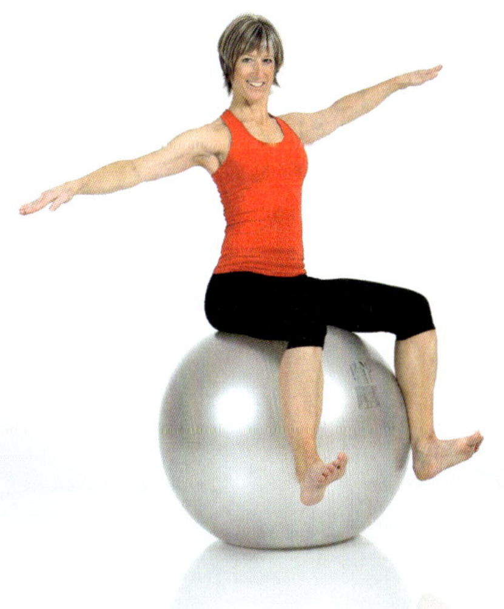

Übungsausführung: Schwebesitz auf dem Powerball®

Die Füße schweben über dem Boden. Die Arme zur Seite strecken. Nun minimale schnelle Armbewegungen gegengleich hoch/tief ausführen.

Hinweis: Das Brustbein aufrichten. Achten Sie auf die Bauchspannung!

Ziel der Übung: Ganzkörperspannung. Ansteuerung der lokalen Stabilisatoren

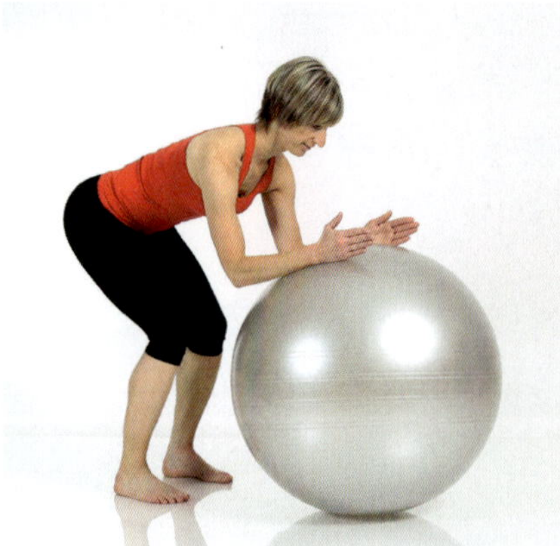

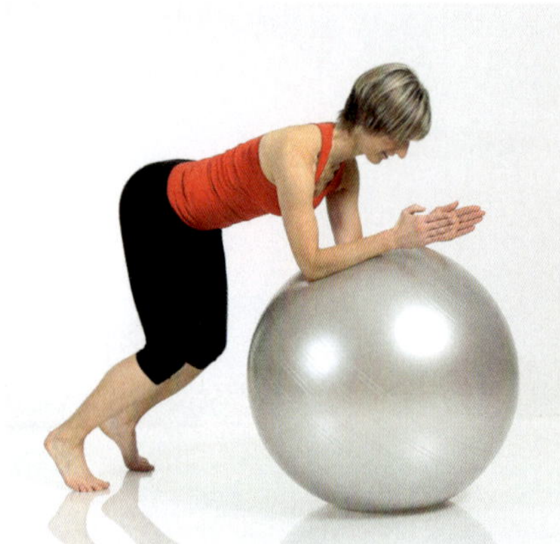

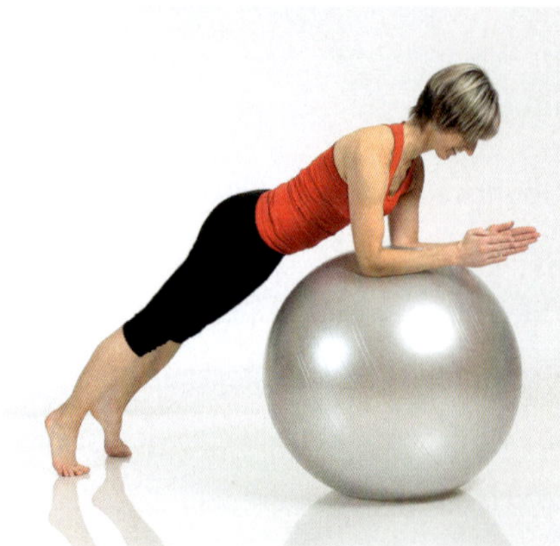

Übungsausführung: Unterarmstütz auf dem Powerball®

Die Knie befinden sich unter dem Becken. Dann den Ball nach vorne wegschieben, bis die Beine gestreckt sind.

Hinweis: Die Schulterblätter bleiben stabil! Achten Sie auf die Bauchspannung! Oberkörper und Beine bilden eine Linie!

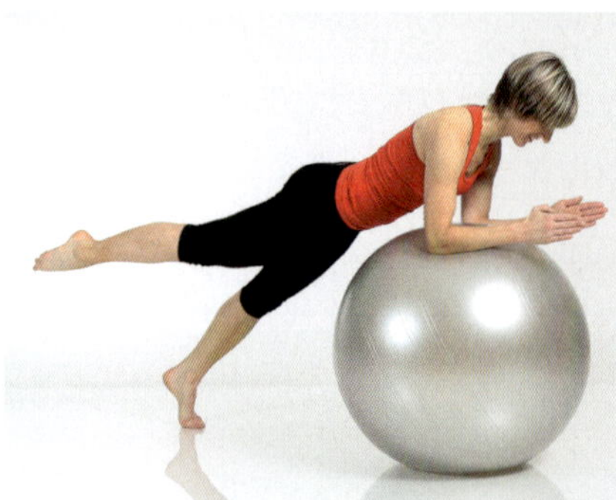

Variation: Beim Nachvorneschieben des Balls ein Bein vom Boden abheben.

Ziel der Übung: Kräftigung der tiefen Rumpfmuskulatur. Ganzkörperspannung

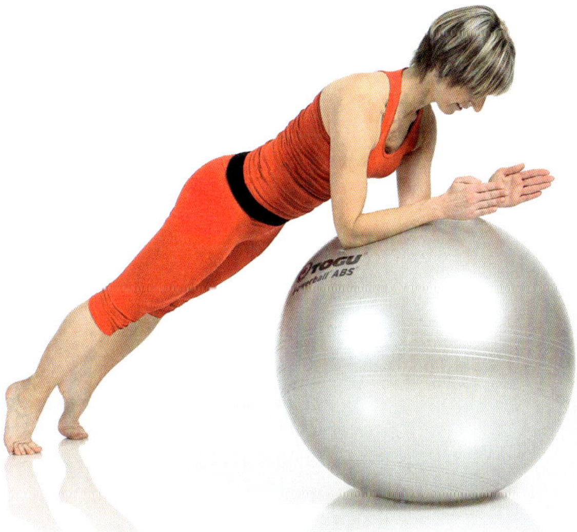

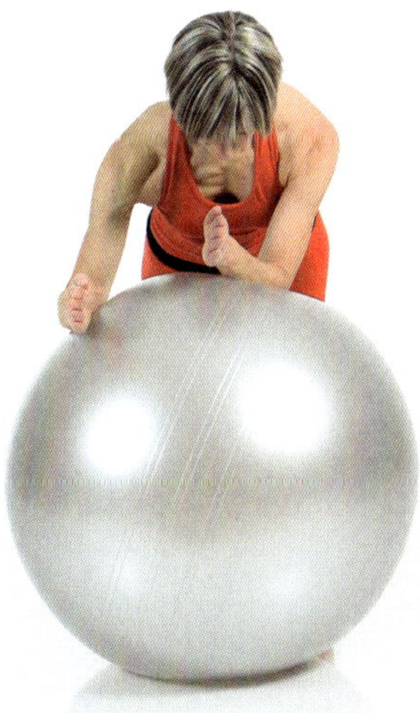

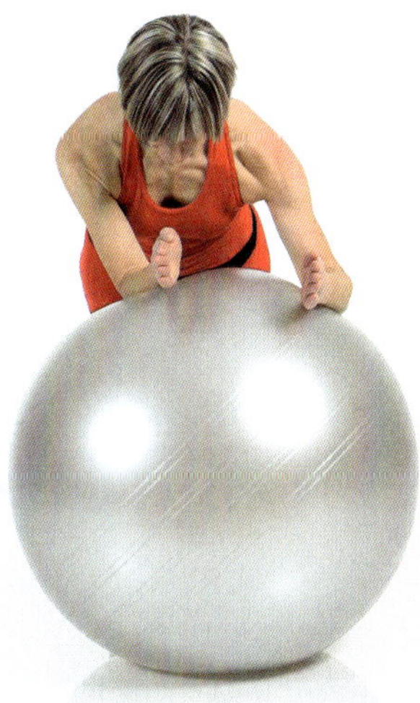

Übungsausführung: Unterarmstütz auf dem Powerball®

Nun kleine, schnelle Rüttelbewegungen nach rechts und links ausführen.

Hinweis: Die Schulterblätter bleiben stabil! Achten Sie auf die Bauchspannung! Oberkörper und Beine bilden eine Linie!

Ziel der Übung: Kräftigung der Rückenmuskulatur

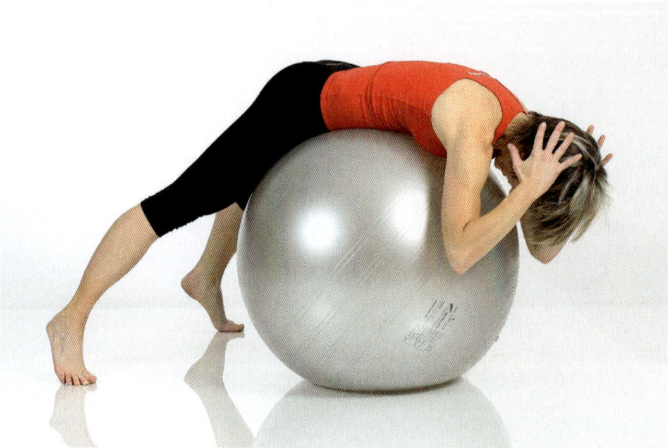

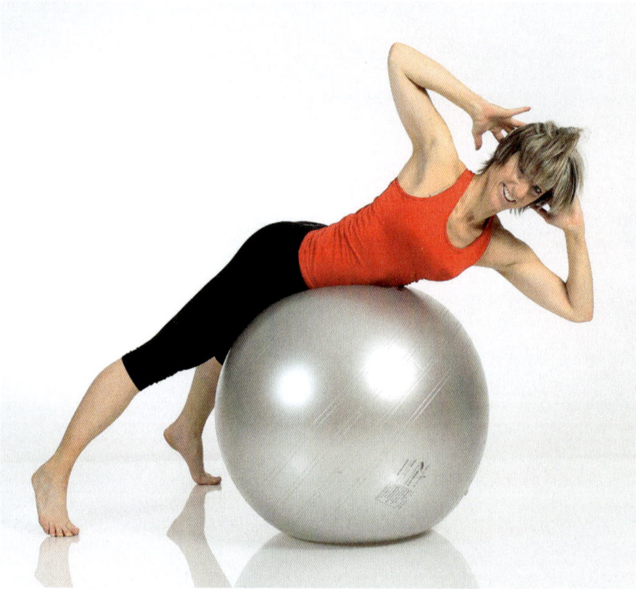

Übungsausführung: Bauchlage mit aufgestellten Beinen auf dem Powerball®

Die Hände sind hinter dem Kopf abgestützt. Nun den Oberkörper anheben und nach rechts und links aufdrehen.

Hinweis: Achten Sie auf die Bauchspannung!

Ziel der Übung: Kräftigung der Brust- und Armmuskulatur. Schulung der Gleichgewichtsfähigkeit

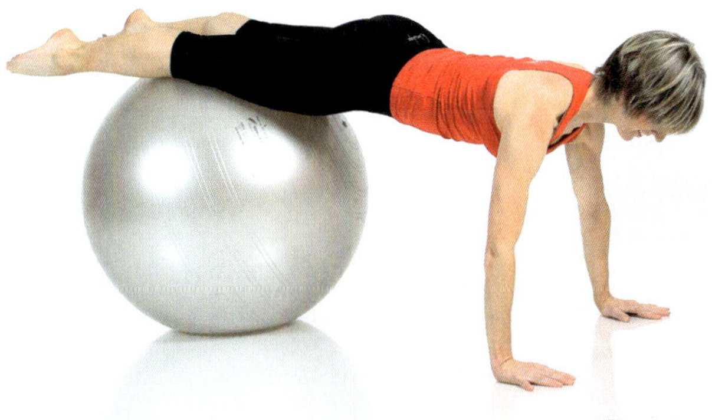

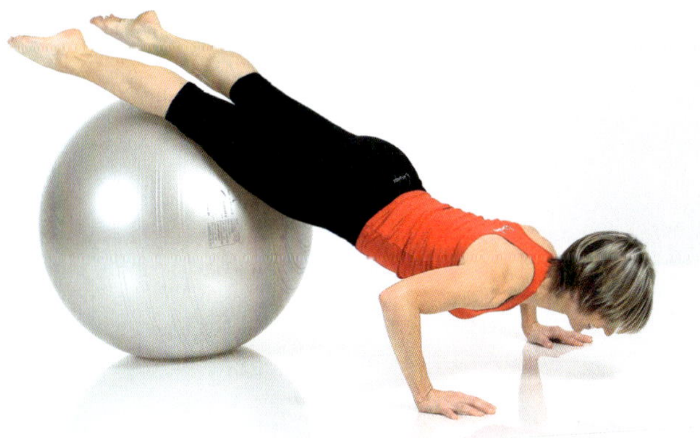

Übungsausführung: Liegestütz

Die Oberschenkel liegen auf dem Ball, die Wirbelsäule wird in der neutralen Position gehalten. Die Arme etwas breiter als schulterbreit aufstützen. Nun das Brustbein senken und heben.

Hinweis: Die Schulterblätter bleiben stabil. Den Bauchnabel sanft nach innen ziehen.

Variation: Als Steigerung den Powerball® weiter zurücknehmen und nur die Unterschenkel auf dem Ball ablegen.

Ziel der Übung: Ganzkörperspannung

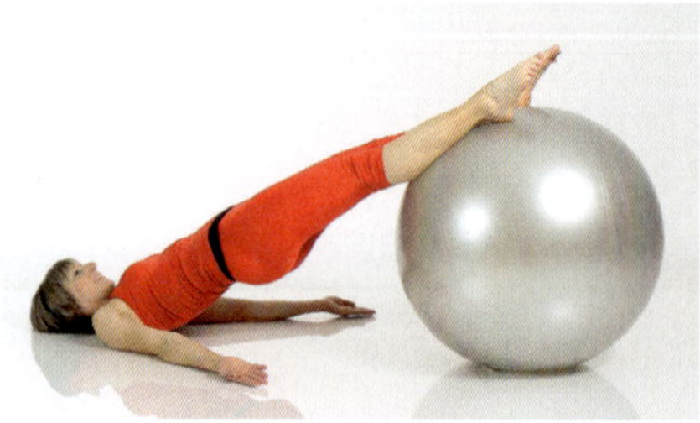

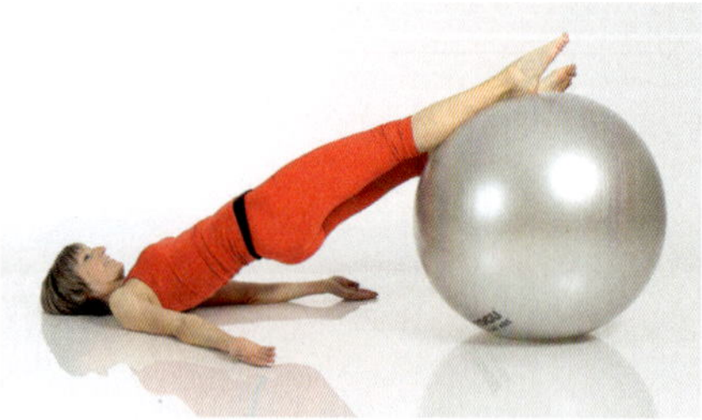

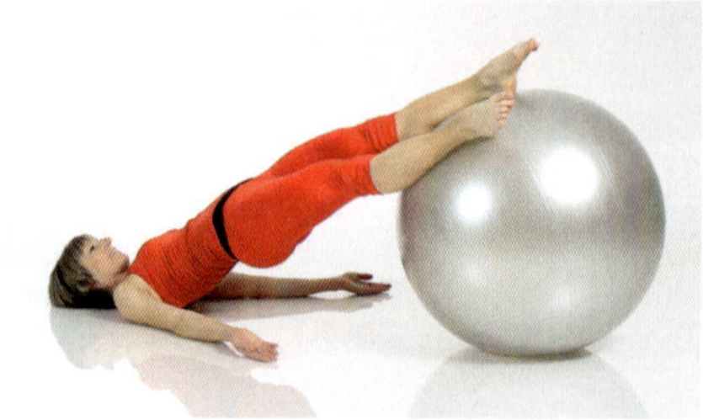

Übungsausführung: Schulterstütz

Die Füße sind am Powerball® angestellt. Nun den Ball nach vorne wegschieben, die Beine strecken und das Gesäß anheben und wieder zurück. Die Beine nun nach rechts und links bewegen.

Hinweis: Achten Sie auf die Körperspannung!

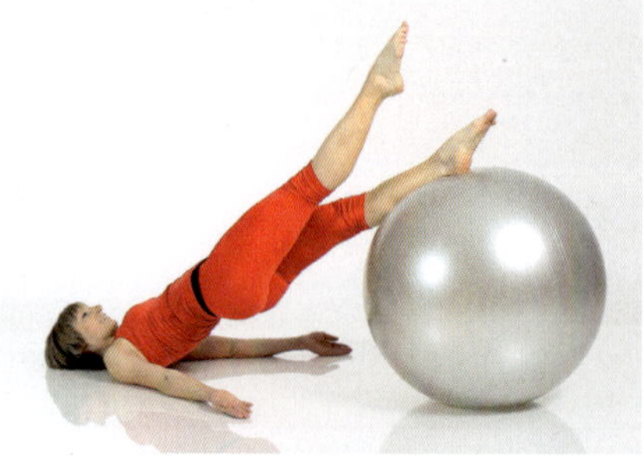

Variation: Als Steigerung ein Bein vom Ball abheben.

Ziel der Übung: Kräftigung der Bauch- und Rückenmuskulatur

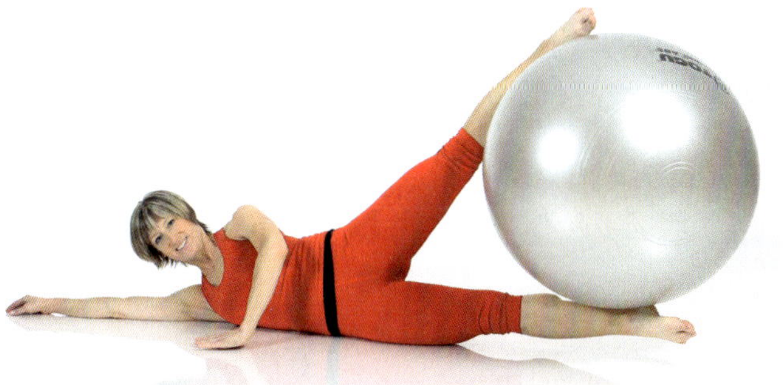

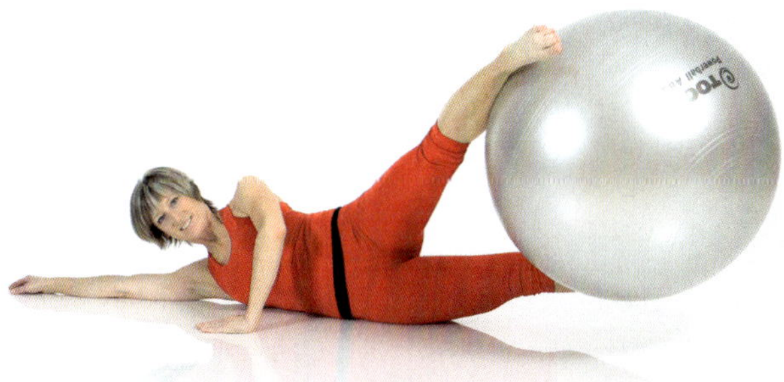

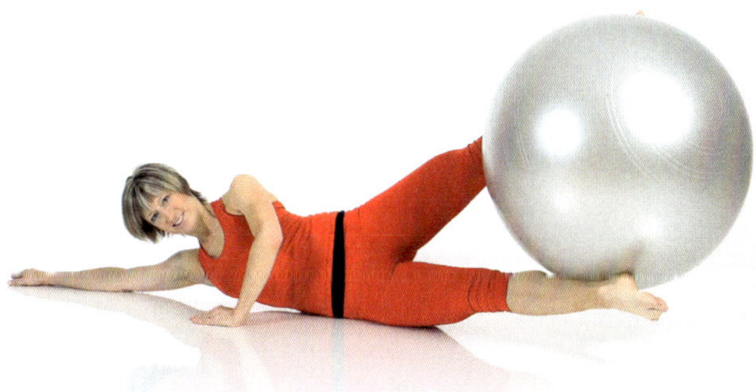

Übungsausführung: Seitlage

Den Powerball® zwischen den Unterschenkeln einklemmen. Nun den Ball etwas nach vorne und hinten rotieren.

Hinweis: Achten Sie auf die Bauchspannung! Das Becken bleibt stabil!

Ziel der Übung: Entspannung. Dehnung der Vor- und Rückseite des Rumpfs

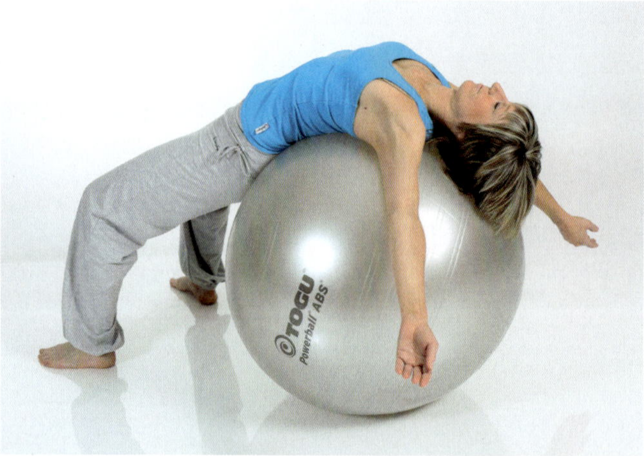

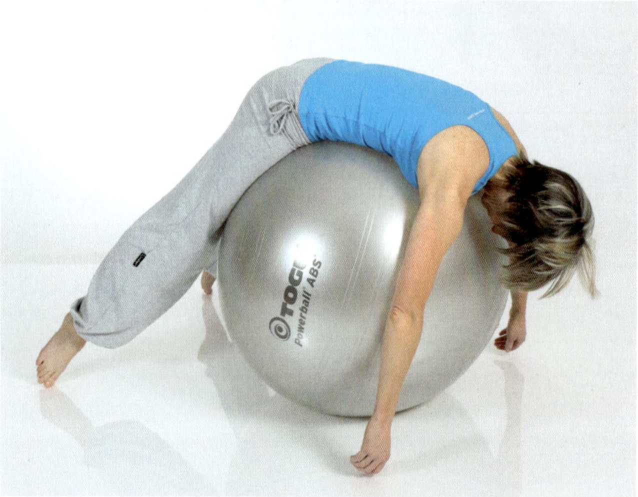

Übungsausführung: Rücken- bzw. Bauchlage mit aufgestellten Beinen auf dem Powerball®

Die Arme entspannt neben dem Ball fallen lassen.

Hinweis: Die Atmung fließen lassen!

SCHLUSSWORT

Denken Sie bei effektivem Training der Körpermitte nur an die „altbewährten Crunches oder Situps"? Wundern Sie sich, warum Sie das gewünschte Ziel eines flachen Bauchs und eines stabilen Rückens noch nicht erreicht haben?

Erfüllen Sie sich und Ihren Teilnehmern mit fundiertem Hintergrundwissen und vielen Übungsideen diesen Traum eines gesunden Rückens, einer schmalen Taille und eines attraktiven Auftretens!

Stehen Sie mit einer trainierten Körpermitte fest im Leben! Dann bringt Sie so schnell nichts mehr aus der Mitte! Erleichtern Sie sich dadurch Ihren Alltag und werden Sie als „Energiebündel" in anderen Sportarten noch erfolgreicher!
In Theorie und Praxis wird das Thema „Körpermitte" verständlich und leicht umsetzbar von allen Seiten beleuchtet.

Viele Übungsbilder und ausgearbeitete Stundenbilder vereinfachen Ihnen die Umsetzung in die Praxis.

Gabi Fastner und Ingrid Manhart verfügen durch ihre unterschiedlichen Berufsfelder und ihre langjährigen Erfahrungen in der Praxis als selbstständige Gymnastiklehrerin mit eigenem Gymnastikstudio und selbstständige Physiotherapeutin mit eigener Praxis über ein breit gefächertes Wissen und verstehen es, ihr Wissen leicht, verständlich und gut umsetzbar zu vermitteln.

Zahlreiche Übungen für verschiedenste Zielgruppen und Altersklassen machen dieses Buch zu einem wertvollen Nachschlagewerk nicht nur für Übungsleiter, Trainer, Gymnastiklehrer, Physiotherapeuten, sondern auch für aktive Freizeitsportler!

Helfen Sie Ihren Teilnehmern, die eigene Mitte zu finden, ihr Körpergefühl zu verbessern, ihre Mitte zu stabilisieren und damit gesund und fit in ein gefestigtes und aktives Leben zu starten!

Bringen Sie sich und Ihre Teilnehmer aus der Mitte – in die Mitte!

LITERATUR

- Albrecht, K. (2006). *Körperhaltung. Gesunder Rücken durch richtiges Training.* Stuttgart: Haug.
- Albrecht, K. (2006). *Funktionelles Training mit dem großen Ball.* Stuttgart: Haug.
- Albrecht, K (2011). *Intelligentes Bauchmuskeltraining.* Stuttgart: Haug.
- Albrecht, K. (2013). *Körperhaltung. Modernes Rückentraining.* Stuttgart: Haug.
- Bartens, W. (2010). *Körperglück.* München: Droemer Verlag.
- Boyle, M. (2010). *Functional Training. Das Erfolgsprogramm der Spitzensportler.* München: Riva Verlag.
- Boyle, M. (2011). *Fortschritte im Functional Training. Neue Trainingstechniken für Trainer und Athleten.* München: Riva Verlag.
- Deemter, F. (2012). *Rückentraining.* Stuttgart: Thieme Verlag.
- Fastner, G. (2012). *Funktionelles Figurtraining.* Aachen: Meyer & Meyer Verlag.
- Fastner, G. (2013). *Trainingsbuch Brasil®.* Aachen: Meyer & Meyer Verlag.
- Ehrhardt, D. (2012). *Praxishandbuch funktionelles Training.* Stuttgart: Thieme Verlag.
- Prof. Dr. Froböse, I. (2006). *Das neue Rückentraining.* München: Gräfe und Unzer Verlag.
- Prof. Dr. Grönemeyer, D. (2009). *Das Grönemeyer Rückentraining.* München: Verlag Zabert Sandmann.
- Häflinger, U. (1999). *Gymnastik für den Beckenboden.* Aachen: Meyer & Meyer Verlag.

» Häflinger, U. & Schuba, V. (2007). *Koordinationstherapie. Propriozeptives Training.* Aachen: Meyer & Meyer Verlag.

» Kempf, H.-D. (2010). *Die neue Rückenschule. Das Praxisbuch.* Heidelberg: Springer Medizin Verlag.

» Kracht, I. & Ellinger, M. (2009). *Trainingsbuch Redondo®-Ball.* Aachen: Meyer & Meyer Verlag.

» Dr. med. Larsen, C. & Miescher, B. (2009). *Stabiles Kreuz.* Stuttgart: Trias Verlag.

» Meier, H. (2007). *Medizinische Trainingstherapie in der Praxis.* Hersbruck: AMS Verlag.

» Myers, T. W. (2001). *Anatomy Trains Myofasziale Leitbahnen.* München: Urban & Fischer Verlag

» Myers, T. W. (2010). *Anatomy Trains. Myofasziale Leitbahnen für Manual- und Bewegungstherapeuten.* München. Urban & Fischer Verlag.

» Michels, C. (2013). *Fascial Fitness, Faszientraining.* 13. Frankfurter Convention. Frankfurt, 17.8.-18.8.2013. Hannover: 4more-education

» Mollnhauer, S. (2004). *Ausdauertraining für Frauen.* München: Südwest Verlag.

» Paoletti, S. (2011). *Faszien.* München: Urban & Fischer Verlag

» Rieth, S. (2012). *Das neue Stretching.* München: Gräfe und Unzer Verlag

» Rühl, J. & Laubach V. (2011). *Funktionelles Zirkeltraining. Das moderne Sensomotoriktraining für alle.* Aachen: Meyer & Meyer Verlag.

» Schneider, G. (2008). *Pilates-Fitness auf der Matte.* Köln: Lingen Verlag.

» Siler, B. (2000). *Schlank und schön mit Pilates.* München: Mosaik Verlag.

» Slomka, G. (2002). *Das neue Aerobic-Training.* Aachen: Meyer & Meyer Verlag.

» Slomka, G., (2014). *Faszien in Bewegung.* Aachen: Meyer & Meyer Verlag.

» Typaldos S. (2012). *Das Fasziendistorsionsmodell.* Bramsche: Rasch Verlag

» Ungerstein E. & Eckler B. (1887). *Hausgymnastik für Gesunde und Kranke.* Berlin: Th. Chr. Fr. Enslin Verlag.

» Verstegen, M. & Williams, P. (2010). *Core. Performance für Frauen.* München: Riva Verlag.

» Weineck, J. (2004) *Sportbiologie.* Balingen: Spitta Verlag & Co. KG.

» Weineck, J. (2007). *Optimales Training. Leistungsphysiologische Trainingslehre unter Berücksichtigung des Kinder- und Jugendtrainings.* Balingen: Spitta Verlag & Co. KG.

BILDNACHWEIS

Bilder Umschlag und Innenteil:	TOGU GmbH, Winshape, Th. Chr. Fr. Enslin Verlag, B. Krinner, Gabi Fastner, S. 9: Christian Kröck/telegym.de
Covergestaltung:	Katerina Georgieva
Innenlayout & Satz:	Eva Feldmann, Aachen,
Bearbeitung 3. üb. Auflage:	Katerina Georgieva
Umschlaggestaltung:	Katerina Georgieva
Lektorat:	Dr. Irmgard Jaeger

Abonnieren Sie unseren kostenlosen Newsletter unter **www.dersportverlag.de**

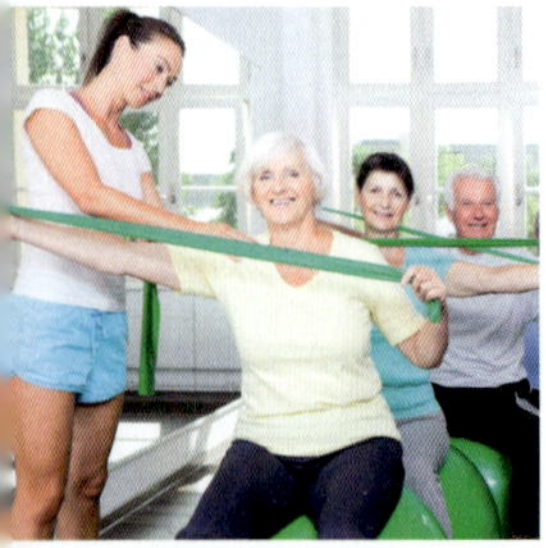

FIT BLEIBEN MIT GABI FASTNER

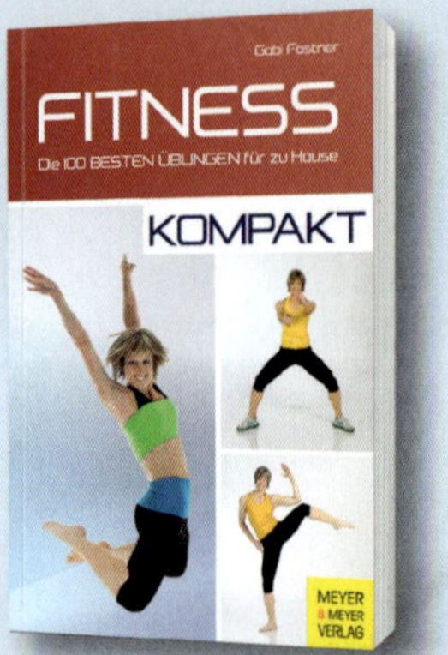

ISBN 978-3-89899-965-6
€ [D] 9,95/€ [A] 10,30

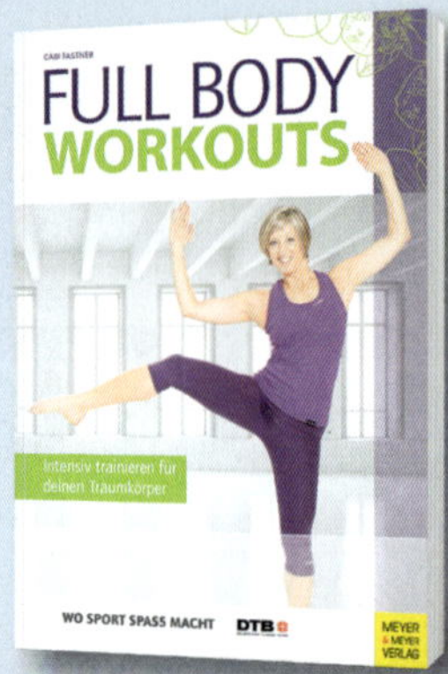

ISBN 978-3-8403-7501-9
€ [D] 19,95/€ [A] 20,60

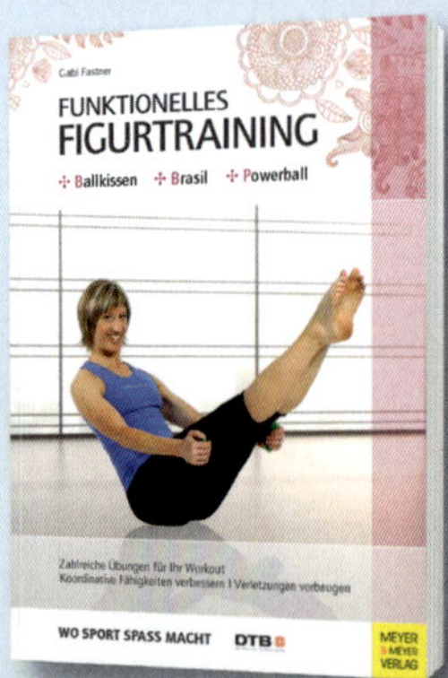

ISBN 978-3-89899-752-2
€ [D] 19,95/€ [A] 20,60

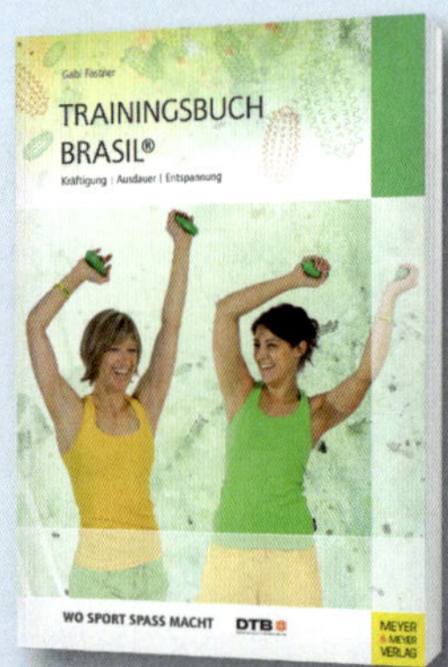

ISBN 978-3-89899-832-1
€ [D] 16,95/€ [A] 17,50

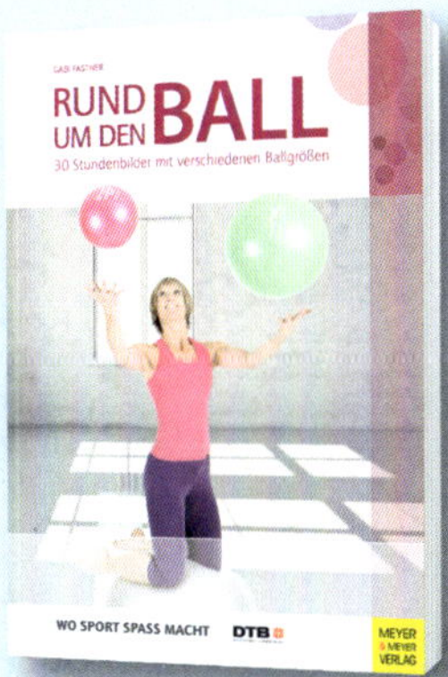

ISBN 978-3-89899-911-3
€ [D] 18,00/€ [A] 18,50

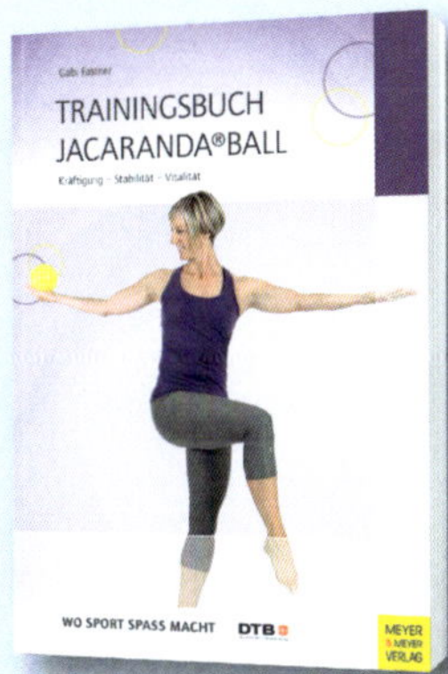

ISBN 978-3-8403-7640-5
€ [D] 20,00/€ [A] 20,60

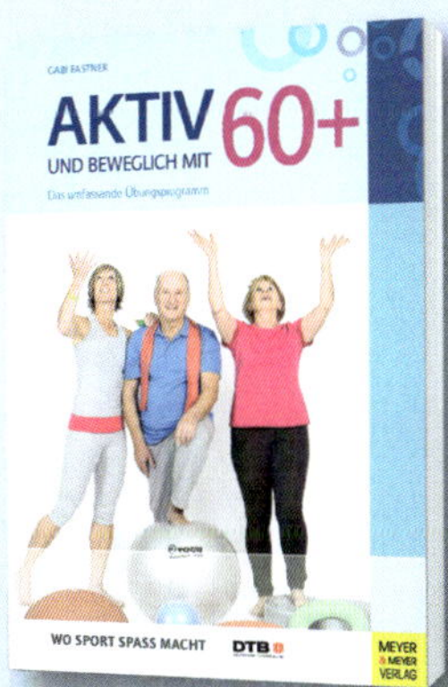

ISBN 978-3-89899-997-7
€ [D] 22,00/€ [A] 22,70

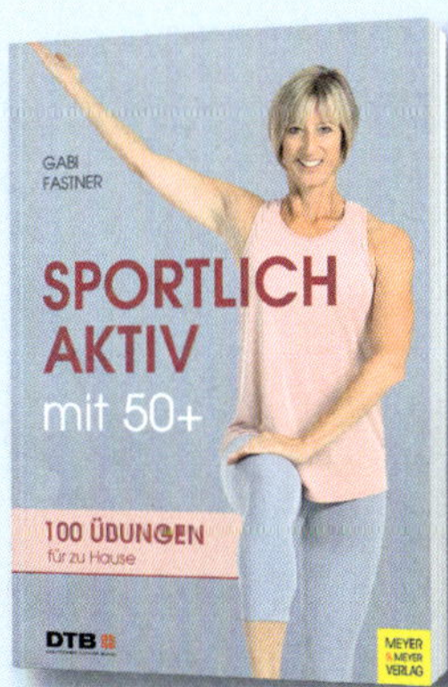

ISBN 978-3-8403-7891-1
€ [D] 22,00/€ [A] 22,70

MEYER & MEYER Fachverlag GmbH
Von-Coels-Str. 390
52080 Aachen

Telefon 02 41 - 9 58 10 - 13
Fax 02 41 - 9 58 10 - 10
E-Mail vertrieb@m-m-sports.com
Webseite www.dersportverlag.de

Unsere Bücher erhalten Sie online oder bei Ihrem Buchhändler.

MEYER & MEYER VERLAG